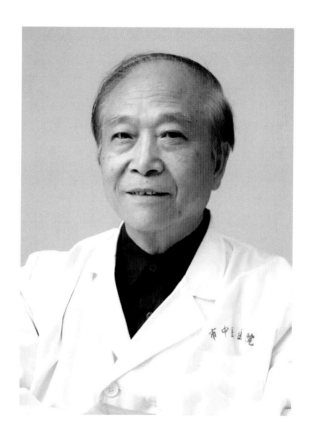

陕西省名中医仝俐功

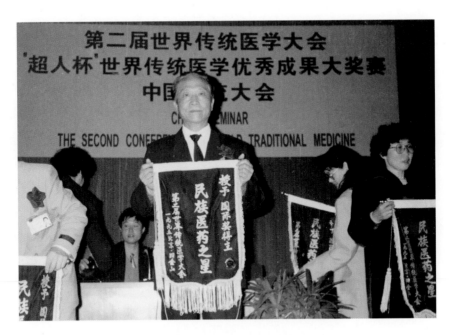

参加第二届世界传统医学大会

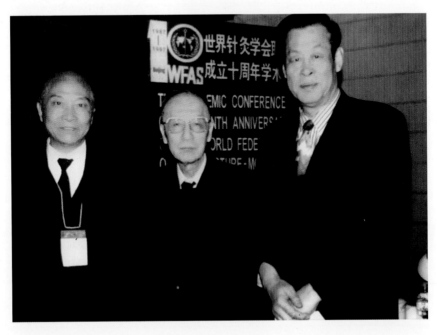

仝俐功教授（左）、山村秀夫博士（中）、石学敏院士（右）合影

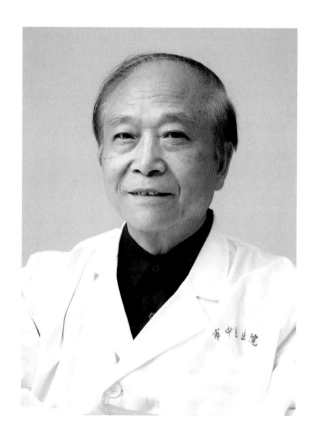

陕西省名中医仝俐功

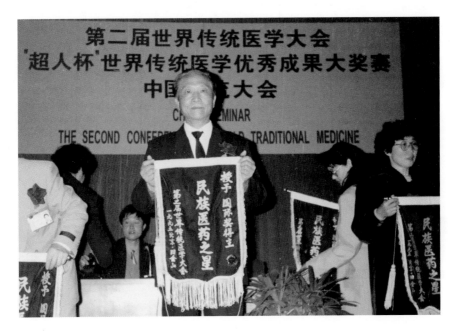

参加第二届世界传统医学大会

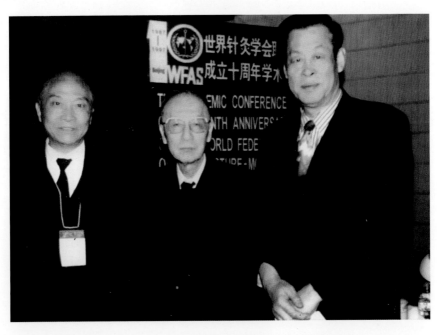

仝俐功教授(左)、山村秀夫博士(中)、石学敏院士(右)合影

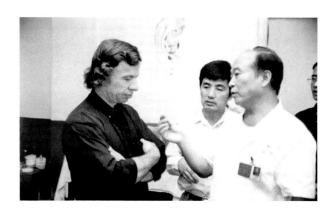

与澳大利亚专家皮克先生交流医术

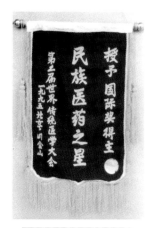

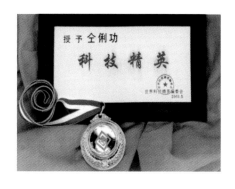

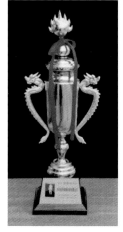

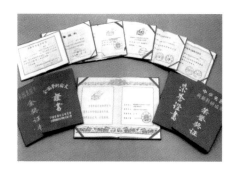

获奖情况

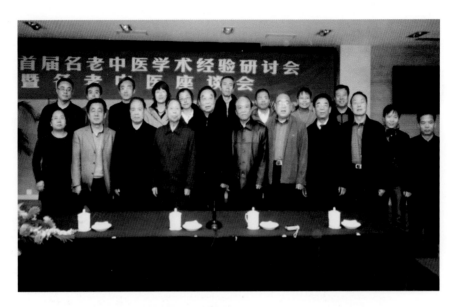

陕西省首届名老中医学术经验研讨会留念

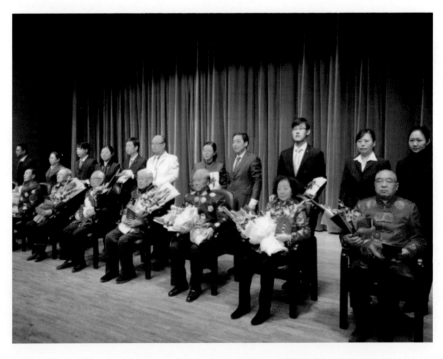

陕西省名老中医传承拜师会

"十四五"时期国家重点出版物出版专项规划项目

陕西省名中医学术经验集

仝俐功名中医学术经验集

◎ 仝俐功 主编

陕西新华出版传媒集团
陕西科学技术出版社
Shaanxi Science and Technology Press
——西安——

图书在版编目(CIP)数据

仝俐功名中医学术经验集／仝俐功主编. — 西安：
陕西科学技术出版社，2022.12
（陕西省名中医学术经验集）
ISBN 978 - 7 - 5369 - 8568 - 1

Ⅰ. ①仝…　Ⅱ. ①仝…　Ⅲ. ①中医临床 - 经验 - 中国
- 现代　Ⅳ. ①R249.7

中国版本图书馆 CIP 数据核字(2022)第 184511 号

陕西省名中医学术经验集·仝俐功名中医学术经验集

SHAANXISHENG MINGZHONGYI XUESHU JINGYANJI TONGLIGONG MINGZHONGYI XUESHU JINGYANJI

仝俐功　主编

责任编辑	马　莹　耿　奕
封面设计	朵云文化

出 版 者	陕西新华出版传媒集团　陕西科学技术出版社
	西安市曲江新区登高路 1388 号 陕西新华出版传媒产业大厦 B 座
	电话 (029)81205187　传真 (029) 81205155　邮编 710061
	http://www.snstp.com
发 行 者	陕西新华出版传媒集团　陕西科学技术出版社
	电话(029)81205180　81206809
印　　刷	中煤地西安地图制印有限公司
规　　格	787mm×1092mm　　16 开本
印　　张	18.25　　插页　4
字　　数	263 千字
版　　次	2022 年 12 月第 1 版
	2022 年 12 月第 1 次印刷
书　　号	ISBN 978 - 7 - 5369 - 8568 - 1
定　　价	78.00 元

序一

《陕西省名中医学术经验集》丛书几经绸缪，即将面世。这是陕西中医界的一桩盛事，也是全省中医药界的骄傲。

陕西是中医药的重要发祥地，素有"秦地无闲草""自古多名医"之美誉。传说中的神农氏和他的族人早先就生活在姜水（今陕西岐水）流域，关中的高天厚土养育了他们，孕育了医学，也推动了《神农本草经》的问世。春秋时期秦国著名医家医缓、医和先后入晋为晋国国君治病，反映了当时秦地医学较其他地区的明显优势。汉代的楼护、韩康，隋唐的孙思邈、王焘，宋代的石泰，明代的王履、武之望以及清代的小儿痘疹专家刘企向等，是陕西中医药的集大成者，为祖国中医药学的进步和发展做出了重要贡献。

中华人民共和国成立后，在毛主席"中国医药学是一个伟大的宝库，应当努力发掘，加以提高"精神的指引下，中医药学进入了日新月异的发展时代，不仅为人民群众提供了方便的中医药诊治途径，也更大幅提升了其理论和技术水平。近年来，习近平总书记对中医药发展做出一系列重要指示，强调"中医药是中华民族的瑰宝，一定要保护好、发掘好、发展好、传承好"，要"遵循中医药发展规律，传承精华，守正创新"。

我省中医药事业在省委省政府的坚强领导下迅速发展，服务体系不断健全、服务能力不断提高，为人民群众"看中医""用中药"提供了更多的途径。

相对于现代医学，中医是很讲究"名医"的，名医绝大多数是德艺双馨的，也是经验丰富的。在临床实践中，"经验"极其关键。在中医领域，几乎所有的经验都是临床积累，或是世代传承而来的。中医药学是必然要向前发展的，新的技术方法也是会不断融合进来的,但中医大约永远都不会离开"经验"。传承精华、守正创新,这是新时代中医药发展的核心与关键。

此前,陕西省中医药管理局曾先后出版过 6 辑《陕西省名老中医经验荟萃》,不仅医生需要,患者也很是欢迎,这些书籍为中医药传承发展起到了重大作用。为进一步挖掘、整理、继承名中医的学术经验,提高全省中医药学术水平,他们开展新一轮《陕西省名中医学术经验集》丛书的编纂工作,这其中既有郭诚杰、杨震等国医大师,又有姚树锦、仝俐功等一批陕西省名老中医,涉及中医内科、外科、针灸等多个专业,覆盖面广,专业水平高。希望通过《陕西省名中医学术经验集》丛书将名老中医的经验传承下去,并为年轻的中医人提高医术提供更多的机缘。更重要的是,通过这种代代相传的模式来不断延续中医的"经验",必将为中医药学术理论的研究打开新的思路,使中医药学在发展中不断地提升,并造福于万万千千的群众。

《陕西省名中医学术经验集》丛书编委会

2022 年 6 月

序二

　　中医药学博大精深，源远流长，绵延数千载，是中华民族的宝贵财富，为中华民族的繁衍、昌盛和人类文明做出了巨大贡献。中医针灸作为人类非物质文化遗产，在伟大的中医宝库之中，犹如晶莹灿烂的明珠，千百年来一直绽放着耀眼的光辉。以《灵枢》《难经》《针灸甲乙经》《备急千金要方》《铜人腧穴针灸图经》《十四经发挥》《针灸大成》等传统经典为标志，针灸学说在从古至今 2000 余年的历程中，不断地继承、发展、创新，已成为中医学中独具特色的一门自然科学。因其方便、经济、安全、特效且适应证广泛、无毒副作用等优点，越来越多地受到世界各国医界的关注与青睐。1979 年世界卫生组织认定针灸适宜病症 43 种，1996 年已增至 64 种，学习研究针灸的医生学者与日俱增。中医针灸以其丰富的理论基础和卓越的临床实践为世界医学增添了浓墨重彩的一笔。

　　我院全国老中医药专家学术经验继承工作指导老师、陕西省首届名老中医全俐功先生，就是这样一位从医近 70 年、毕生致力于中医针灸理论探究与实践创新的有成医者，是蜚声省内外的一位针灸名家。他出身中医世家，幼承家学，系统精研了《灵枢》《素问》《难经》《针灸甲乙经》《针灸大成》等中医典籍，广泛涉猎了现代医学之瑰宝，遵古训而不泥古，承先学又有创新，倾毕生精力，融汇古今理论，精研岐黄之道，乐施济世之术。深谙中医针灸理论及现代医学知识。他为人谦和，勤奋钻研，执着追求，医德高尚，医术精湛，声誉西秦大地。擅长针灸治疗疑难急重病症，尤对中风瘫痪、各种痛证、脏器下垂、风湿痹证等治疗独具见解，发表学术论文 30 余篇，荣获 6 项优秀论文奖和 6 项科技进步奖。编著《针灸科常见病诊疗常规》等专著 3 部，其中《全俐功针灸医论医案集》荣获宝鸡市政府科技进步一等奖。荣获"共和国名医专家""民族医药之星""科技精英"等荣誉称号。多次参加国内外中医、针灸学术会议，表演蟒针等针灸绝技。1990 年，在原中医针灸门诊的基础上，在仝老先生的积极努力下，我院率先创办建成陕西乃至西北首家较大规模的针灸专科住院病房，经过不断完善发展，针灸科已成为国家级重点中医专科。如今仝老已至耄耋之年，但仍坚持一针在手，奋战在临床医学一线，为众多慕名而来的患者解除病痛。仝老还长期担任全国、省、市中医针灸专业理论教学及临床带教工作，已培养传承师带徒 6 人，培养针灸学子数千，带教实习生数万，为针灸事业的传承和发展、培养针灸后备人才做出了巨大的贡献。

为继承和发扬仝老学术思想，特将老先生数十年来对中医理论探索和学术经验，编撰成《陕西省名中医学术经验集·仝俐功名中医学术经验集》。本书共分 5 个部分，系统地论述了仝老先生生平学医之路，特别是对中医针灸理论的探索和临床经验的总结，倾注了仝老先生毕生心血的杏林实践，既有理论水准，又有临床价值，既有传承老穴的运用，又有针刺角度和手法上与众不同的个人探索和研究，不少专病、专穴和新穴，疗效独特。本书内容翔实，见解精辟，医理精湛，选穴独具匠心，堪为针灸临床、教学之重要参考，值得一读，故为之序。

宝鸡市中医医院院长

2019 年 3 月 26 日

序三

  嗟乎,将升岱岳,非径奚为,欲指扶桑,非舟莫适,此医道之难也,非至人而莫能至也;然《灵枢》《素问》《针灸甲乙经》,文字古奥而深邃,《伤寒论》《金匮要略》《本草纲目》,语句佶屈而聱牙,此医典之难读也,非才高识妙而岂能探其理致也! 华夏五千载,黎庶十数亿,非中医莫能识其病,无针药则难疗其疾也,此中华医学莫大之功也,故医道通圣道。古今以往,先贤辈出,而能成道、成大医者寥寥无几也。然西秦名医、针灸名家仝俐功先生才高识妙、医术精湛,终成一家。

  仝俐功先生幼承庭训,志在悬壶,敏而好学,遍览《灵枢》《素问》《伤寒论》,深究《针灸甲乙经》《针灸大成》,夙兴夜寐,终有所成。先生从医近 70 载,专于中医针灸,拯黎元于仁寿,济赢穷以获安,临症治验万例,培养桃李数千,堪为杏林一幡。他学验俱丰,医德双馨;发表学术论文 30 余篇,出版针灸专著 3 部,获优秀论文奖 6 项,获科技进步奖 6 项;多次参加国内外中医、针灸学术会议,荣获"共和国名医专家""民族医药之星""科技精英"等称号。

  老骥伏枥,志在千里,耄耋之岁,实践临床之余仍笔耕不辍,总结编撰了《陕西省名中医学术经验集·仝俐功名中医学术经验集》。该书集半个世纪之学术经验和理论精华,反映了他的从医之路,学术见解,其医术精湛,独具匠心。仝公新著,余细阅文稿,心存感动,钦意顿生,不揣浅陋,欣然抒怀,是以弄墨为序。

郭诚杰

国医大师   陕西中医学院教授
时值甲午之岁   序属华夏之秋

序四

秦川源头，汤汤渭水，泱泱华夏，历数千年，
天佑中华，赐我国医。世纪更新，一派昌隆，
青铜之乡，瑰宝荟萃，文明光环，积淀厚重，
淳朴民风，礼仁忠厚，吾之挚友，俐功先生，
业成斯地。先生聪颖，勤奋好学，医技针术，
秉承家训，熏陶而成。耕耘杏林，六十余载，
殚精竭虑，勇于探索，注重实践，以德立医，
严谨治学，仁心仁术，济众博施，大医精诚，
求真务实，学验俱丰，蜚声西秦。先生待人，
善良谦和，大爱情怀，爱生如子，甘为人梯，
薪火相传，桃李芬芳，耄耋之年，精勤不倦，
至诚至真，精益求精，赓续新章，其势之威，
实可堪叹！集验付梓，有幸先睹，受益匪浅，
邀吾作序，盛情难却，片片偶语，只有仰慕。

全国老中医药专家学术
经验继承工作指导老师　　严亢嵷

岁时甲午年中秋

前　言

　　医者，仁术也，自诞生之日起始终伴随着人类的繁衍、兴盛而存在与发展，始终怀着仁慈与博爱之心，战病魔、祛疾苦、保安康，为人类的幸福发挥着重要作用，而那些视医如圣、研医化境、妙手回春、针（药）到病除的精诚大医更是受到人们的敬仰和爱戴。西秦名医，针灸名家，全国老中医药专家学术经验继承工作指导老师、陕西省首届名老中医仝俐功便是其中广受赞誉的佼佼者。

　　他年近 90 岁，从医 70 余载，20 世纪 50 年代入道，幼承家学，刻苦学习，钻研《灵枢》《素问》《难经》《针灸甲乙经》等经典名著，广泛涉猎现代医学之瑰宝，遵古而不泥古，承学而有创新，以毕生精力，融合古今理论，精研岐黄之道，乐施济世之术，不断地丰富和发展传统的中医针灸学术。在繁忙的诊疗之暇，仝老十分重视理论和实践相结合，古为今用，洋为中用，善于掌握应用辨证施治之机，严谨治学，勤于总结，不断探索，在理论研究上建树颇多。在国内各种刊物上发表学术论文 30 余篇。编撰、整理学术研究文献 20 余篇，并编著针灸专著 3 部，亲自主持并指导课题研究 10 多项，有 6 项获全国、省、市优秀论文奖，6 项获第二届世界传统医学优秀成果奖和省、市科技进步奖。多次参加国内外针灸学术会议，做技术专长演示 10 余次。以殷殷之心培养针灸学子数千、带教实习生数万，积累了丰富的临床经验和颇具建树的科学理论见解。他名传省内外，驰誉国内，成为陕西大医、西秦名家。荣获"共和国名医专家""民族医药之星""科技精英"，陕西省"德医双馨医师"、陕西省"医心向党　百年百人"、宝鸡市"最美老人"、"大医精诚医师"等称号，还荣获宝鸡市"突出贡献奖"、"从医 70 年杰出贡献奖"等奖项。

　　《陕西省名中医学术经验集·仝俐功名中医学术经验集》，全书共分 5 个部分。

第一部分为成才之路：仝老系河南省博爱县人，出身中医世家，父兄辈已薪传数代，幼读诗书，启蒙接受儒家思想和家庭文化，受医学氛围熏陶，耳濡目染，遂立志学医，先后投师当地中医学习所、金城中医学校，自己刻苦努力，遍览《黄帝内经》《灵枢》《素问》《伤寒论》《金匮要略》等医书，开启了他医道之门。尔后为了响应国家支援大西北号召，求得更大的发展空间而西行宝鸡，又深得宝鸡市道教协会会长、宝鸡道医龚浩然大师"天罡针法""子午流注针法"之精髓，同时得到中医、针灸名家武世勋、邓云章、郑建先老师指点，使其专业知识、针技才能日益精进，飞速提高，很快就在当地享有声誉，成为备受关注的医界翘楚。他精通望、闻、问、切，治疗力主精穴疏针、循法守度，取法为上，治则为要，重视针下得气、针灸手法，医理施之于针、辅之以药，治愈患者数以万计，对各种疑难杂症，尤其是风、瘫、痿、痹、痛的治疗常有桴鼓之效。在繁忙的临床之余，他笔耕不辍，进一步深钻精研，发展创新，在不断总结与实践经验的基础上，撰写针灸论文、针灸专著，带教专业医师人员，传承和指导专业中医针灸人才，代培中医大专院校实习学生，科研论文、科研成果丰硕。医者仁心，厚德载物，他信守医家"八要、六失"之义，束守业规，普同一等，德立于心始于行、医心于能、笃思善行、医诚于业、精诚不倦、以医济人、以医施德，用他 70 多年的从医经历诠释了一代西秦名医大医精诚之风范。

第二部分为学术主张：主要阐述了他在中医针灸理论和临床技术方面的个人观点和见解：

（1）他认为针灸临床是一门学识经验都很高深的学问，针灸临床除了要全面掌握中医基本理论和辨证施治的规律外，还必须在熟悉经络学说的基础上，进一步研究经穴的意义、特性及其对经络、脏腑、气血营卫的各种影响，了解每一个经穴的详细位置和主治作用，熟记单用、合用的方法与步骤。同时对针灸补泻手法和进针深浅的运用都要准确无误，了然自如。在辨证精确的基础上，正确取穴组方,才能获得满意的效果。

　　针灸疗法与药物疗法殊途同归,但又自成体系,特色鲜明,它不仅有着完整、系统、独特的理论,而且有着严格精密的科学操作方法。

　　(2)关于痛证的针灸辨治。疼痛是临床上最常见的自觉症状之一,人常说"十病九痛",人类就是从和疼痛作斗争而逐步认识疾病的。疼痛是一种感觉,是人体接受内外刺激后而产生的一种痛苦的感觉反应。它既是人体的一种感觉机能,又是机体遭受伤害性刺激形成病理改变的一种表现。前者属于生理性痛觉,后者属于病理性痛证。正常认识生理痛觉与病理性痛证,对探讨痛证的病因病机及治疗规律是十分重要的。

　　(3)关于针灸治疗之禁忌,仝老一再强调:针灸治疗和其他任何治疗方法一样,使用不当则可能对人体造成不同程度的危害。针灸能治病亦可杀人,针灸之过乃是施术者的过失,因而,针灸治疗是需要讲禁忌的。这就要求我们必须正确使用针灸之传统方法,提高针灸医术,推动针灸医学的进一步发展。

　　(4)书中详细描述了仝老临床总结的"针刺得气"以及施行各种补泻手法,治疗各种疾病的心得体会和经验,如:怎样"得气",如何气至病所,不同性质的针感及其适应证。并提出根据病情的性质、病程久暂、病者体质强弱、个体对针感的敏感程度,给予适当的针刺感应,使针刺手法取得实质性的治疗效果。

　　(5)仝老治疗中风的确有丰富的理论基础和治疗经验,他治过的中风患者多达数千例,治疗效果常在98%以上,治愈率达61%,他总结的"体快针配合头皮针治疗中风"和"针刺治疗假性球麻痹"等课题被省市专家鉴定为"国内先进水平",并获得多项省、市科技成果奖和进步奖。他在中风的针灸治疗中提出了个人独特的见解:①认为中风是内风引起,故起病急骤,变化迅速,与自然界善行数变的风邪相似,故古人以此取名中风;②关于中风病因,一是五志之火,一是虚损,是在平素肝肾阴虚、气血双亏、血脉失濡的病理状态下发生病变,脾虚不化,产湿生痰,火盛生风,风痰挟火上逆而形成中风。早期应用针灸以平肝潜阳，醒脑开窍，病情平稳后可转入恢复期治疗，并提出脑血管病（脑梗死、脑栓塞、脑出血、蛛网膜下腔出血）多种针灸抢救治疗模式。

第三部分为临床经验：他将集其一生的临床经验和大量的疑难杂症作了总结，并就一些治疗方法及特殊针法作了阐述。如体快针配合头皮针治疗中风及其后遗症、缪刺法与体针结合治疗面肌痉挛、针刺与综合疗法治疗腰椎增生性关节炎、子午流注针法、奇特天罡针法、蟒针、火针在临床上的应用，应用传统针刺法结合个人经验，都取得满意的临床效果。

第四部分为典型医案：总结了他在门诊、病房实践中的案例，如假性球麻痹、暴喑、癫症、睑废、面瘫、面风、面痛、阳痿、视瞻昏渺、蛇串疮等 50 多个医案，这些案例充分体现了仝老采用针灸治疗一些疑难杂症的真知灼见和宝贵经验。

第五部分为师徒对话：阐述了仝老耐心解答学生的疑问，并对提出的问题进行了详细的分析。他不但自己钻研、探究，而且对后学者也严格要求，遇病先详察辨证再诊断，据证施法，依法施治，处方取穴用药务必谨慎细微，不可半点马虎，病历上要体现理法方穴（药）的一致性，对学生提出的疑难，他一一详细回答，让人心悦诚服，他教过的学生，无不钦敬仝老治学严谨的精神和工作作风。

该书由仝俐功名中医主编，由其弟子、同事、家人等执笔协助整理，由时任宝鸡市中医医院院长、主任医师鲁潘贵审核并作序，由副院长、副主任医师安卫红等协调、审查、统编定稿。本书承蒙国医大师郭诚杰教授以及殷克敬教授审阅并作序，在此一并致谢。

由于编者水平有限，对仝老医验、医理领会不够深刻，未免以管窥天，以偏概全，书中谬误之处在所难免，敬请同道指正。

王素芳、任永新、秦莉芳、仝国强

2021 年 10 月 8 日

目 录

第一章　成才之路

　　张景岳《类经图翼·自序》道："……夫生者,天地之大德也。医者,赞天地之生者也"。医之为道,性命判于呼吸,祸福决自指端,诚不可猜摸尝试,以误生灵。故医者,须仁智、须厚德,非有大德者不能为医,非怀仁心者难成良医,非具精诚之智者不足于名医。衡量、评价医者、名医者,唯仁字存乎于念,德字融汇于心,智字化形于身者也。

　　大医精诚,德艺双馨,这是对医者的大褒奖,非大医者难以达到其高度与境界。全国老中医药专家学术经验继承工作指导老师、陕西省首届名老中医仝俐功主任医师就是这样的大医之人。他一生勤奋,笃学善思,治医严谨,德布人心,从医70余年,致力对医学的追求、对职业的忠诚、对患者的仁爱,生动地诠释了医之大道的内涵与意义。他精中医、专针灸,擅治各种疑难杂症,年近90仍躬身临床,他实践经验丰富,学术造诣深厚,医精德厚,他名满三秦,多次被《健康报》《中国中医药报》《今日头条》《临床医学研究与实践》《秦风》《陕西中医》以及省、市新闻媒体专题宣传报道,被誉为"妙手神针",深受广大患者的信任与爱戴。

　　仝俐功主任医师系陕西省宝鸡市中医医院针灸康复科主任,退休后继任科室名誉主任,被聘在医院国医馆专家门诊上班应诊,是陕西省首批名老中医、全国老中医药专家学术经验继承工作指导老师,历任中华临床医学会副理事长、中国传统医学专业委员会委员、中国文化研究会传统医学专业委员会委员、长安医学传承发展专业委员会委员、陕西省中医药学会及针灸学会理事、常务理事，全国针灸临床研究中心陕西省中心副主任，陕西中医学院针灸学科兼职教授，福州生物医学工程研究所特聘研究员，《中华临床新进展》《河北中医》杂志特约编委。

第一节　医家渊源，幼承祖训

　　仝俐功，字伯敏，河南省博爱县东良仕村人士，生于 1934 年 10 月，出身中医世家，本门多人行医，至父兄辈已薪传数代，在当地享有盛名。家道殷实，丁盛人茂，文化氛围浓厚，家中藏书颇丰，全家大院几进庭院，颇具规模，也算当地一景，时至今日，已二百余年，具有一定的文物保护价值。

　　生活在这样的家庭里，仝俐功从小就受到了良好的教育，沐浴书香之春风，吸吮甘草之醇甜，耳濡目染，养成了很强的自主意识和自觉习惯。在别的孩子还在痴迷于玩耍的时候，他已经时常徜徉于藏书之中习字读书。在这期间，他翻阅了很多的童谣诗赋、志史、文学名著等，不认识的字他或请教于人或标注于书，从不轻易放过。很快他不仅认识和熟悉了大量字词，还在书籍中获得了不少知识，明白了很多道理，经常是早已过了吃饭时间，家人才能把他从书楼上找下来，这种好学精神，使家人很是赞许，不足 6 岁便被送入村中私塾上学。由于聪颖好学，记忆力超群，加之良好的学习习惯，在学校他总是第一个做完所教学业，尤其对要求背诵的内容他都是毫不费力、不打折扣的完成。每天清晨到学校当堂背诵课文，他却感到一种莫名的兴奋，熟练背诵并受到表扬使小小年纪的他有些许的满足。对背诵的重视程度和背诵的习惯都是在那时养成的，当年记忆的许多东西到现在还都耳熟能详，确实受益终身。这一阶段，他通读和背诵了四书五经、百家姓、千字文等大量的传统经典,启蒙和接受了孔孟之道等儒家思想文化的熏陶与影响,与人为善、正直处事、修身齐家等传统思想深深培植和扎根在他幼小的心里,一种要做事、做大事的志向与信念油然而生。

正当全俐功如饴甘露、沉浸在求学的乐趣之中时,一场突如其来的变故彻底打乱了他平静的生活,日本帝国主义悍然发动了侵华战争,战火蔓延至祖国各地,地处中原的河南豫北地区亦被战火硝烟所弥漫,普通百姓苦不堪言,无奈只好背井离乡,流离失所。跟随母亲东躲西藏、投亲靠友的全俐功,接触社会的第一课就是动荡、苦难以及伴随着饥饿、困顿而蔓延滋生的疾病。多少次他目睹了因病痛折磨而痛不欲生的凄惨之状以及因缺医少药而悲愤无助的失望目光。多少次他又亲身经历了父兄在极度动荡不安、居无定所的环境下,用精湛的医术、简单的草药治病于指上、祛痛于瞬间,那份从容、悲悯以及患者与家人的感激,所有这些都在全俐功的心里打下了深深的烙印。他强烈地意识到,在命运多舛的国家与动荡不宁的现实里,自己应该做点什么,而救国与拯民之愿,后者似乎离自己更近、更真切、更切实可行。

这时他想到了在家藏书籍中看到的昔李东垣为母疾而立志学医终成大家的故事,如今,国难当头,自己抱扶困解难、悬壶济厄之愿投医,该为正理,他感到一条适合自己的人生之路已经展现在面前,他暗暗下定决心,一定要走通这条路,做一个济世为民的良医。他向父兄表达了自己要学医、为医的意愿,得到了父兄的赞赏与支持。从此,全俐功便正式踏上了漫漫的学医、为医、行医之路,这是生命与命运的选择,也是伴随一生的选择!

医学盛于上古。自岐黄立法,定经脉,和药石,以治民疾,天下遵之,莫若或贰。故,黄帝、岐伯、越人、仲景四圣之心法,《灵枢》《素问》《伤寒论》《金匮要略》医学之六经四书,皆当习医者入门必读之典,习学必效之经,临证必遵之规,辨法必循之途。此所谓中医起于践行，盛于传承是矣。深谙此理的父兄，对于仝俐功矢志学医是相当重视的，父亲曾郑重地与他进行了一番语重心长的谈话。父亲教导他：医者，祛病解痛者也，用自己的医术为他人解除病痛，恢复健康，是医者的本分，也是医者的责任，故，非大智者不能为医，非大德者不能为良医。是以医者应具备"但愿人皆健，何妨我独穷"的品质，一切以患者为重，以解除病痛为要。既入医门，就等于背负了一份责任，选择了一种寂寞，"穷尽心智精医术，仁心医路伴终生"就是这个道理。父亲的谆谆教诲使他受到了很大的鼓舞，他意识到医者的神圣、为医者将会面临的艰辛与困苦，明白了医者之技不仅仅是自己生存的技能，更多的是关乎他人的健康和生命，是与他人的生存与生活密不可分的。他暗暗下定决心，宁吃苦中苦，要做良医人，要把自己的一生都奉献于医生这一神圣的职业。

据此，父亲对他的学医之路做了系统、周详的规划与安排，在带他随行侍诊的同时，首先指导他从阅读家传医书《仝氏指南》四卷、《药性真理》及家藏医书《幼科指南》《痘疹秘录》《内科杂症大全》《妇科要旨》等入手，广涉猎，增见识，打基础，循序渐进，由浅入深，提高和增强对中医及中医理论的认识和感知。在此基础上，适时安排和布置他接触和阅读《黄帝内经》《伤寒论》《金匮要略》《本草纲目》等经典古籍简本与章节。他强调，学医之法，如行棋之要，取势在于布局，合理的规划、筹思可以避免走弯路、歧路，而合理的布局更易于组合优势，取长补短，夯实基础，如此，则取势、达标易矣。以此要求他必须要把所读之书熟记，主要章节必须能诵，在记忆中增加理解。

这个时期，仝俐功接触和阅读了大量的医学丛书、古典医籍，从中感受和领略了祖国医学的浩瀚与博深，汲取了广泛的医学常识与机理，一扇医路之门在他的面前已经缓缓开启。

第二节　医路维艰，起于桑梓

学医是神圣的，也是光荣的，小小年纪即入医门，大家对他的关注和赞扬同时也让他感到前所未有的压力与责任。他失去了一个孩子应有的玩耍与游戏时间，而这仅仅才是个开始。

父亲家教很严，对他的要求更是越来越高，每天规定的必读科目一定督促完成，即使再晚也不放松，不允许有丝毫的懈怠与延缓。那时候，读经背书几乎已经成了他全部的生活内容，陈修园的《医学三字经》《医学从众录》《医学实在易》《汤头歌诀》《时方妙用》《时方歌括》《药性歌诀四百味》《珍珠囊药性赋》《神农本草经》等各类医学书籍都是他要通读和背诵的内容。多少次烈日高温下的林间、河边，他的读书声和着蝉鸣轻唱，抛下一路汗水；多少次凛冽北风挟裹着雪花拍打着他稚嫩的后背，身后留下了一串串深深的脚印；油灯的煤灰染黑了鼻孔，晨读的童声唤醒了黎明……至16岁时，他已经可以背诵汤头歌诀600余首，一般的医理医辨、药性配伍等许多医籍典章均能铭记于心，熟练运用，在医学理论与侍诊施治等方面已初具根基，在同辈中已露翘楚。

1950年秋，考试合格后，他进入本县中医学习所从事中医，并拜当地名医马世宣、全守淮为师，3年后又拜县西金城中医学校周子长校长为师。几位老师都是当地很有影响力的医生，医论医技各有所长，经验丰富，教学授徒更是尽心尽力，尤喜全俐功刻苦钻研、勤奋学习的精神，在传授时更是倾囊相授，毫不保留，均使他接触和学到了许多珍贵的辨证、施治的方法与经验，所有这些都使他受益匪浅。

在治学方法上，老师重视和强调学思并重，要求学经典要广泛涉猎，互参济补，思忖揣摩。学是汲取，思是消化，通过学与思的过程，最终化为己用。他说：学若不思，岂有冥心顿悟之理？又何有运用自如之妙？他还举清黄元御"考镜灵兰之秘，诅读仲景伤寒"而成一代名家之例，言其既刻苦攻读，又溯本求源，读《伤寒论》而有《伤寒悬解》，读《金匮要略》而有《金匮悬解》，继而有《灵枢悬解》《难经悬解》等著作 10 余种，以其非凡的医学成就纵横捭阖于医林。"读黄氏则推脉义而得诊法，究药解而正物性，伤寒无夭札之民，杂病无膏肓之叹，上可得黄、岐、秦、张之精，次可通叔和、思邈之说，大可除河间、丹溪之弊，昭先圣之大德，作人生之大卫"，黄元御可作学思之典范；在学术见解上，老师推崇和提倡学富五车，融会贯通，妇、幼、内、针、方脉相辅相成，他常告诫学生，专要精深，杂而不废，医术越是全面越能取效于瞬间，"针而不灸，灸而不药，皆非良医也"。

在老师的指导下，仝俐功开始系统地学习中医的"四书六经"，从医学、医术、医道三个层面上理解和掌握中医学的构成，充实和丰富自己的中医知识结构，融贯中医理论体系与基础。几年间，他选学、精读、研读了大量的医学典籍，四小经典、四大经书以及《黄帝内经》《医林改错》《千金要方》《针灸甲乙经》《针灸大成》等医学著作，他都广有涉猎，多有参悟，尽作冥心之思，潜作求证之论，收获颇丰。中医是传统国粹，又是一门实践的学问，很多经验、阅历的积累所形成的灵动之思是只可意会的，一次他随师出诊，路遇一名挑水的女子，时值春夏之交，透过女子外观灰暗的脸色，老师发现疑义，上前询问，断言其出疹未透，郁毒于心，深恐不测，遂附言于耳，趁该女子稍歇不备，突然上前搂抱其身，使其惊而怒，激发汗出，内毒外透，化瘀散郁，此时对其讲明缘由，该女亦感身心舒缓，拜服方剂调之，瘾安而谢。此事对仝俐功触动很大，深感医之精妙、医之无涯、医之济世之能。从此，他更加坚定了做医者、做良医的决心，更增强他刻苦求学、不懈追求、以达臻观的信念。

时间转瞬即逝，在县西金城中医学校学习与随师侍诊的 3 年很快就过去了，仝俐功辞师返家，悬门行医，为乡邻诊病施药，祛痛解疾。此时，新中国成立已有多年，百业待兴，社会主义建设的高潮席卷大地。在行医的同时,他积极参加家乡劳动建设,耕地施肥、治水抗灾、夏收秋种,各种活都抢着干。那年家乡洪涝,他与社员都到河堤上值守,为抢救集体财产,他奋不顾身地跳入激流之中;不怕危险,克服困难,连续坚持在抗洪第一线;打捞财产,抢救设施,减少和避免了集体财产的更大损失。此事在当时被作为典型,被当地政府通报表扬与奖励。同时,他充分发挥自己的专业特长,利用医学知识和技能为群众服务。针对当时农村观念落后、卫生条件差的现实,他积极宣传和普及医疗常识,推动移风易俗,改善不良生活环境,他精心撰写的普及卫生常识"预防春病生,消灭五毒虫"长诗,发表在1955年的《中国健康报》上,在当时产生了积极的影响(此文50年后又在医院院刊上重新登载,尚有一定的现实意义)。

所谓知易行难,在行医的实践过程中,全俐功渐渐感到了压力和紧迫感,不可否认,实践中他接治了很多的病症,诊治效果还属正常,在这个过程中,他经历和目睹了患者由危转安、诊治由险入缓、患者由死得生的愁与苦、悲与喜,他领略了病痛无情、医者为仁的真正的含义,更深刻地体会到医海无涯、学无止境的道理。他觉得自己不应该满足于现有的安稳与状况,应该有更大的梦想与追求,到更广阔的天地去开阔视野、拓展境界,在更高的平台、更大的舞台上深造自己、展示自己、提高自己、奉献自己。只有这样,才能更接近自己曾有的良医之愿,才能更好地做到杏林折枝、服务大众。

1956年,怀着对未来的期待与憧憬,全俐功义无反顾地踏上了西行宝鸡的道路。临行前,他赋诗一首,以明心志:曾慕古贤医精妙,已入杏林识方汤。矢志修身铭济世,愿将此生伴岐黄。

第三节 医海无涯,勤者为先

祖国医学理论之浩瀚,医术之精绝,医辨之深邃,都为后人留下了无限的想象与追求,都是医者毕生探索与祈求的知识宝库,可谓医海无涯;为医是大道,是做大学问,而学问之道,半在读书,半由阅历,是谓读万卷书,行万里路。仝俐功选择西行之路也有这样的认识与考虑。

宝鸡,乃周秦文化浸润、滋养的地方,这里人文荟萃,学风浓郁,医学底蕴深厚。昔神农尝百草,创药石医人之先;今医圣仙迹犹存,应"秦地无闲草,西府多名医"之谣;还有以"天罡神针及子午流注针法"独步医林的医道龚浩然大师醒世医人,这些都深深地吸引着年轻的仝俐功。

到宝鸡后,为了尽快地适应和融入当地的生活与医疗环境,他先进入宝鸡市东大街中医联合诊所从事中医工作,后又不惜自降身份,再做学徒,进入宝鸡市中医院侍诊。跟随当时在宝鸡颇有名望的中医针灸名家武世勋、邓云章(时任中医院副院长、陕西省中医研究所特约研究员、顾问)、郑建先等老先生,白天随诊治病,望、闻、问、切样样眼过手动;晚上整理病案,脉象、辨理、处方、疗效环环梳理明晰;对特殊、典型病例,准确记录,分类收存,专项研究,从病理病机、方剂配伍入手,作予诊、施治的推演与练习,疑问处则观察先生所为或提问先生求解,更或者查阅典籍释惑。那时,他几乎把所有的时间都用在了学习上,对医学知识的渴求使他经常达到废寝忘食的地步,他对自己的要求更是达到了苛刻的程度,从不会在问题不明、疑问未解之时放下手中的书本,更不会在未完成自定的学习任务及午夜之前提前入睡。他深知,医海无涯,清浊两知,学医之道,勤者为先。一个"勤"字,成就了多少古圣先贤的伟业,留下了多少流传千古的动人故事,懒惰、怠慢肯定与成功无缘。为了方剂配伍的精当与准确,他精研百药之味,诸方异同,结合病状差异斟增酌减;为了取得满意的针感灸效,他多年坚持在自己身上行针实验,诸如合谷行气至肩,足三里导气于趾,右感及左,行左达右,酸麻得气,补泻调理,都是他经过多次自疗后方才用在患者身上;为了观察特例患者的实际疗效,他多次利用休息时间走乡串户,跟踪、记录用药情况及病症变化,随时上门调整,以臻实效;为了求得一方一针之效,他访问于山中药农、世家遗珠;为了实证解惑医辨之理,他真诚礼教于贤家方尊、庙堂侠隐,甚至远赴外地追寻并聆听针灸大家曹汉三、郭明山等讲授中医针灸之绝学,多存醍醐之感。同时,他还结合实诊所见,阅检典籍实校辨机论理之数、洞悉异变疴沉之虞,诊一疾增一识,针一症强一能,学习成绩与效果显著提高。

纸上得来终觉浅,绝知此事要躬行。通过勤奋努力,全俐功的中医理论、医术技能、医道结构得到了进一步的丰富与完善。他不仅取得了独立的执业资格,能够接诊行医,而且这种刻苦好学的精神,得到了老师及医界许多前辈的首肯,更是与医道针灸名家龚浩然道长结下了不解之缘。

龚道长生于 1890 年,生平潜研道教天罡针法,救危解困,日诊数百人,著《天罡针法普济录》留世,存道教"八卦洞"圣迹于今,享誉甚隆,《宝鸡市志》《宝鸡市卫生志》《宝鸡市教育志》等均作记载并有很高评价。1957～1958 年,在多次诚恳求教后,龚大师将其独门秘传绝学"天罡针法"及"子午流注针法"传授于他,并从医道、易理的角度详解针法要旨及阐述针药互补、内外兼治、综合诊疗的关系。他反复强调:道,崇易理,重气修,精五行,与天地准,故能弥纶天地之道。医道本通,"天地生成,莫不有数",以道之智慧理医之辨证思维尤重,如黄元御所言:"圣经渊妙以至于此,水尽山穷,别开天地。"自古道出名师,是故。针砭使用久远,技法各有所长,唯循经行气,补泻兼攻法通。针之所行,诊脉所指,症明则效显。这里,打好中医理论基础,修好中医各科方措,使之方旨彰显,遣药简洁,配伍精当,再以针辅之,诸症皆能克之。他力主把针灸治疗建立在中医基础之上,针药并用综合诊疗,以收事半功倍之效。他还引用孙思邈《千金翼方·针灸》说:"良医之道,必先诊脉处方,次即针灸,内外相扶,病必当愈。何则?汤药攻其内,针灸攻其外。不能如此,虽有愈疾,疾兹为偶差,非医差也。"以此强调针灸作用及针药关系。

老师的教诲直至今日仍影响着仝俐功的针灸理念,也使他进一步认识到海纳通融、兼修百家对医者的重要性,加深了他对针灸技法的认识与理解。不过,真正促使他改变和重新认识针灸的是此后的一次真实感受。那次,他像平时一样去拜访龚大师,未进庙门即见一名中年妇女领着一个十七八岁女子,正在向道长焦急地述说着什么。近前才知该女因事与人相争,激愤过度,顿时失语无法出声,家人情急求救。只见道长静思片刻后取针在手,选定天突、通里、合谷、太冲等穴位,银针上下翻飞,或直刺,或斜刺,深浅不一,提捻有序,同时鼓励该女练习发音。不多时,该女声音渐出,继而言谈无碍,针刺效果之奇、之速、之精妙令在场众人甚为惊讶与叹服。过后道长讲解此病乃暴喑之症,患者受精神刺激愤而激怒,郁怒则伤肝;情绪忧闷,气逆易感,进而伤肺,肝主语,肺主音,邪热气闭,故不能声。治疗应以清热抑肝解郁开闭,手法得当,效果自验。

这件事让仝俐功深受启发,他对针灸之感悟极深,喜恋之情极致。从那时起,他选择将针灸作为自己的医学专长,立志为之奉献终生的目标与决心逐渐明晰与坚定下来,而修习针灸之法又为他打开了另一扇厚重的医路大门,是成就他日后成为针灸名家的起点与基础。

第四节　医理针施,相得益彰

1960 年 12 月,仝俐功经过刻苦努力的学习,全面完成了中医大专学科的理论与实践科目,以优异成绩毕业于宝鸡市中医大专班,成为宝鸡市中医医院的一名中医师。医理针施、专长针灸,是他医学研究方向上的一次精选,也是他医学认识、医学境界的一次升华,对他日后医学水平的提高起到了巨大的推动作用。

专长针灸后,仝俐功倾注了极大的精力与毅力,对自己多年所学进行了全面梳理,对已有的知识构成进行了重新调整与规划,在进一步夯实基础理论、明晰医针互通关系的基础上,构筑与形成自己新的知识结构与专业体系。自此,他按照以医理为基、以针灸为长的构想,合理分布学思时间,从典籍中补所短,从师学中见所长。同时,他多次参加全国及省市有关针灸理论与技法的研讨和进修学习,学术思维得到了迅速拓展。这期间,他将《灵枢》《针灸甲乙经》等针灸医学宝典古籍系统进行归类,重新进行研读,整理研读之后,他对其有了不同的理解与感悟:针于药先,针药并施乃中医治则双刃,以针导之,以药辅之,其效易也;针与经络,行之所依也,针灸所用腧穴,经脉之气注输出入之地,循经而治针之大要也;针刺之法,犹一柱之百橼也,置之有异,法自不同,以百变之手法,必当取百般之效应,诚不虚也……读典以丰学养,师学以博经验,进修以增见识,研理以涵智慧,这时的仝俐功就像上足了发条的机器一般,不知疲倦、高速运转,将自己不断推向前进,推向新的医学高度。

总结这一阶段的学习与践行,效果是显著的,这可以从他的几则学习随笔札记中略见端倪。

(1)循《黄帝内经》以通经络。

《黄帝内经》是对我国上古医学的第一次总结,是中医学的奠基之作,以《灵枢》《素问》分为上下篇。"善言天者必有验于人",《黄帝内经》强调人体本身是一个整体,人体结构间都是彼此联系的,以天应人,天人合一,医必明也。不治已病治未病,不治已乱治未乱,《黄帝内经》提出"治未病"的重要学术思想,亦堪称是一部养生宝典,然阴阳以外,脏腑于内,人的肌体受制于斯,何以通达之?唯经络可也!经通上下脏腑,络网肢节腧穴,轮流转动,活泛周身。通则气动血活,瘀则百病丛生。《灵枢·经脉》说:"人始生,先成精,精成而脑髓生,骨为干,脉为营……谷入于胃,脉道以通,血气乃行……经脉者,所以能决生死,除百病,调虚实,不可不通也",叙述先天构造过程与后天生活资源皆赖经络循行传输,以通脏腑、表里之间,功显运行营卫气血之用,气血透阴阳,以荣于身者也。说明经络既可保身体内外循环的平衡、协调,亦可明气血失调、脏腑病变之机理,而不论方药、针刺之治,皆需通过经络而感应于脏腑,效攻于病所,诚至理也。

(2)读《灵枢》以明针解。

《灵枢》亦称《针经》,通二十四卷,详述经脉循行走向,腧穴机理证辨,针刺补泻谋略。

《灵枢·刺节真邪》论道:"用针者,必先察其经络之实虚,脉经上实下虚而不同者,此必有横络盛加于大经,令其不通,视而泻之,此所谓解结也。"解结者,即通过"审、切、循、扪、按,视其寒温盛衰而调之","疾按之应手如通,刺之","缺盆骨上切之坚痛如筋者,灸之",故,所谓解结,即通调经络阴阳,解除疾病症候之结,"解结之法有疏通经络,扶正祛邪,调和阴阳之功效。"这也成为针灸临床的一种指导思想和诊治方法,能知解结者,则可以把握与提高针灸临床疗效的方向,即"契绍于门户"。取法为上,治则为要。

《灵枢·九针十二原》曰:"凡用针者,虚则实之,满则泄之,宛陈则除之,邪盛则虚之。"何解?《灵枢·小针解》云:"所谓虚则实之者,气口虚而当补之也",即寸口之脉呈虚像,采用针刺的补法,如热补、火针手法。"满则泄之者,气口盛而当泻之也",即寸口之脉象盛实,邪气满盛,当用针法以祛邪。如凉泻手法等。"宛陈则除之者,去血脉也。"血脉,恶血也,有淤积恶血之病症,用七星针加火罐之法,即可拔除凝聚之恶血,起到祛瘀生新的作用。"邪胜则虚之,"是谓"诸经有盛者,皆泻其邪也"。《灵枢·小针解》曰:"徐而疾则实者,言徐内疾出也。疾而徐则虚者,言疾内而徐出也。""徐而疾则实者,徐出针而疾按之;疾而徐则虚者,疾出针而徐按之"。此针解明也。

(3)针之赋,神髓可期。

读《灵枢》以解针,弦经脉以识针,吟石之赋,针髓融于心神可期也。针出上古，先于草药，《山海经》说："有石如玉，可以为针"，从子午用针石取三阳五会始，到《针经》载记针灸史略、皇甫谧撰《针灸甲乙经》及至宋代《铜人针灸腧穴图经》、明代《针灸大成》等，针灸在理论上自成体系，技法上也日臻完善，虽流派众多，成一家言，然"九针之法"可归其源也。

《灵枢·本输》云："凡刺之道，必通十二经络之所始终，络脉之所别，五输之所留，六腑之所合，四时之所出入，五脏之所溜处"，此取穴所据；《灵枢·刺节真邪》又云："用针之道，必先查其经络之虚实，切而循之，按而弹之，视其应动者，乃后取之而下之"，此循经而治；《难经》提出："知为针者信其左，不知为针者信其右"，"虚则补其母，实则泻其子"，"气之要，气至而有效，气速至而效速"，针刺补泻得气之效皆在针刺之法的精妙上，此针刺技法也。

针灸治疗，就是通过经络、腧穴的传导，运用针法操作，使针感或灸感输达到位，震撼症结，取效其上。由于治理简易，应用方便，疗效快速，故中医强调"一针二灸三用药"。

针为先则法为上。针灸之重在于配穴，针灸之妙在于针法，针灸之法则首在取穴与行针得气上，所谓"针灸容易取穴难，取穴容易得气难"，至理也。临床上，病症类繁，机因复变，表里有异，虚实当鉴。解剖病理病因，分析因果传变，诊病定型，准确配方，这是机治之重点，然取穴不准，不仅事倍功半，还可能延误治疗，而针刺之法又在其中起到很大的作用，直接决定其效果的快慢与好坏，不可不察也。取穴当以经脉为径，循经布局，气随脉行，其效必著，此取穴之首旨；经筋之疾，悬表而不入内，可"以痛为腧"，昔孙思邈医一腿疾患者，视痛点行针，问其感觉，患者大叫"啊……是"，"阿是穴"随名，此以痛为腧也。据此，取穴之法可以上病下取，左病右取，随病变取，近病而取。然水无常形，法无定势。

针刺取穴以循经为主，以穴而为，但在临床上，一些专穴需要总结提炼，一些新穴应当不断发掘，一穴多名、老穴新用也应创新，此针灸发展之当务,实践中理应独辟蹊径,力求建树。如治疗中风偏瘫可取专穴治瘫1~4穴,治疗失音可取专穴增音穴;如"治瘫5"也叫"健胃穴""阑尾穴",治疗胃下垂的"攀登穴"亦名"胃上穴";如"用耳针埋穴治疗失眠、惊悸,耳穴压籽治疗青少年近视;如用手针之法颈项点治疗落枕,腰腿点治疗腰痛,用体快针配合头皮针治疗中风;如用针穴交替,针补多灸,多穴透刺,气至病所之法治疗胃缓;如用火针、梅花针、刮痧治疗风湿、类风湿关节炎及劳损疾病,穴位外敷治疗支气管炎等。

针刺应重手法,手法因人而异。小儿不宜强刺久留,不宜慢刺捻转,平刺、单刺、不留为好;成人则需针入皮层,进入分肉筋骨之时加强捻转,适时提插,使针下呈快感、重感之象则佳。简纳针刺可有针脉手法、进针手法、催气手法、补泻手法、寒热手法、升降手法、卧针迎随手法、调和营卫手法等八法,应因疾因人而异,巧配善用,疗效必著矣。

针灸治疗疾病,其实就是以针刺经穴疏导经气,以补泻手法调和阴阳、扶正祛邪、消滞平身的。这和药物效验专一不同,大黄、芒硝泻而不补,参芪补而不泻,而同一经穴,因所用手法不同,就可能产生不同的补泻作用。如合谷可发汗,也可止汗;足三里泻可以去实,补可以充虚;再如针灸可以治疗久泻、遗精、急救等虚损证,也可治疗便秘、口疮、风火牙痛、痰涎壅盛等实热证,此皆因行针手法不同之缘故。《医学入门》说:"汗,针合谷入三分,行九九数,搓数十次,男左搓,女右搓,得汗行泻法,汗止身温出针"。"吐,针入内关三分,先补六次泻三次,行子午捣臼法三次,提气上行,又催战一次,患者几乎几次即吐。""下针三阴交入三分,男左女右,以针盘旋,右转六阴数毕,用口鼻闭气,吐鼓腹中,将针插入,其人即泻,鼻息手法三十六遍,为开口鼻之气,插针即泻。"平补平泻为和法,烧山火为温法,透天凉为清法,宛陈则除之为消法,捻、随、徐、疾为补法,针灸与药理皆和,其效可待也。

以医理施之于针,辅之于药,治疾必速。附全俐功治则数例,可验其效:

例1:贺某,患眩晕症数年,诊得脉形沉细,舌苔薄腻,辨证为劳倦所伤,湿痰中阻,取百会、天柱、大杼、丝竹空、内关、足临泣等穴,用捻旋泻法,以清镇宁神,疏泄肝胆。并加中脘、足三里,亦用捻旋泻法,是用调胃和中之法,以收化湿除痰之功,数诊而愈。

例2:陈某,因劳累当风发病,四肢关节疼痛游走,肘腕膝痛感明显。脉缓弦细,舌淡,苔白。诊型为行痹,为血不荣筋,属虚证。取风寒湿通用方当归、黄芪加量,配合针灸阿是穴及患部穴位,10次后,关节疼痛消失且未反复。

例3:赵某,主诉3年前因酒后呃逆不止,胃部不适、恶心、不食。经治疗后症状渐消。但此后每因饮食不节或饮食生冷则呃逆不止,本次发作再现上述症状。诊见:呃声洪亮,口有异味,大便干,小便黄,舌红苔黄微腻,脉滑数。辨证为胃火上逆。以清降泻热,和胃降逆处方,取天突、膈俞、内关、足三里、天枢、公孙等穴,用捻旋泻法。盖此症迁延日久,不但有湿热内盛、阳明腑实之症,而且有胃气不足、运行不畅之症。故取足太阴脾经之络穴公孙,大肠经募穴天枢以泻其阳明腑实之火,足阳明胃之下合穴足三里以行气和胃,共同达到和胃降逆之功效。天突为任脉与阴维脉之会,取之和胃降逆,内关宽胸利膈,膈俞利膈镇逆,共达清降泄热、和胃降逆之功。以此针后呃逆立止,巩固治疗数次,再无复发。

第五节　医道酬恒，业自精诚

1960年,全俐功完成了大专学业毕业,这对从幼时起就伴随着医药生活、成长的他来说,无疑是自己医路上的一个里程碑。对他而言,一个更成熟、更全面、更系统的医学思想、中医知识体系已经形成并初具雏形，一个有理想、有抱负并在医学针灸专业上学有所成的医者已经在医学之路上迈开了坚实的脚步。

回顾从家学涉医、外乡求医到西行医路的历程，我们不由得为之感慨，不由得为他积极的人生态度和刻苦的求学精神所感动。可以说他是自励的，勤奋的。因为从他 6 岁接触医学开始，他的行医路程并不平坦，其间有战时之乱、有灾害之厄、有饥贫之虞、有孤子独守，他失去了不少，也放弃了很多。但唯一不变的是信念，是坚持不懈的学医之愿、为医之志。为了心中这个理想，他经历和付出了常人难以想象和承受的艰苦与磨难，其毅力与坚强已经超越了他这个年龄可以达到的程度。但我们同时还要说，他是幸运的，因为他赶上了一个人心思进的年代，国家经济建设突飞猛进，各行各业蓬勃发展，祖国医学事业与日俱进，中医针灸得到了空前的重视与发展，呈现出欣欣向荣的盛况。

仝俐功如鱼得水，他如饥似渴地努力学习，尽情地去领略医学新科技、接受中医新思维、学习针灸新技法、增长医疗新知识，不断提高自己的医学素养与能力。

几年间，他先后参加了陕西省卫生厅举办的耳针仪学习班，宝鸡市中医针灸师资班和中医理论进修班的学习；1970 年 3 月，他被省市抽调参加全国新针疗法学习考察团，分别赴广州、上海、南京、杭州考察学习、调研及教学活动近半年之久；此后还分别参加了省激光技术学习培训班，全国首届经络气功学习班以及全国首届针灸专长技艺学习班的学习，并很好地完成了学业并结业。

广泛的学习既让他开阔了视野，增长了见识，学习到了许多新颖前沿的中医针灸技能，加深了对祖国传统医学的认识与理解，更为他所从事的中医针灸理论的研究与实践开辟了广阔的前景，打下了坚实的基础。我们可以毫不夸张地说，这一时期是仝俐功在中医理论方面日臻成熟，在中医尤其针灸技能上充分展示，在医理、医道上顿澈大悟，医疗水平快速提升的时期；也是仝俐功从学习、吸收、充实自己到研究、运用、融汇创新大转变的时期;更是全俐功形成独特医风医技、构筑自我学术体系、日臻针灸创新技法、自成针灸一家的时期。

下面,我们仅摘取这一时期他医论医案的部分片段,来说明他的理论研究与学术思想以及针灸的修为成果。

1."四诊合参"论

"望闻问切"诊之四法,四诊合参,意即根据患者的症状和体征以辨其症,并加以归纳、分析以求病本,在辨证论治的基础上进一步综合,以达"治病必求于本,治之极于一"的目的。

诊为治之先。接诊患者,望闻当前,能否据此观察并对病症做出初步判断,医者水平与能力使然。一天,诊室进来母子二人,其子问答如常,未见疑义之处,但全俐功却在对其进门之后的观察和随意问答中判断其可能有脑疾,随询问其母有无遗传病史、近期是否照 X 线片或用药以及孩子出生时是否正常等,印证孩子确有其症。经相关检查,诚如是,其望诊与闻诊之精准仔细可见一斑。他常说:诊断要"睹其色,察其目,知其散复;观其形,听其动静,知其邪正。"盖因人之五色,皆见于目,故上工睹其色,必察其目,以确定其正气是否散或复;同时观察其举止动静,看其是否正常,有无症候所现,则无不知之。

切脉是中医最为根本的诊断方法,"理色脉而能神明,合之金木水火土,四时八风六合,不离其常,变化相移,以观其妙,以知其要。"就是说要通过脉理判断,要在亲自切脉并与望、闻、问、切结合分析后作出判断,而不要受患者主诉迷惑而判断,因为患者所说的症状并不一定是疾病的本质,有可能与脉象相反。《类经》所云:"病之虚实,不易识也,必察于脉,乃可知之。故凡将用针者,必先诊脉,察其轻重,方可施治,否则未有不误而杀人者也。"赵某,患胃病多年,每遇饮食不节或生冷气塞时则多感不适,似胀似痛,郁满气噎。求医多处,论证不准,治效不验,令人烦恼纠结。来此就诊后,依观察舌象并从玄脉机理分析,断其为十二指肠疾病,果断施以针刺,仅取足三里数穴治之,痛轻症消,胃疾缓矣。后巩固治疗,则恢复正常,再未复发。

四诊合参,除了切脉,看体征,测血压,问用药、病史外,还要问二便的时间及颜色,对一些特殊患者还需要采用特殊方法进行检测。例如:他让面瘫患者闭眼、睁眼、鼓腮、咧嘴,让偏瘫患者展臂够口唇、鼻子等,既察病情,也观疗效。"四诊之法"是中医诊病的基本技能,然望闻凭眼,切脉在指,看似玄虚,实见功底,依赖的是学识与智慧,体现的是经验与修为,非能者难以尽知也。

2."穴疏针精"论

中医针灸临床治疗所应遵循的根本法是"循法守度,援物比类,化之冥冥,循上及下,何必守经",就是说要遵循古法、方脉辨证,参症求本,析本综类,以尽格物致知之道,如是则可澄其源而流自清,灌其根而枝乃茂,做到补泻适宜,穴疏针精,而效亦著也。这就说明,针刺取穴并非越多越好,而是要根据病症合理取选,以稀疏用针为佳。"针灸取穴贵在精少",这是仝俐功一以贯之的治疗理念与原则,能一针解除病痛的不置第二针,能少针解决问题的决不作多针想,对有些患者却是少一针也不行,而这一切都是建立在他诊断明确,病本清楚,用穴精准,针法神妙的基础之上的,也在于他博学多闻、针道精深、能够将疾病各种表象善归为一,才可能把一穴或少穴的功效用得精准且发挥到极致。否则,诊断不准辨证何依? 病本不清经穴谬矣;用穴不精何能取舍? 针法无效如何精少?《灵枢·九针十二原》曰:"五脏有疾,应出十二原,十二原各有所出,明知原,睹其应,而知五脏之害矣",这就强调了十二原穴的重要性。此类重穴皆主五脏之本,斯有病,则百病皆生,因而选取经原之穴作为治症破点,往往可收奇效,故善医者,应倾注精力注重原穴研究,对它们的进针路经、针感反应与作用规律熟练掌握,则能以一当十,以精少取穴收意想不到的功效。有一次,市剧院正在进行一场重要的慰问演出,台上演员表演卖力,台下观众看得投入,气氛热烈,其情浓浓。可当演出正入佳境之时,候场的一位主角演员突发腹痛,冷汗淋漓,难以直腰,当时更换演员已然不及。所幸当天全俐功正在医院值班,他立即赶到现场,观察并切脉后,诊断其为气积所致急性胃病,只见他精取数穴,手起针落,提捻插转,很快该演员不再抽搐,几分钟后即神色依旧,继续登台演出,神奇之效震惊全场。

3.“针刺得气”论

针刺感应谓之“得气”。行针与穴,针透肌肤,身体立即有所反应,或胀麻,或酸楚,或轻柔如痒,或强烈如电,此谓之针感也。临床中,“得气”与否对治疗疾病至关重要,得气强弱视病状而定,以针刺手法运用所得,故,针法之要在于准确、精当与对症。行针之法古已有之,捻、旋、提、插辅之于循、弹、摇、刮、飞、震,人皆可用,但“九刺之法,必先本于神”,运用之妙全在存之于心,行之于道,焉可草率不至于心神者可度此法哉? 取法之旨,熟悉经络,循经取穴,是知经穴所用所效,此常理也;但巧选精搭,使效能共聚于升,医之能也;行之于针,气走佳途,势与病齐,补泻两宜,更良医甚也。

针刺得气之于经穴,轻则胀痒,重则酸麻,皆有感于人体,强刺多留,间隔时密则针感强度越大。是否针感越强效果越好呢? 其实这是一个认识上的误区,全俐功常引《灵枢》“用针之类,在于调气,凡刺之道,气调而止”,“补阴泻阳,音声益彰,耳目聪明,反此者气血不行”之言来论证此理,他强调指出:并非针感越强疗效越好,而是以是否气调为标准,即针刺通过刺激腧穴,激发经气来调节脏腑功能,促进阴阳平和,从而达到气血调和的目的。这就提出了一个问题,即如何把握“气调为止”的效果呢?《灵枢》载:“效之信,若风吹云,明乎若见苍天。”“调”的效应在医者手下是有感觉的,“气之至也”,若鱼吞钩饵之浮沉;气未至也,似闲处幽堂之深邃,气速至而效速,气迟至而不治”,医者若没有丰富的临床经验是不易获得的。况且每个人的气血状况各有差异,而气血状况又是针刺气至与否的重要条件,因此,针刺是否得气或得气迟速应因人而异。此外,四时的阴晴晦明的变化,也是影响气至的迟速、强弱,甚至有无的因素,故针刺时法天则地很是重要。

李某,患面瘫症前来就诊,诉日前乘车时被风所吹,继而面部右侧出现不适,口眼歪斜,面部沉紧,露睛流泪,夹食漏饮。查:右侧额纹消失,闭目眼裂增宽约3厘米,右侧鼻唇沟变浅,口角歪及人中沟向左侧,耳后双压痛,舌质红,苔薄白,脉浮紧。诊辨系患者感受风寒袭络之邪,使面部经脉纵缓不收所致面瘫之症。《诸病源候论》云:"风邪入于足阳明、手太阳之经,遇寒则筋急行颊,故使口㖞僻,言语不正,而且不能平视","夜卧……风入耳中,喜令口㖞",外邪致面部经气阻滞,经脉失于濡养,导致纵缓不收而发病。取穴风池、合谷、地仓、颊车、四白、人中、足三里、内庭、阳白,以祛风散寒,疏通局部经气,调和气血,使经脉濡润温熙,为治之则。手法上,早期宜浅刺,刺激量宜轻;局部取穴针感及病;循阳明经远端取合谷、足三里、内庭诸穴,则行针侯气直达面部,使经气畅、气血调,从而达到标本兼治之效,两个疗程后李某症状消失,随访无复发。

针感得气之妙运用在针刺麻醉上更显精绝。仝俐功曾以针麻多次参与配合医院其他科室手术,持一根银针,使炫目手法,大到开腔内治,小至外伤切除,针行间但见患者双目微闭,四肢舒坦,气息渐至睡时;刀切处却看患者触皮无应,刀走不痛,周身平静如初,针麻效果极佳,完全符合手术要求,确保了手术的顺利和安全。由于操作便利,且无麻醉药物反应的风险,深得同行与患者赞誉。

4."痛证辨治"论

疼痛是临床最常见的自觉症状之一,人常说:"十病九痛",疼痛是一种感觉,是人体接受内外刺激后而产生的一种痛苦的感觉反应,它既是人体的一种感觉机能,又是机体遭受伤害性刺激形成病理改变的一种表现,前者属于生理性痛觉,后者属于病理性痛证。

中医认为,痛证的成因有二,一是"不通":"不通则痛",这里,不通是个实证,是指邪气阻滞经络,妨碍气血运行,以致气血运行受阻,产生瘀滞、冲逆和瘀结等机变,从而导致脏腑经络等局部的疼痛。张景岳谓:"胃脘痛证,……然因食、因寒、亦无不皆因于气。盖食停则气滞,寒留则气凝。"二是"不荣":"不荣则痛"。这里,不荣属于虚证,是经络气血失去滋养使络脉空虚而产生的疼痛。《素问·举痛论》云:"脉泣则血虚,血虚则痛。"痛证的病理病机是复杂多样的,"夫中暑……,令人身热头痛,""中湿而一身尽痛者,邪在表也","燥者,或肌肤刺痛,手不可扪,或项背强痛,","人近火气者……热甚则痛。""心腹痛致病之因,多因纵恣口腹,……""胃脘当心而痛,……七情九气能于内之所致"等,"不通不荣"则痛,"寒热不和,正邪相搏"则痛,"寒气客于脉外则寒,脉寒则蜷缩,蜷缩则绌急,绌急则外引小络,故猝然而痛;腹痛何由于生,曰:"邪正相搏,是以作痛"。

中医针灸治疗痛证,宜以"通随利减""通则不痛";"虚则宜补""以松治痛";"解痉致松""以和解痛"为基本治则,亦即"盛则泻之,虚则补之,陷下则灸之,宛陈则除之,热则疾之,寒则留之,不盛不虚以经取之"。在辨证的基础上,采用相应的法则,运用针刺、艾灸,调和阴阳,扶正祛邪,通其经脉,调其气血而达解除疼痛之目的。取穴需本着"腧穴所在,主治所能"和"以痛为腧"的原则,以局部和近邻取穴为主,再据病因病位"经脉所过,主治所及"循经取穴以及择选经络特效穴和特定穴,同时配合耳、手、头针等针刺疗法。其主要途径有:

(1)病因治疗:祛散外邪,消除气血运行的障碍。对外感六淫致痛:外感针风池、曲池、合谷,以疏散风邪;寒邪胃痛取中脘、足三里,施烧火山手法以温经散寒;火热牙痛:取合谷、颊车、下关,施以透天凉手法以清热泻火。对七情致痛:肝气郁结之胁痛,针期门、内关、肝胆俞,以改善气血运行,通肝利气;心气不足、心阳痹阻之心胸痛,针心俞、厥阴俞、内关、膻中、足三里,以补益心气,温通心阳;肾阳不足腰膝冷痛,针肾俞、命门、腰阳关、膝眼、阳陵泉,以补阳利肾;脾虚湿滞的脘腹痛,取中脘、天枢、足三里,以健脾化湿、通利脉道。

(2)病机治疗:重在改善气血运行,《灵枢·刺节真邪》云:"用针之类,在于调气。"行气活血,起到"通则不痛"的作用和补虚止痛的功效。

(3)症状治疗:以移神宁心,舒缓镇痛。腧穴是"神气游行出入之所",通过针刺穴位,可以作用于心,阻断和转移对疼痛病理变化的感知,使疼痛消失。正如《素问·至真大要论》云:"心燥则痛甚,心寂则痛微",针刺对痛证反应的抑制可以直接影响病理变化,帮助改善气血运行,将疼痛的病理通过并引向良性循环。

上面简述的几则医论及研究,仅是从仝俐功大量医论医案中采摘的花絮,不足以将其学术思想、理论研究以及医疗实践经验准确、全面地反映出来,其所自创与独研的医法、针法也不是短短几篇文字所能概括、所能够尽述的。我们只能说,此时的仝俐功已经或正在成为他自己幼时心目中所憧憬的医路行者;已经或正在践行着曾经立下的医者大道的宏愿与理想;已经或正在构建并成熟着属于自己的医理、医念、医风以及属于自己的中医针灸学术思想与体系。如果我们把为医之路形象比喻为医海行舟、医峰攀登的话。那么,我们完全可以说,仝俐功就是那位驭风破浪的智者,就是那位临峰碣石的慧者。这是一种境界,也是医者到济世名医的升华,我们有理由并且应该为仝俐功的医路行点赞喝彩,为其精湛神奇的针灸技艺所折服。

患者高某,受精神刺激而郁闷,外感风寒而失音,哑不能言。接诊后他轻指揉针,感透玄机,走针间即有反应,留针后音出唇口,效果立现,令患者喜也。

患者赵某,突发痉挛腹痛,冷汗身颤;难以自持。置其于诊床,轻取银针数枚,飞针走穴、目转睛移间,已是患者痛缓病愈时,使围者惊也。

下乡巡访,路遇一男突然昏仆不醒,浑身抽搐,口吐白沫,癫痫也。抽针刺之,数针后症状缓解,脱离危险,观者服也。

莅临盛会,名家云集,研讨交流,演针也。舒臂似闲庭,运针如飞沙,旋、捻、揉、弹,足显医者沉稳;提、插、飞、震,尽逞大家风范,赞声起也。

这一时期,全俐功已经是享誉省、市的针灸名家,已经由宝鸡市中医医院针灸科负责人升任副主任及主任,已经由主治医师晋升为副主任医师及主任医师;这一时期,是全俐功医疗水平渐达臻境、理论研究颇多创意、科研成果最为丰硕的时期,他先后在国内各种专业刊物上发表学术论文30余篇,自研及主持研究的科研项目10多个,荣获6项优秀论文奖及6项科研成果奖(1项国际奖,1项中国中研院高新成果金奖,1项省级奖,3项市级奖),编著出版《针灸科常见病诊疗常规》《全俐功医论医案集》等专著,获邀在北京参加世界传统医学大会,获国际优秀成果金奖,被授予"民族医药之星"称号;获邀在北京参加世界针灸学会成立十周年学术大会,并做学术交流,被授予"科技精英"称号。他还多次参加全国中医临床、针灸专长、特种针法大会,并在大会上做学术交流、针技表演。这一时期,也是全俐功悟心达睿、高风雅颂、医仁德厚、济世贤明的时期,他研演《易经》以丰医理,潜心翰墨以书雅兴,怡情国粹板琴和音,推手太极体健身轻;他高风亮节、与人为善,在评选晋升工资的年代,他曾主动两让工资、三让先进;他顾全大局、以院为家,为了医院创"三甲"需要,经市人事局批准,他被推迟退休时间5年,坚持到工作圆满完成;他老骥伏枥、志在千里,年已八旬的他仍主持科研,创建和申报"国家中医药管理局重点研究室"项目;他痴心国医、勤耕博耘,为了中医针灸事业的发展极尽维护与奉献,体现了一个"博极医源",诚济苍生的大医风范。

第六节 医风高尚 厚德载物

远古圣人创造医药，反映了先民对生命健康的渴求，对医疗活动朴素的认识。伏羲氏"制九针"，神农氏"尝百草"，黄帝君臣问对而兴医学，其中蕴含着的医德思想是显而易见的。医学的目的是治疗疾病，拯救夭枉，这是医学的职业特征，也是最基本的医德要求。《黄帝内经》载曰："天覆地载，万物悉备，莫贵于人"。为医首则，当视人的健康与生命为重，此大德也。古扁鹊"六不治"及"疏五过论""微四失论"等，尽言医家行为准则与医风医德标准；方书之祖张仲景"勤求古训，博采众方"；钻研医学，一丝不苟之躬行，则为医之德树立了标杆；精通经史，兼赅三教的大医楷模孙思邈更是提出"大医精诚"的道德理念："大医治病，必当安神定志，无欲无求，先法大慈恻隐之心，誓愿普救含灵之苦，若有疾厄来求救者，不得问其贵贱贫富，长幼妍媸，怨亲善友，华夷愚智，普同一等，皆如至亲之想，……一心赴救，无作功夫行迹于心，如此可为苍生大医也。"这段论述已成中医医德的经典，为后世医家普遍遵循。

仝俐功从小受家学祖风熏染，儒家思想及儒医仁治理念深及于心，行医之始便胸怀慈悯悲惜、誓救含灵之念，信守医家"八要六失"，"普同一等"；及至医精业诚，盛一方之名，尤是端方品恭，收放周尽，运药以见微心，施针以显慈仁，行脉以活气运，辨治以透身心，更兼谦慈有尊，循教有方，治医有度，方寸间著善，言立处标义，守道中恒德，医品医风慰度众心，深受患者的爱戴和普遍赞誉。

德立于心，始于行。医之有德，"大医习成"是谓。孙思邈云："若不读五经，不知有仁义之道；不读三史，不知有古今之事；不读诸子，睹事则不能默而识之；不读《黄帝内经》，则不知有慈悲喜舍之德，……若能具而学之，则于医道无所滞碍，尽善尽美矣"，此谓"德之念也"。有识之人方具为德之能,有德之人方行为德之事,仝俐功深谙此理,于是就有了在他身上俯拾即是的医德之光。

(1)幼时随师游医乡间,一老者卧于门前呻吟,状似凄零,诊之似无染症之状,叩问乃数日未食也,这在当时亦属常见,饿殍不乏于道矣,目及此况,顿生悲悯,陈恳留下自备仅有干粮方去。此品德也。

(2)科室接诊,下班时间已到,欲更衣时,见门外有人踌躇欲止,问之乃乡下求医患者赶路不及,未挂诊号,不知所措,随热情迎入,认真诊脉、施针、留罐,一丝不苟地进行完所有治疗程序,待患者致谢离去已超时多矣,此美德也。

(3)刘姓青年,颇有志向,曾为抢救集体牲畜跳入冰冷窖池中,被水所浸,染寒生疾,久不愈矣。求医于门,精心辩证,妙手施医,使青年症消体康。该青年感医之神妙,感医者之厚德,随立志要学医入门。仝老视其品学兼优,属可塑之才,便赠其书籍,点其要旨,拨云去雾,助其修习。其间,仝老多次致书教习识典辨经,亲自解惑释疑,其进步很快。该青年考入陕西省中医药大学,待其完成专业学习后,仝老即推荐其到市中医院中医科任职。该青年确有所为,医学识能与政治前途俱进,直至成为一方医卫主官。他曾多次言道:"若非仝老所赐,安有我之今日哉"。此慈德也。

(4)巡回医疗是特定年代送医下乡、送药基层的义诊活动,深入偏远崎岖的山区,到缺医少药、地方病肆虐之地,是对医者的考验。他痛知倚门侯医、翘首待药的苦楚与急切,深怀忧恤、解悬恻悯之心,每次都是主动报名参加医疗队,赴偏僻艰苦的地方访贫送医。每到一地,来不及安置好住处便开始逐户随访,察水源,观圈舍,检查环境卫生状况,收集当地民情民俗及有关地方病的案例,一些典型病症他更是细致记录。晚上,睡在简易通铺的宿舍,他挑灯夜读,查阅书籍资料,思忖疾病的预防与治疗方案;白天,他致力于患者的救治与慰问,宣传普及卫生常识与预治疾病的知识,破除封建迷信思想与意识,接受新知识,新观念,移风易俗以达到治病救人之目的。在巡回医疗中,他倡议和提出过陇县麻家台防治大骨节病的改水清源方案;实施过麟游县"大脖子病"的医疗防治救助活动;参加过扶风的夏收保秋、陈仓的抗旱护苗等医疗支援活动,除同吃同住同劳动外,医疗本职毫不放松,救助工作准确到位,对一些特困群众还经常垫付药费,以保证医治措施的落实。几年间,他的足迹遍布宝鸡地区的山山水水,八方送温情,四处留情谊,与当地群众结下了深厚的感情纽带,直至多年后仍不时有乡下农民朋友来访叙情。他巡回医疗的故事,被刊登在 2019 年 10 月 11 日的《中国中医药报》上。此仁德也。

(5)自古医药共生共存,早期药物的发现与寻找食物有关,"药食同源"是对中医药起源的概括,神农"尝百草之滋味,一日而遇七十毒",生动形象地反映了人们认识药物的过程。"药"字《说文解字》释为治病草也,明确提出药乃治病之物,并以植物类居多。故中医治病之药,是通过种植、采挖与炮制而成的,是中医医者识药物、知药性、行方配伍进而达到治愈病患的过程。布医行药,是医者的基本功,也是医者慈善悲悯的具体体现。仝俐功作为家传授业的中医人,自对中医药情有独钟,对采、挖、施药之事充满热情,他心中始终有一个愿望,就是欲效先贤涉千山、识万草、施药于人、普度厄难之事,向往身背锄、腰悬壶、尝百草、知滋味的野鹤之旅,所谓读循书中宝,路行山花香,欲证其真,必究其实也。

怀着这种美好的憧憬与愿望,从 1959 年开始,他每年都要利用班后业余时间,或独行或结伴,亲赴秦岭山麓采挖草药。人言:"三秦无闲草",确实如此。秦岭地处我国南北交界、冷热气流交汇之地,气候宜人,水丰叶茂,植物种类繁多,非常适合各类草药生长。宝鸡辖内鸡峰山、天台山、太白山、蜂泉山等自古都是先贤圣医光顾寻药之处。深入山中,一种触草如饴、闻香如醉之感顿生,一种悠然南山、杵茎而药之情及至,他完全沉浸在一种识药而喜、采药而乐、药丰而美的情绪之中。识草成药还需关键一步,就是炮制,对每次采挖回来的大量药材如黄芪、苍术、贯众、猪苓、野参等珍贵野生药材进行炮制使之成药,也是必须完成的过程。

作为医者,亲自参与炮制过程,加深对中草药性的认识与辨析是令人向往的,也是他最想做的尝试。虽然在原籍曾跟随父兄种植、烘烤过生地、山药、菊花、牛膝等中药材,但毕竟未亲自炮制且数量很少,如今自己终能亲力亲为了。在药农的指点下,仝俐功参与了从筛选、烘焙、分切、碾杵、熬膏、制丸等制药全过程,其间他还多次到制药厂参观学习,很快就熟练掌握了一般草药的成药技术与过程,很好地积累与丰富了自己的医药知识,加深了对中草药行方配伍、临床运用的理解与掌握,被赞为"临床治病的高手,药理知识的能手",所采制的草药、成药一部分在采药诊病中无偿用于山民百姓,其余大部分均赠送医院药房,以补当时药源缺乏。此善德也。

(6)中医是一门实践的科学,也是传承的科学。俗话说:"熟读王叔和,不如临证多",充分强调的是要重视临床,多认症、多实践,只有见得多,认症准,才能辨疾、识病严谨,立法、遣药、施针切中,对疑难病症做到心中有数。如果说学识出自典籍,那么,对已学知识的验证、感知、理解与创新则必须在临床过程中才能完成。故,对中医针灸而言,师而教之,做好传承与带教,是有成医者的责任,也是医德的最好体现。

仝俐功的从教经历可谓丰富,可追溯至20世纪60年代中期,纵贯其漫漫医路的全过程。他常说的两句话最是形象与贴切:"知识不停留,经验不带走"。就是说,知识是无止境的,对知识的探求与学习不能止步;经验是宝贵的,把经过实践检验的成功经验应该毫无保留地传承下去。他说:"我已是耄耋之年,行医一甲子,学了一辈子,但我还要学习、还要钻研、还要创新,还要不断接受新的事物、新的知识,决不能在现有的经验上停留下来。而经验也不应视为自己的私有财产,传承要无私,授徒要倾囊,要把自己作为祖国医学进程中的接力队员,继古承下,传给后继之人"。

　　以此认识与境界,仝俐功在教学、授徒上可谓倾尽心智,极为重视,下足了功夫:他教学上课严格认真,不论是乡间卫生员、赤脚医生的培训,还是大学教室的授课,他都是一丝不苟,毫不马虎。他有较重的地方口音,为表达清楚,说得明白,每次上课前除仔细做好教案备课外,他都要提前试讲、默讲数遍,从发音、语气、语速上不断地调整规范,力求讲得通俗易懂、简洁准确。在授课内容上,他更是精心准备,旁征博引,据典实例,更兼临床上的许多逸闻趣事,授课方式妙趣横生,非常生动;在教学方法上,他要求学生要勤奋博学,以勤补拙,从多学中积累和丰富自己,他还当堂背诵《医学三字经》及许多经典章节片段,并告诉学生这都是自己幼时熟背的内容,有的妙思出自积累,知识的增长是一个长久的过程,以此让学生明白记忆与博学的道理;对带教学徒,他更是严格要求,从治方、书案、施针各个环节把关,循古法、守规制、"愤悱启发",循循善诱,同时又殷切嘱咐,手把手授教。他把自己多年以来积累和保存的治验病案与经验集锦,都毫无保留地提供给学生让他们研究并领会,对有些难点详加指点和演示,以加深学生的理解。学思结合是他对学生强调的重要方法,学而思之、思而悟之,悟到才算理解,才能化为己有,才能融会贯通,才能有所发展。他说:"所谓不可治者,未得其术也",只有学好知识,掌握技能并达到一定高度,治病疗疾自然有效。多年来,他师承带教国家级、省市级学术继承人6人,培教学员上万人,堪为桃李天下,誉满三秦。还多次被评为优秀教师及中医师承工作优秀指导老师。此功德也。

　　(7)针灸,国之瑰宝也,以其易行神效蜚声中外。然长期以来,在人们的传统观念里,针灸治病以"老慢"居多,未及西医救险应急之能。受此观念影响,一直以来,针灸患者都是门诊候治,省内尚无一家医院设有针灸病房,病患无论行动多不方便,也只能往返于医院之间,徒增了患者的痛苦且不利于患者进行及时有效的治疗。诚然,中医针灸在对有些疾病的诊病与治疗手段上未及西医更直观与直接,但随着科学的发展,中医针灸在理论与实践上均有了相当的创新,许多重大疾病与疑难杂症的诊治都参与其中,并发挥了积极的作用。

从临床看,更多的病患是在其他医治手段无效的情况下转投针灸求治的,这也从另一个侧面印证了针灸在疾病诊治、康复上无法替代的重要性。同时,也正是因为这些疾病的顽固、多样与康复的长期性,使得针灸治疗具有了疗程的连续性、时间的持久性与多手段综合治疗的特点。而这些仅靠门诊是无法适应与满足的,事实上,许多患者就是因为治疗不及时、不连续而使病情延误,还有些患者因为行动不便在就诊的路上再次发生了意外,造成二次伤害,加重了病情。

当时,全俐功作为科室主任,面对此情此景,在对患者深表痛惜的同时,一种强烈的责任感油然而生,这些再次激发了久蕴在内心深处的愿望与构想。他深刻地认识到,中医针灸发展到现阶段,所面对的是接诊面更广泛、更多样,治疗的病症更复杂、更多变,服务患者更严格、更全面的现实。与之相适应的要求是中医针灸理应在观念上有一个大更新,在诊治方式上有一个大转变,而建立和设置针灸病房就是目前最好的选择,这是中医人势在必行的责任,也是有利于中医针灸发展、有利于患者诊治的功德无量的善举与措施。

他立即向领导汇报了自己的想法与构思,并提出了经过周密调研所完成的可行性报告与工作方案,得到了领导的同意与支持。当时医院条件有限,仅能腾出几间库房作为病室,全俐功不等不靠,立即带领科室职工投入筹建工作中。库房地方狭小、墙壁斑驳、门窗陈旧、条件简陋,他们就自己动手,刷墙油窗、翻新被褥、修整病床,并从针灸治疗的角度作了许多细节的改动与人情化设计,使各项筹建工作进展顺利;同时,他还配合有关方面做好人员的配备与培训,对突出中医特色的病房理念进行了规划与安排,使针灸病房很快达到了住院病房的标准与要求。

1990 年,针灸病房正式投入使用,成为当时省内第一家针灸专科住院病房,实现了针灸人多年的夙愿,实现了针灸传统疗法与现代科学诊治的有机结合,实现了针灸治疗的即时性与长效机制的合理布局。近年来,随着条件的不断改善和管理措施的规范到位,针灸病房已经成为医院不可或缺的住院科室,住院患者常满不减,日益发挥着重要的作用,被国家及陕西省中医药管理局确定为重点中医专科(专病)建设项目。

明经彻理,"上工"求己,德荫广布,大医具行,仝俐功用其 70 余年的从医经历诠释着一个道理、铸写着一种品格、弘扬着一种精神。就是医心于能,笃思善行;医诚于业,精勤不倦;医品于仁,德丰裕世。行医一生,他奉行的是以医济人的信念,他坚守的是以医施德的仁心。在他的身上,我们看到的是勤奋、坚韧与奉医入圣之真诚;我们感受到的是仁义、明德与大医精诚之风范。医者仁心仁术,良医者德心德能,大医者仁德济世,仝俐功为我们树立了前进路上的标杆与榜样。

(8)医路无境,德医彰著。1999 年年底,经过两次延期后,65 岁的仝俐功正式办理了退休手续。医院授予他针灸科名誉主任,并安排他坐诊医院国医馆,继续从事中医针灸工作。时至今日,仝俐功的行医之路已经走过了漫漫的 70 余年。医路无境,追求不止,这既是他对医者称号的信仰与专注,也是他求索医路并为之奉献的动力。他曾潜心整理古籍古典,核勘补撰家学传作《仝氏指南》四卷、《药性真理》等典册,完善与传承蟒针、天罡针等奇、绝针法,使传统医法医技得以保持与继承,使一些不世偏方验方得以推广,造福于人,并以此获得陕西省中医药管理局颁发的献方证书。他刻苦研讨,勤耕深植,深入总结和创新中医针灸理论与针灸技能技法,不断提高和丰富了中医针灸的实践水平。他先后被授予宝鸡市首届名老中医、陕西省首届名老中医、全国老中医药专家学术经验继承工作指导老师。他严以律己,宽以待人,视工作重千斤,待患者胜亲人:他遵规守纪,严谨不苟,上班提前 20 分钟,下班总是最后走,这是他 70 余年医路经历的真实写照;他和蔼耐心、循情入理,使患者如沐春风,祛病痛化于无形,更是他 70 余年医路相伴的众口赞美。他多次被评为医院先进工作者,优秀共产党员、优秀医师,荣获"共和国名医专家""民族医药之星""科技精英",陕西省"德医双馨"医师、陕西省"医心向党 百年百人"、宝鸡市"最美老人""大医精诚医师"等称号,还荣获宝鸡市"突出贡献奖""从医 70 年杰出贡献奖"等奖项。他的成果被载入《中国专家大词典》《共和国名医专家大典》《中国针灸》《针灸临床杂志》《当代针灸临床屡验奇术》《特种针法临证荟萃》《中华临床医学新进展》《临床医学研究与实践》《陕西中医》《河北中医》《四川中医》《陕西验方新编》等。

行医 70 余年,奋斗一辈子,年逾八十有八,仍躬身医路,精神矍铄,壮心不已。诊室里,忙碌的依然是他号脉问证、施针行方的矫健身姿;书房内,不变的从来是他神思书海、笔润楷笺的肃然背影。仝俐功在用他 70 余年的医路历程,践行着"视医如圣、融医于心"的为医初心,诠释着医道、医德济世济人的美好愿景,书写着医者为仁、永恒不变的丹心情缘。

(仝国强　仝建安整理)

第二章　学术主张

第一节　针灸的临床应用

通过多年来对中医典籍的研读,尤其是对针灸经典的研读,结合自己 70 余年的临床实践,我深切体会到针灸临床是一门学识经验都很高深的学问。针灸临床除了要全面掌握中医基本理论和辨证施治的规律外,还必须在熟悉经络学说的基础上,进一步研究经穴的意义、特性及它对经络、脏腑、气血营卫的各种影响,了解每一个经穴的详细位置和主治作用,熟记单用、合用的方法、步骤。同时对于针灸补泻手法和进针深浅的运用都要准确无误,了然自如。在辨证精确的基础上,正确取穴组方,才能获得满意的效果。

针灸疗法与药物疗法殊途同归,但又自成体系,特色鲜明,它不仅有着完整、系统、独特的理论,而且有着严格精密的科学操作方法。

1. 针灸讲究理、法、方、穴

针灸处方选穴同中药处方一样,是很讲究理、法、方药(穴)的,要像熟悉药性那样熟悉穴性和配合使用的机理,绝非头疼医头,脚疼医脚,一穴一症,杂乱无章的穴位堆集。针灸取穴处方虽不像中药方剂那样明确有方名和具体药味组成,但它仍不失有一定的法度,有一定的规律,针灸取穴处方的原则也是要治病求本的。

在《针灸甲乙经》《针灸大成》《针灸聚英》《标函赋》《玉龙赋》

《百症赋》《肘后歌》等针灸著作中,都有许多精于理、法、方、穴,疗效卓著的针灸处方范例。那种不讲针灸治疗理论,随意选取几穴即配伍成方,不仅是把针灸治疗简单庸俗化了,而且也是难以取得好的疗效的。有些临床上一病众穴,用具多,费时长,患者受了痛苦,而疗效多不理想;也有些医者缺乏对经穴和经络理论的融会贯通,取穴面窄,反复总是那几穴,似乎针灸取穴方法不过寥寥如此,效果也是很不好的。

其实,中药处方配伍有君、臣、佐、使之分,针灸临床处方取穴,也是有主有次,相辅相成,其配伍也是极其复杂奥妙的。虽其总法不外乎局部、邻近、远端循经取穴配伍3种方法,但人身360余穴,依理据证妙得相配,是可以演化出难以计数且疗效卓著的针灸处方。

例如,临床上对痹证周身筋骨疼痛的治疗,针灸处方不可能周身上下都取穴行针施治,而是要在辨证求本的指导下取穴组方。根据八会穴的功用,取筋的会穴"阳陵泉"、骨的会穴"大杼"为主,配以通上达下的手阳明经合穴"曲池",再加上病变部位之穴,即可成舒筋活络,通治周身筋骨痛之方。痹证有风、寒、湿、热之别,在前方的基础上,偏于风者"以治风先治血,血行风自灭",配以血海、膈俞;偏于湿者,多由中土不运,水湿停留,清阳重滞不能布于四肢所致,故运脾以为治湿之本,配以商丘、足三里,以达运脾化湿之效;如寒偏盛者,"诸寒收引,皆属于肾",配以灸关元、肾俞,益火之源,振奋阳气,而驱寒邪;如热偏盛者,肢多红肿热痛,配以曲池和诸阳经之会的大椎穴,以清热止痛。如此配伍方式,与症贴切,取穴少,疗效高,主次分明,变化灵活,各有风格。

又如,黄疸的针灸取穴配方。黄疸的病理变化,主要在肝胆脾胃,因其所忌,湿邪有偏热、偏寒,而症有阳黄、阴黄之别。阳黄是由湿热蕴结熏蒸,使胆液失循、外溢而发黄,是湿热之故,因而取用足少阳、阳明及足太、厥二阴经穴和配背俞组方,以清泄胆热为主,兼以疏肝、胆表里经气,泻脾胃湿热,从小便而蠲除,如取穴胆俞、阳陵泉、阴陵泉、内庭、太冲等；阴黄是由脾胃虚弱，中阳不运，湿邪内阻，胆液为湿所遏而致，是中阳虚弱之故，所以取用任、督经穴、背俞和配以足太阴、阳明经穴组方，以疏通阳气，传运中阳为主，兼利小便，导湿下行，以奏退黄除瘅之功，如取穴至阳、脾俞、胆俞、中脘、足三里、三阴交等。此虽同为一病，但证不同，所以法亦不同，取穴处方亦各有异，但无僵滞于对症取穴之义。

再如，针灸治疗妇科常见病痛经的取穴处方。痛经即妇女行经前后少腹疼痛之症，其因为行经之时，受寒、饮冷或七情郁结，以致血瘀停滞胞中，经脉受阻，不通而痛；也可因素体虚弱，气血不足，以致血海空虚，经脉失养，拘挛而痛。此症虽同为冲任失调，但前者为实，后者为虚，治法、处方、取穴也就迥然有别。痛经实证，行以通调冲任，行瘀止痛；虚证则以补血补气，温调冲任。实证取穴处方，用中极以通调冲任脉气，地机以调脾脏而行血气，配以治痛经的经验特效穴次髎，三穴合用而奏通经止痛的功效。虚证取穴处方则用命门、肾俞、大赫灸之，以益肾壮阳，关元温补下元而理冲任，足三里补脾胃而益气血，使气血充足，冲任调和，则经痛自止。此症虚实不同，所以取穴配方补泻分明。一以通调化瘀，一以补养气血，二者都没有以小腹局部的痛经取穴处方，而是在细求病因、在整体辨证的基础上治病求本，使瘀通、气血足，不治痛而痛自止。由此可以明显看出，针灸取穴处方是十分精妙的，寓意也是很深远的，其组成是各有法度，决不可模棱两可、含糊不清，而是泾渭分明，原则性很强的。

另外，扁鹊以维会（中极）治尸厥；王焘用大敦治七疝偏坠；徐文伯以三阴交、合谷下死胎；还有治小儿百日咳，用天突与筋缩配方；中脘、丰隆配方治痰饮；心俞、肾俞配方治梦遗等。从这些用之应验的针灸良方可以看出，在整体观和辨证论治的精神指导下，针灸临床的取穴配方，是各种各样的，可一穴为一方，也可二穴或众穴相互配伍而成一方，他们相须相施疗效更彰。针灸取穴处方的组合，是有机的整体，是由一定的生理、病理功能决定的，是遵循中医基本理论的。所以针灸临床时,只以局部症状取穴、再随意撮合上几个相关的穴位就是针灸处方的认识是不对的,也是违背针灸处方原则的,这种缺乏整体观念指导下的辨证论治,是不能达到治病求本的目的的。

2. 经穴是针灸治病的效应点

充分地应用和发挥各个经穴的功能,准确地刺入经穴的穴置,是临床取得疗效的关键所在,而认识经穴、掌握其经脉、功效、作用是首要前提。

人体周身有经穴 360 余个,按其主治病症的相关性,可将其归纳于十四经系统中,位于同一经脉的经穴,相互间具有相似或共同的作用。例如手太阴肺经的经穴都有主治肺喉病变的作用,手少阴心经的经穴都有主治心病的作用,足阳明胃经的经穴都有主治前头、口齿、咽喉病、胃肠病的作用,这些都是各经穴所具有的共性。但同时各经的每个经穴,还有自己的个性、特殊性,正如中药的药性归类一样,有解表、泻下、涌吐、利水、补益等类别,而各类别中的各味药又有自己的作用。解表类中,麻黄是辛温解表,薄荷是辛凉解表,补益类中,黄芪可以补气,九地可以补阴。经穴也是如此,如手太阳小肠经的腕骨可以退黄疸,足阳明胃经的丰隆可以治痰盛,任脉的天突可以平气喘,足少阳胆经的肩井治乳痛等,这些都是经穴的个性、特殊性的具体表现。我们临床取穴,主要是在经络理论的基础上,用的是各个经穴的特殊性,是以各个经穴主治功用的特殊性,相互联系配穴处方。

中药有专门论载药味特殊性的文献,如《药性》《歌括四百味》《药性赋》等,针灸经穴虽无明确的专述穴性的文献,但从针灸的歌赋内容来看,在一定的意义上,是有专门论述针灸特殊性文献的。例如,《标幽赋》中"心胀咽痛、针太冲而必除;脾冷胃寒,泻公孙而立愈,胸满腹痛刺内关,胁痛肋痛针飞虎。"《通玄指要》中:"人中除脊膂之强痛,神门去心性之呆痴,耳闭须听会而治,行间治膝肿目疾。"

《玉龙赋》中："头风鼻渊，上星可用，耳聋腮肿，听会偏高。"还有行针指要歌、马丹阳十二针、四大总穴歌、十七经验特效穴歌，郄、会、募、腧、原、络，五腧穴等都是描述穴位特殊性的，这些经穴不仅有与本经经穴共同的主治作用，还有自己独有的治疗功能，这种独特的治疗作用是各个经穴自己所独有的，虽与其他穴位在同一经内，但它穴就不具有这一穴的独特效用。

例如，丰隆，足三里同是足阳明胃经的经穴，且相距不远，它们二穴除有同治咽喉、胃肠病变的作用外，还各有自己的独特作用。丰隆有清胃热、涤痰浊、祛风湿、降逆气的独特作用，故治痰疾多用之。足三里为治脾胃要穴，有补中益气、健脾养胃、保健的独特作用，补虚多用之。两穴比较，补虚用三里，治痰用丰隆，补虚丰隆不如三里，祛痰三里不如丰隆。这种临床取穴处方的常理，也正是各经穴独具特殊的反映。

再如，各经的五腧穴其部位都在同一经内，相距也不甚远，但各有主治：井穴治心下满，荥穴治身热，腧穴治体重节痛，经穴治气喘咳嗽，合穴治气逆而泄等，它们之间是不能相互代替的。这也说明经穴的特殊性是独有的。

经穴的命名，也往往是与穴位主治的特性、位置、连属的脏腑相联系的，如：门、海、陵、谷、溪、池等，这些都是长期对经穴特殊性的观察和临床应用宝贵经验的结晶。

经穴的性质是由它的主治特殊性决定的，正是这种特殊性，才使我们在临床上组成千变万化的无数针灸处方，广泛地用于治疗各种疾病。如果经穴只有共性，而无特殊性，全身就无须分为360余穴，针灸处方也就无须化裁而一方统治了。科学实验也证明，经穴也各有自己独具的特殊性。据报道，针灸足三里有明显的影响肠胃蠕动的作用，而其他穴就没有这样的功能，所以掌握经穴的特殊性在临床上是十分重要的，只有充分运用和发挥了各个经穴的特殊性，才能达到预期的治疗目的。

3. 取穴的正确与否和疗效十分密切

正确的诊断,准确地针灸取穴处方,要通过针灸具体的经穴,才能把纸上的东西付诸实施,达到治疗的目的,所以取穴的正确与否和疗效关系十分密切。

经穴的位置,具有高度的精确度和一定的范围与具体点,而不是一个大概数。例如手太阴肺经在腕部1.5寸(同身寸)的区域里,就分布有太渊、经渠、列缺三穴,各穴相距5分许,如果没有一个精确度,不就刺此而成彼了。同样,手少阴心经在腕部下缘1寸的区域里,就分布有神门、阴郄、通里三穴,如针刺部位不精确,就可能名此穴实彼穴,岂不成了声东击西之笑么?又如,背部尾端部的"八髎"穴,分别位于四对骶后孔中,骶后孔又是很小的,进针必须刺入孔内,才能得到良好的感应。再如,人中,必须在鼻唇沟的上1/3和中1/3连接点刺入龈交才能起到醒神急救的作用。这样的例子,在头、腹、背、胸、四肢等部都是有的。

经穴除了表面位置外,还有一个深浅含义,也就是说针从经穴的表面位置刺入后,在皮表下面还有一定的深浅度。阳经的经穴深,不会深到阴经里,阴经的经穴深,也不会深到阳经里。如,外关和内关、阴陵泉和阳陵泉、绝骨和三阴交等,其部位虽都是内外相对,但其深度并非两穴重合,也非一穴而有两个外显点,它们在体内彼此间还是有一定距离的,各属于不同的经脉,主治作用亦各不相同。因此,进针深度应适可而止,过则刺到它穴上去,而这又与治疗没有关系,也毫无理论根据。当前一些医者用的所谓透穴,其机理尚有待研究。

当然经穴的位置又绝非针尖大一点,它在具体位置上是有一定范围的,如同靶牌的环数一样,有一环偏外,也有十环靶心。针灸的效果,总是以刺中十环靶心为好。要找到经穴中心的准确位置,就要正确的运用以同身寸法和穴位自然标志法,找寻穴位的准确位置,古人有"取五穴用一穴而必端,取三经用一经而可正"的取穴准确与否的校正经验,我们在临床上应十分重视和予以借鉴。例如取胃经的经穴梁门,就要从梁门穴前后左右的几个相近穴位的一定分寸距离去校正,梁门旁开中线 2 寸,平脐上 4 寸处的中脘穴,上下距承满、关门各 1 寸处取穴,这样经过几方面的校正,所取穴的准确度就高。即便临床已久,经穴已熟练,但此种校正也是有必要的。

另外,用押手在找到的穴位位置上反复切按,进一步探求穴位的位置,"知为针者信其左",也是含有这个道理的。询问患者,在切按有明显酸、胀处进针,进针后感到针下沉紧,如鱼吞钓,押手按处有一种冲动,患者有酸胀、放射等感觉,即谓之得气,也是针刺穴位位置准确的表现;如进针后像扎在豆腐中一样,是未得气之象,一方面表示病情严重,另一方面经用各种催气法后,仍得不到适宜的针感,反而疼痛感加重,可说明取穴位置不准,当以纠正。临床上要做到取穴准确无误,百发百中,勤于留心、总结、比较、审量,久而久之是可以掌握的。

4. 补泻手法和进针的深浅度事关疗效的成败

正确的使用补泻手法和进针深浅度,对于取得满意的疗效十分重要。临床上常有同一个病,几个人以同样的辨证论治,同样的取穴处方,取穴也够精确,可效果却不一样,有的就好,有的就差,有的还会加重病情,就是因补泻手法和进针深浅度掌握不当而致,历代针灸学家在临床上对这个问题是很注重的。从这个意义上说,针灸疗法绝不是在穴位上随意扎上一针就万事大吉,无须运用一定的手法和技艺就能包治百病,手到病除,这是不现实,也是不可能的。

针灸能治疗疾病,是因为针灸经穴通过经气的作用,可以调和阴阳,扶正祛邪,并针对病情实则泻之,虚则补之,不虚不实,平补平泻。就是说,针灸治疗疾病的方法,就是运用不同的针灸补泻手法来实现的。经穴和药物不同,象大黄、芒硝泻而不补,参芪补而不泻,各有专用,而针灸在同一穴位上,因所用手法不同,就产生了不同的补泻作用。比如,合谷可发汗也可止汗,足三里泻可以去实,补可以充虚,如只在这些经穴上扎一根针,而不施行一定的手法,这种发汗、止汗、去实、补虚的目的是不可能达到的(这和前述经穴的个体特殊性是不矛盾的,经穴的个体特殊性是通过手法而激发的。)。再如,针灸可以治疗脱肛、久泻、遗精、急救等虚损证,也可治疗大便秘结、口舌生疮、风火牙痛、痰涎壅盛等实热证,这就是因为用了补泻手法的缘故。方剂药物中,有汗、吐、下、和、温、清、消、补八法,针灸针对具体病情,针刺一定的经穴,使用一定的手法,也可产生八法的效果。如《医学入门》上说:"汗,针合谷入二分,行九九数,搓数十次,男左搓,女右搓,得汗行泻法,汗止身温出针。""吐,针内关入三分,先补六次泻三次,行子午捣臼法三次,提气上行,又推战一次,患者多呼几次即吐。""下,针三阴交入三分,男左女右,以针盘旋,右转六阴数毕,用口鼻闭气,吞鼓腹中,将泻插一下,其人即泄,鼻息手法三十六遍,方开口鼻之气,插针即泻。"平补平泻为和法,烧山火为温法,透天凉为清法,菀陈则除之为消法,捻、随、徐、合等均为补法。

临床从进针到出针的整个过程,都含有补泻的道理,古今针灸学家总结出许多补泻手法,像开合、徐疾、呼吸、迎随、捻转、提插,还有烧山火、透天凉、龙虎交战、青龙摆尾等,这些手法都是和人体营卫气血运行有关,所以它可以以一定的刺激程度,通过经气来调整脏腑功能,达到泻实补虚的疗效。各种补泻手法的刺激程度,不是随意的,是有其一定标准的,像前所述的汗法、吐法、下法等。中药的方剂剂量是有一定额度的,方药中的剂量改变了,主治也会随之发生改变,像枳术汤和枳术丸两方中,均都只有枳实、白术两味药,但在枳术汤中,重用枳实,就成了以消饮为主的,而在枳术丸中,重用白术,就成了以补虚为主的(剂型是有缓急关系的)。针灸补泻手法也有同样的道理,例如,提插补泻手法是以深浅的先后和提插轻重的先后分补泻;捻转补泻手法是以捻转的用力大小和角度大小分补泻;烧山火,透天凉又是以进退多少分补泻等。这些都说明针灸的补泻手法界限是十分严格的,是不容混淆的,也不能变补为泻或变泻为补,否则补泻不明,岂有不误病之理?所以针灸补泻手法绝不是随意捻捻转转、提提插插那么简单。

实施针灸补泻手法还有个时机和性质问题。所谓时机就是在得气之时,所谓性质就是所得之气有邪气和正气的区别。《灵枢·终始》说,"邪气之来紧而急,正气之来徐而和。"进针之后感到针下过于紧急,绕绕而裹缠其针,使之不得捻动,为病邪之气侵袭;若针下感到不紧不松,不吸不滞,徐徐而和缓,为正气之至。《灵枢·终始》又说:"所谓谷气至者,已补即实,已泻而虚",如不明所至之气的性质而行补泻之法。《素问·离合真邪论》说:"夺人正气,以从为逆,荣卫散乱,真气已失,邪独内著,绝人长命,于人夭殃。"可见针灸补泻手法的操作是十分精微的,是很讲究"火候"的,用之不当则虚之更虚、实之更实。补泻手法的这些文字性论述,有助于我们对补泻运用的理解,而要达到真正的心领神会,运用自如,需要在临床上长期体验和总结,只有这样才能准确掌握并运用无误。

经脉在人体循行的深浅度是不一致的,有在表、在里、在筋骨、在皮肉、在脏腑等不同,因而经穴的位置也因此而有深、浅或在阴、在阳的不同;人的气血在十二经中有多寡之异,人也有胖瘦之分,气候也有春温夏热秋凉冬寒冷之别。受这种差异影响,人体的气血春夏在表,秋冬在里,疾病也有表证里证之不同。因此,针刺的深度要因时因人因穴因病适宜选择,针灸时春夏宜浅,秋冬宜深,瘦人宜浅,胖人宜深,病在表宜浅,病在里宜深,穴位在肉薄处宜浅,肉厚处宜深,正如俗话说"背如饼,腹如井",那种不加区别,一味地浅刺或深刺,都可能贻误病情,都是违背针灸原则的,也是不可能取得良好效果的。况且经论中更有"刺荣勿伤卫,刺卫勿伤荣","刺骨者勿伤筋,刺筋者勿伤肉,刺肉者勿伤脉,刺脉者勿伤皮","刺血勿伤气,刺气勿伤血"之诫,所以我们要正确地运用针刺的深浅度,不可诛伐无序,只有这样才能正确地指导临床实践,取得满意的治疗效果。

5. 针灸与经络学说有着不可分割的关系

针灸是通过经络的作用来调整人体机能的,因此,每次针灸后,经络自身就会产生一定的整复作用,所以非特殊病,不必每日进行针灸,以充分发挥经络自身的整复功能和保持穴位的灵敏度。因为每天不停地刺激经穴,会像长期服药产生抗药性一样,针灸临床也会产生抗针性,所以应隔日针灸一次为宜,每次疗程后,还要有适当的休息时间,然后再进行下一个疗程。

另外,针灸临床时要聚精会神,"目无外视、手如握虎,心无内慕,如待贵宾,"这些工作态度也当见之于行,以取得患者的信任和配合,对取得和提高疗效大有益处。

针灸能够治愈疾病是和贯穿于整个中医学基本理论的指导,特别是和经络学说有着不可分割的关系。离开这些基础,针灸也就成了无本之木,而如能将其融会贯通,运用到针灸临床,就会产生许多奇妙的功效,从而达到祛病除邪、恢复健康的目的。

第二节　痛证的针灸辨治

疼痛是临床上最常见的自觉症状之一,人常说"十病九痛",人类就是从和疼痛作斗争而逐步认识疾病的,疼痛是一种感觉,是人体接受内外的刺激后而产生的一种痛苦的感觉反应。它既是人体的一种感觉机能,又是机体遭受伤害性刺激形成病理改变的一种表现。前者属于生理性痛觉,后者属于病理性痛证。正常认识生理性痛觉与病理性痛证,对探讨痛证的病因病机及治疗规律是十分重要的。

1.病因

各类疾病发生的原因不出内、外因。因此,疼痛这一症状既然可出现在很多疾病的过程中,其病因就无法超出内因和外因的范畴。

(1)外因:①外感六淫:风邪外入,肌肉关节酸痛呈游走性、发无定处,称"行痹"。寒邪是引起疼痛最常见的原因,如胃脘痛及痛痹和寒疝气痛,多系寒邪客于肝经和任脉所致。"夫中暑……令人身热头痛……""中湿而一身尽痛者,邪在表也"。湿邪引起疼痛多呈重着疼痛,还有湿邪侵犯关节的"着痹"。伤于"燥者,或肌肤刺痛,手不可扪,或项背强痛……""人近火气者,……热甚则痛。"②疫疬邪气:"疫者头痛如劈。"③饮食因素:"心腹痛致病之因,多因纵咨口腹……"④虫咬、创伤,跌打损伤等。

(2)内因:①内伤七情:"胃脘当心而痛……七情九气触于内之所致。"②劳倦因素:"腹中诸痛者由劳役过甚……中气不足,寒邪乘虚而入之,故卒然而作大痛"。

2.病机

中医对疼痛的发生有一个总的概念叫作"不通则痛"。但只认识到这种程度是不够的,它不能完全解释疼痛发生的机理,所以又有人提出"不荣则痛""不和则痛""不松则痛"等观点。

(1)不通则痛:气血受某种因素的影响,产生郁滞、冲逆和瘀结等机变,因而导致脏腑经络等局部的疼痛,不通的原因或由于气滞,或由于食积,或由于血瘀。特别强调气滞。张景岳谓:"胃脘痛证……然因食、因寒,亦无不皆因于气,盖食停则气滞,寒留则气凝。"

(2)气血不荣则痛:《素问·举痛论》:"脉泣则血虚,血虚则痛。"

(3)不松则痛:《素问·举痛论》:"寒气客于脉外则寒,脉寒则缩蜷,缩蜷则绌急,绌急则外引小络,故猝然而痛。"如临床上遇到的痉挛性痛证。

(4)寒热不和则痛:人体在受外邪的作用下,机体的反应性增高(与火气相薄)发生的炎性充血性疼痛。

(5)正邪相搏则痛:《证治准绳》谓:"或问:腹痛何由于生? 曰:'邪正相搏,是以作痛。'。"

3.痛证的辨证与分型

(1)按疼痛的部位分辨:可分头痛、胃脘痛、胸痛、胁痛、腹痛、腰痛、四肢痛等。再详细则依经脉循行所过之处的部位。

（2）按疼痛的性质分：①实痛：如急性炎症、关格。②虚痛：如各种慢性炎症或循环障碍，缺血、缺氧，神经营养功能低下而引起的疼痛。

痛而胀闭多实，不胀不闭则虚。拒按多实、喜按多虚等。

（3）按病原及病理、生理情况分：①寒痛：属寒盛者，往往出现气逆、胀满、强直、身重、拒按。属虚寒者，多见恶寒，倦怠，气短、喜暖、喜按。②热痛：痛而且胀，痛处灼热、咽干喉痛。③湿邪痛：多重着酸沉肿胀，喜热而恶寒，病程缠绵，困重头如裹。④风邪痛：多呈游走不定，抽掣样痛。⑤气痛：时作时止，走窜无定处，痛而胀，痛处可按。⑥血痛：剧痛有定处，痛不可按。⑦虫痛：腹痛时作时止，来去不定。总之，疼痛之病，病因复杂，又因疼痛部位不同而病名各异。病因不外乎外感六淫，内伤七情，气滞、血瘀、痰凝，诸虫、跌扑之类。

4. 痛证的论治

（1）治疗原则：依据痛证的病因病机，拟以"通随利减""通则不痛""虚则宜补""以松治痛""解痉致松""以和解痛"的基本法则。临床上再结合具体病情思变，灵活施术，既可获得较好的疗效。其目的均在于调理机体阴阳平衡，解除疼痛。

（2）针灸施治的特点：针灸治疗的效果显著，针灸治疗的准则即"盛则泻之，虚则补之，陷下则灸之，苑陈则除之，热则疾之，寒则留之，不盛不虚以经取之。"这也是针灸治法的特点所在。在辨证的基础上，采用相应的法则，运用针刺和艾灸，调和阴阳，扶正祛邪，通其经脉，调其气血而达解除疼痛的目的。取穴必须本着"腧穴所在，主治所能，和以痛为腧"的观点，以局部和邻近取穴为主，再根据病因病位，"经脉所过，主治所及"，循经取穴。加上经验特效穴和特定穴，则疗效较为理想。若配合耳针、手针、头针等，取穴精当，手法合宜，其疗效会更满意。下面简介一下针灸治痛的 3 个途径。

1）病因治疗：通过先取相关穴位，施以适当手法，可以祛散外邪，消除气血运行障碍。①外感六淫致痛：外感风邪，针风池、曲池、合谷等可以疏散风邪。寒邪胃痛,用温经散寒止痛,取中脘,足三里,施以烧山火手法或艾灸。火热牙痛,治以清热泻火止痛,取合谷、颊车、下关,施以透天凉手法。寒湿痹证,治以祛湿散寒,疏通经络,根据部位取相关穴位。燥邪咽喉痛,针照海、太溪、列缺,以滋阴润燥,利咽止痛。②七情致痛:内伤七情引起的气血运行障碍,针刺可以通调脏腑功能,改善气血运行。肝气郁结之胁痛,针期门、内关、肝胆俞。心气不足,心阳痹阻之心胸痛,针心俞、厥阴俞、内关、膻中、足三里,可补益心气,温通心阳。肾阳不足腰膝冷痛,针灸肾俞、命门、腰阳关、膝眼、阳陵泉。脾虚湿滞的脘腹痛,取中脘、天枢、足三里,健脾化湿,通利脉道。胸背痛(肺气虚),可针灸肺俞、心俞、膏肓(灸)、中府。

2)病机治疗(重在改善气血运行):《灵枢·刺节真邪》云:"用针之类,在于调气。"针灸可以行气活血,起到"通则不痛"的作用,还可以起到鼓舞气血、补虚止痛作用。

3)症状治疗(移神宁心,阻断恶性循环):在针灸后短时间内取得镇痛效果是可能的,在短期祛除病因和清除病理状态是不易的。腧穴是"神气游行出入之所",通过针刺穴位,可以作用于心,阻断和转移对疼痛病理变化的感知,使疼痛消失。正如《素问·至真要大论》云:"心燥则痛甚,心寂则痛微",针刺对痛证反应的抑制可以直接影响病理变化,帮助改善气血运行,将疼痛的病理通过引向良性循环。可见针刺是通过"以移其宅",使"神归其宅",达到"住痛移痛"的目的。

第三节　耳针疗法的临床应用

"耳针疗法",就是在耳壳上选穴进行针刺治疗疾病的一种方法。根据文献记载和临床实践,耳不是单独的、孤立的器官,而是与经络、脏腑有密切的内在联系。人体内脏或躯干有病时在耳壳一定部位上出现反应之压痛点、敏感点、局部变色、变形等。这些反映部位就是用耳针治病的刺激点,故称耳穴。耳穴分布有一定的规律,耳壳好像子宫内一个倒置的胎儿,头在下,脚在上。现分述如下:

1. 耳壳表面解剖名称

(1)耳轮:耳壳最外圈卷曲的部分。

(2)耳轮脚:耳轮深入到耳腔的横行突起部。

(3)对耳轮:与耳轮相对之平行突出部分。

(4)对耳轮上、下脚:由对耳轮向上、下分叉的各一支。

(5)三角窝:对耳轮上、下脚的凹窝。

(6)耳舟:耳轮与对耳轮之间的凹沟。

(7)耳甲艇:耳轮脚上的腔隙。

(8)耳甲腔:耳轮脚下的腔隙。

(9)耳屏:耳壳前面的瓣状突起处。

(10)对耳屏:与耳屏相对的隆起处。

(11)屏间切迹:耳屏与对耳屏之间的凹处。

(12)耳垂:耳壳下部、无软骨的耳垂。

2. 耳针穴位及图解

(1)上肢区穴位:有指、腕、肘、肩、肩关节、锁骨、颈,均位于耳舟部。

(2)下肢区穴位:①趾、踝、膝,在对耳轮上脚。②臀、坐骨,在对耳轮下脚。

(3)头部区穴位:枕、额、上颌、下颌、颊、颚、眼,在对耳轮的外后及耳垂部。

(4)颈胸腔区穴位:①横膈部,即耳轮脚。②心肺在耳甲腔之凹面。③口在外耳道开口缘。④食道、贲门在耳轮脚下缘。

(5)腹腔区穴位:①大肠、小肠在耳轮脚上缘。②胃在耳轮脚下的终末端。③肝在胃的后面。④膀胱、肾、胆、胰在对耳轮的下脚下缘之凹面。⑤脾在左耳的肝穴下方。

（6）其他区穴位：①内鼻在耳屏的耳甲腔面的中央。②外鼻在耳屏外面的中央。③咽喉在耳屏上切迹的下部。④肾上腺在耳屏下部隆起的尖端。⑤内分泌区，在耳屏间切迹的耳甲腔面。⑥皮质下区，在对耳屏的耳甲腔面。⑦卵巢和睾丸，在对耳屏缘。⑧外生殖器、尿道、直肠，在耳轮的最高缘。

耳针治疗部位歌诀：

上肢：上肢七穴耳舟列，指腕肘肩肩关节。

　　　锁骨和颈在最下，耳轮脚对肩下侧。

下肢：下肢十穴对耳轮，下脚坐骨外联臀。

　　　上脚趾踝膝三角，中为腹壁下是胸。

　　　内侧边沿是脊柱，腰胸颈椎上下停。

腹腔：耳甲艇内是腹腔，九穴只有七穴藏。

　　　外侧左胰右为胆，腰椎下面肾膀胱。

　　　耳轮脚周消化道，脚上大肠连小肠。

　　　食道贲门在脚下，脚外胃腑和肝脏。

胸腔：耳甲腔内是胸腔，六穴只把四穴讲。

　　　中为心脏周是肺，内为口穴外脾脏。

头部：耳垂代表头七穴，颈下依次似星列。

　　　对耳屏外是额枕，上下颚颊额后斜。

　　　耳垂正中是眼睛，颊上还有面颊穴。

其他：耳屏内侧是内鼻，咽喉就在鼻上立。

　　　耳屏切迹内分泌，肾上腺在屏隆起。

　　　卵巢睾丸皮质下，对耳屏内皮质区。

　　　三角窝外耳轮侧，尿道直肠生殖器。

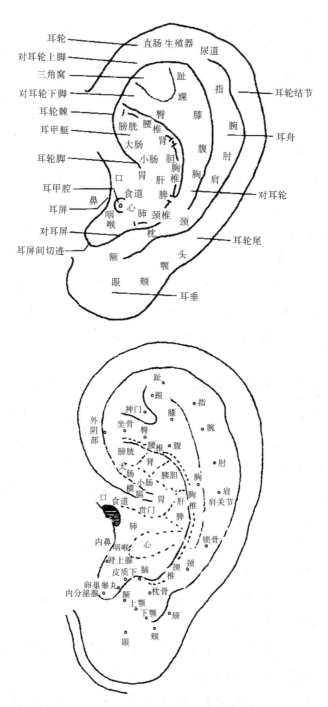

常用耳针部位示意图

3. 耳针常用穴位的功能

心:有安神、宁心等作用,可用于心血管系统疾病。"心主神",故亦治神经衰弱、精神病等。临床使用有强心、升压、降压作用,也用于抗休克。对于舌炎、咽喉炎、心悸、失眠、多梦以及某些血液病,也有一定疗效。

肝:有舒肝利胆、明目健胃等作用,主治急、慢性肝炎、胆囊炎、眼科急、慢性炎症、缺铁性贫血、消化系统疾病、妇科疾病等,均有一定疗效。

脾:有健脾补气的作用,主治消化系统疾病。"脾统血",可用于出血性疾病、血液病、贫血等。"脾主肌肉",也用于治疗肌无力等症,并对中气下陷的脱肛、内脏下垂和慢性腹泻等也有效。

肺:主治呼吸系统疾病。"肺主一身之表,合于皮毛",故对感冒、盗汗、自汗、各种皮肤病等均有效,在耳针麻醉中是切皮时镇静的主穴。

肾:有益气、固精、强腰脊、补骨髓、明目聪耳等强壮功能,主治泌尿、生殖系统疾病。"肾之华在发",故亦可治脱发、斑秃。

小肠:主化物而分清别浊,用于治疗腹泻、消化不良、胃肠吸收功能减退等,小肠与心为表里,故又用于心脏疾患。

胆:主贮藏胆汁,与肝为表里。用于治疗胆囊炎、胆道蛔虫症、黄疸型肝炎等。对耳聋、耳鸣、偏头痛等也有疗效。

胃:主受纳和消化食物,与脾为表里,用于治疗消化系统疾病。亦用于某些神经系统疾病(如癫痫、癔症、失眠)和齿痛等。

大肠:主传送糟粕、常用于治疗腹泻、肠炎、便秘等。大肠与肺为表里,故又用于呼吸系统疾患。

膀胱:主贮藏尿液,与肾为表里。可治疗泌尿系统疾病。

三焦:有通利水道的作用,可治疗各种原因引起的水肿。

神门:有安神、镇静、止痛、消炎等作用,常用于神经症和精神病等,能止各种原因引起的疼痛,是针刺麻醉的镇静要穴。

交感：用于治疗自主神经紊乱引起的一些疾病。对内脏器官有较强的镇静和解痉作用。并对血管有舒张作用，常用于脉管炎、无脉症、心绞痛。还可用于治疗心律不齐、心动过速、期外收缩、盗汗、自汗等。它又是胸腹部手术的麻醉主要穴位。

肾上腺：能调节血管，有抗休克、抗感染、抗风湿、抗过敏等作用。用于治疗低血压及休克、无脉症、脉管炎和毛细血管出血或渗血等，此穴并有止血、退热、止咳、止喘等作用。

内分泌：能调节内分泌紊乱，有较好的抗过敏、抗风湿作用。常用于妇产科疾病或糖尿病、某些皮肤病等。

皮质下：能调节大脑皮层的兴奋或抑制，有止痛、消炎等作用。用于大脑皮层兴奋或抑制失调而引起的各种症候群。也可治疗内脏下垂。

枕：常用于治疗神经系统的疾病和脑膜刺激征及抗休克抢救。用于头昏、头痛、癔症等。对晕车、晕船也有效。

脑干：对脑膜刺激征如角弓反张、抽搐等有较好疗效。用于治疗大脑发育不全、脑震荡后遗症、脑病引起的后遗症。还可抗休克、抗过敏、镇痛、止血等。

脑点：可治疗因脑垂体功能障碍而引起的各种疾病，如侏儒症、肢端肥大症、尿崩症、月经过多、子宫功能性出血等。

子宫：治疗盆腔炎、子宫内膜炎、月经不调、白带过多、性功能障碍、睾丸炎、副睾炎等，也可用于催产。

4. 耳针配穴

（1）头痛：针额、枕、神门。顽固者埋针。

（2）感冒：针肺、内鼻、肾上腺。

（3）失眠：针额、枕、神门、皮质下、心、肾或埋针。睡前压按 2～3 分钟。

（4）哮喘：针皮质下、肺、肾上腺。在喘时针。

（5）呃逆：膈、神门、皮质下。

（6）胸胁痛：针胸、肝、胆或埋针。

（7）胃痛：胃、交感埋针。

（8）腹痛腹泻：针大肠、小肠、交感或埋针。

（9）便秘：针直肠、大肠、皮质下。

（10）消化不良：针小肠、胃、胆、脾。

（11）坐骨神经痛：针坐骨、臀、神门或埋针。

（12）带状疱疹：相应部位、肺、皮质下、脾埋针。

（13）三叉神经痛：针上颌、下颌、神门、面颊。

（14）癫痫：针神门、皮质下、枕、心、脾。

（15）遗尿：针膀胱、枕、肾、皮质下。

（16）阳痿：针外生殖器、睾丸、肾、内分泌。

（17）落枕：针颈椎、颈、神门。

（18）肩周炎：针肩关节、肩、神门。

（19）耳聋耳鸣：针肾、枕、肾上腺、内耳。

（20）过敏性鼻炎：针内鼻、肾上腺、肺、内分泌。

（21）皮肤瘙痒症：针神门、肺、枕、内分泌、肾上腺。

5. 操作方法

（1）针具：28～30号、0.5～1寸不锈钢毫针和特制的揿针或皮内针。

（2）定穴：以针柄或火柴棒用力按压及用探针探寻反应点或用耳穴探测器探查"良导点"，然后将针刺部位和针具用碘伏消毒。

（3）取穴：根据耳穴功能取穴，多数取同侧，少数取对侧或双侧穴位。

（4）进针：左手固定耳壳，右手持针垂直（或斜刺透穴）进针，以不刺透耳壳软骨为原则，找到痛、胀、酸、麻、灼、热等感觉。埋针则用皮内针刺入耳穴，贴盖胶布固定。

（5）留针：一般留针15～30分钟，有的留1～2小时。也可用皮内针埋针3～7天，以延长刺激时间，并让患者自己定期按压加强刺激,增强疗效。到一定时间起针。

6.注意事项

(1)运用耳针应按经络、脏象理论辨证取穴。

(2)取穴和压痛点探查准确是疗效的关键。

(3)外耳患有溃疡、湿疹、冻疮破溃诸症时,暂不宜针刺。

(4)有习惯性流产的孕妇禁用耳针。严重心脏病者,也不宜使用,更不宜采用强刺激。

第四节　手针疗法的临床应用

手针疗法就是在手上扎针治病,是祖国医学的宝贵遗产。取穴多在指关节或掌指关节赤白肉际处。

1.手针疗法的特点

(1)疗效高,见效快。对某些病能起到立竿见影的效果。

(2)操作简便,不受条件限制。

(3)容易掌握,便于普及推广。

(4)取穴少,一般每次只取 1~2 穴。

(5)无副作用。

2.与疗效有关的几个问题

(1)全面分析病情,正确做出判断,选好适应证,解决主要矛盾。

(2)取穴准确与否,同疗效有很大关系。

(3)左侧病痛取右手穴,右侧病痛取左手穴。二侧病痛者二手皆取。

(4)捻针同时让患者活动或按摩患处。如,针刺腰腿痛点,在捻针的同时让患者做弯腰活动;刺眼痛点时可按摩眼部。

(5)针刺至症状缓解后不能马上拔针,须继续行针 13 分钟或留针 15 分钟再拔针,以巩固疗效。

（6）对慢性病可配合其他疗法。如慢性腰腿痛可配大肠俞、肾俞、殷门等穴。

3. 针刺方法

（1）患者手以自然弯曲为好。

（2）选择好 28 号 1 寸毫针后进行穴位局部消毒。

（3）进针处局部皮肤绷紧，速刺进针（皮肤厚者旋转速刺进针），以减少疼痛。

（4）强刺激，大幅度捻转。为加强针感及防止捻转时针被拔出或穿通皮肤，可于针尖部外面指压。

（5）针感：酸、麻、困、胀、沉痛。

（6）每日或隔日 1 次。7～10 次为一个疗程，休息 3～5 日行第二疗程，急性病症状缓解后，为巩固疗效可继续针刺 2～3 次。

（7）孕妇一般不针，体弱及心脏病患者慎针。晕针处理同针刺疗法。

4. 手针穴位及图解

（1）腰腿痛点：手背腕横纹前 1.5 寸，第二伸指机腱桡侧及第四伸指肌腱尺侧处。

主治：对扭伤、风湿、劳损等所致的急性腰腿痛均有效，尤其是急性扭伤效果最好。

（2）踝痛点：拇指掌指关节桡侧赤白肉际处。

主治：风湿、扭伤等所致的踝关节肿痛。

（3）胸痛点：拇指指间关节桡侧赤白肉际处。

主治：挫伤、肋间神经痛、带状疱疹等所致的胸痛，吐泻、癫痫发作。

（4）眼痛点：拇指指间关节尺侧赤白肉际处。

主治：急性结膜炎、急性角膜炎、睑腺炎、睑板腺囊肿、青光眼等所致的眼痛。

（5）肩痛点：食指掌指关节桡侧赤白肉际处。

主治:肩周炎、肩凝症及其他原因所致的肩痛。

(6)前头痛点:食指第一指关节桡侧赤白肉际处。

主治:前头痛、胃肠痉挛、急性肠胃炎、急性单纯性阑尾炎,风湿、扭伤所致的膝关节痛或趾关节痛。

(7)头顶痛点:中指第一指关节桡侧赤白肉际处。

主治:神经性头顶痛。

(8)偏头痛点:无名指第一指关节尺侧赤白肉际处。

主治:偏头痛、胸胁痛、肝区脾区痛、胆绞痛、肋间神经痛。

(9)会阴痛点:小指第一指关节桡侧赤白肉际处。

主治:疝肿、肛裂等所致的会阴部痛。

(10)后头痛点:小指第一指关节尺侧赤白肉际处。

主治:后头痛、急性扁桃体炎、臂神经痛、颊部红肿、呃逆。

(11)脊柱痛点:小指掌指关节尺侧赤白肉际处。

主治:急性脊间韧带损伤、尾骨痛、鼻塞、耳鸣及椎间盘脱出手术后引起的腰痛。

(12)坐骨神经痛点:手背第四、第五掌指关节间靠近第四掌指关节处。

主治:坐骨神经痛、髋关节痛、臀部痛。

(13)咽喉痛点:手背第三、第四掌指关节间靠近第三掌指关节处。

主治:急性扁桃体炎、急性咽炎、三叉神经痛、牙痛。

(14)颈项痛点:手背第二、第三掌指关节间靠近第二掌指关节处。

主治:落枕和颈项扭伤痛。

(15)胃肠痛点:劳宫穴与大陵穴连线中点处。

主治:急、慢性胃肠炎、胃十二指肠溃疡、消化不良、胆道蛔虫症。

(16)咳喘点:掌面食指、掌指关节尺侧处。

主治:急、慢性支气管炎,支气管哮喘,神经性头痛。

（17）夜尿点:掌面小指第二指关节横纹中点处。

主治:夜尿、尿频。

（18）足跟痛点:大陵穴与胃肠痛点连线中点处。

主治:各种原因引起的足跟痛。

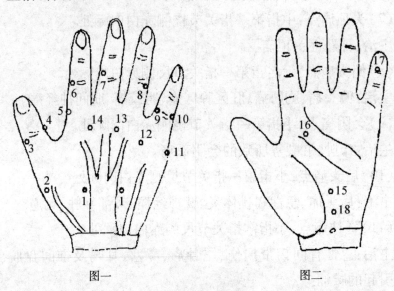

图一　　　　　　　　　　　　图二

手针针刺示意图

1.腰腿痛点　2.踝痛点　3.胸痛点　4.眼痛点　5.肩痛点　6.前头痛点　7.头顶痛点

8.偏头痛点　9.会阴痛点　10.后头痛点　11.脊柱痛点　12.坐骨神经痛点

13.咽喉痛点　14.颈项痛点　15.胃肠痛点　16.咳喘点　17.夜尿点　18.足跟痛点

附:

手针口诀:一腰二踝三胸部,四眼五肩六前头,

　　　　　七顶八偏九会阴,十后一脊二坐骨,

　　　　　十三咽喉十四颈,十五胃肠十六咳,

　　　　　十七夜尿十八跟。

第五节　针灸治疗之禁忌

任何一种治疗方法都应按程序严格操作运用,使用不当则可能

给人体造成一定的影响和危害。针灸在治疗操作失误的情况下,同样也可以给人体造成不同程度的危害。也就是说,针灸治疗是需要讲禁忌的。

1. 据医技定禁忌

影响针灸疗效的因素是多方面的,其中医生的技术水平起着决定性的作用,而医生的技艺不精是针灸禁忌的重要方面。正如《针灸甲乙经·阴阳二十五人形性血气不同》所说:"其气逆与其数刺病益甚者,非阴阳之气也,沉浮之势也,此皆粗之所败,工之所失,其形气无过也。"《针刺禁忌第一·上》亦引据《素问·刺禁论》曰:"刺中心,一日死,其动为噫。刺中肝,三日死,其动为语。刺中肾,六日死,其动为嚏。刺中肺,五日死,其动为咳。刺中脾,十日死,其动为吞。刺中胆,一日半死,其动为呕。"阐述了针刺适度的重要性,如刺伤五脏就会产生不可逆的后果,其本质就是医生的技艺不精,对针刺深度、角度、提插手法、留针的久暂把握不够成熟。针灸是一门具有高深理论和精湛操作技术的医疗科学,从古至今的医家在行使针灸时都是非常严谨、一丝不苟的。因而,作为一名医生应该精研针灸之道,避免针灸误施。

2. 据针具定禁忌

一个合格的医生对于针具的选用必是恰到好处的,对于疾病的治疗也是手到擒来。《黄帝内经》等针灸文献不仅详论了针法和治疗,对于行施针法的针具"九针"也做了深刻的论述,提出"病不同针""针不同法",而有"九针""十二刺""五刺"等。《灵枢·官针》篇说:"凡刺之要,官针最妙。九针之宜,各有所为,长短大小,各有所施,不得其用,病弗能移。"工欲善其事,必先利其器。因此临床当依病和所行施的针法,而选用适当的针具,选用不当,就不仅不能除病,反而会对患者造成伤害。"病小针大,气泻太甚,疾必为害。"《灵枢·官针》说:"病大针小,气不泄泻,亦复为败。"《灵枢·玉版》曰"以小治小者其功小,以大治大者多害。"可见,在选用针具治疗时,如不懂得此道理就有可能导致病益甚。

3. 据天时、四时定禁忌

古人历来对于天时、四季气候的观察十分重视,"人与天地相参,与日月相应"的天人相应观念贯穿于中医发展的始终。《素问·宝命全形论》说:"人以天地之气生,四时之法成。""大寒无刺,大温无凝。月生无泻,月满无补,月廓空无治。"它是根据天气温度与月亮的盈缺来决定针刺与否及针刺的手法,指出了天时禁忌,把天人相应的观念渗透于针灸当中。《经络受病入肠胃五脏积发伏梁息贲肥气痞气奔豚第二》曰:"察其所痛,以知其应,有余不足,当补则补,当泻则泻,无逆天时,是为至治。"它更深刻地解释了适天时的重要性。

因每个季节的气候不同,人体气血运行的深浅亦不同,所以针灸所取经络腧穴也就随之而变化。《针刺禁忌第一·上》曰:"四时之气,各有所在,灸刺之道,气穴为宝。"它阐明了针刺务必要符合四时之气。《针刺禁忌第一·上》曰:"故春刺络脉诸荣,大经分肉之间;夏取诸俞孙络,肌肉皮肤之上;秋刺诸合,余如春法;冬取诸井诸俞之分。"它指出了春、夏、秋、冬错季针刺的不良后果,并说:"春刺冬分,邪气著藏,令人腹胀,病不愈,又且欲言语;夏刺冬分,病不愈,令人少气,时欲怒;秋刺冬分,病不愈,令人凄凄时寒;冬刺秋分,病不愈,令人善渴。"它指出了五脏与四季的对应关系,若针刺错季部位,可产生不良后果。

由此可见,天时禁忌与四时针刺禁忌,不仅在当时的针灸界产生了巨大的影响,而且对于后世临床的帮助是极为巨大的,充分体现了中医学"天人合一""整体观念"以及"三因制宜"的精髓所在。

4. 据病态定禁忌

初诊患者应注意望神,患者的神不仅可以通过其声音、脉象表现出来,而且可从面色、目光、体态、语言等方面显现出来。除此之外,必须四诊合参了解患者的精神状态、脏腑盛衰以及气血的变化,从整体上把握人体神的状况。原则上就是要密切观察患者的精神状态，不能局限在形体的变化，要从患者精神状态入手，深入、全面的了解病情。《针灸甲乙经·精神五脏》曰："是故用针者，观察患者之态，以知精神魂魄之存亡得失之意。五者已伤，针不可以治也。"明确指出针刺前观察患者精神状态的重要性，若五脏精气受损，切勿针刺。

患者的机能状态与针灸密切相关。《针灸甲乙经》对一些生理和病理状态下的针刺操作有着明确的阐述，直到今天，对指导临床、预防针刺意外都有着重要的作用。《针刺禁忌第一·上》曰："新内无刺，已刺勿内……大惊大恐，必定其气乃刺之。"指出情志变动、食不节以及劳累等情况切勿针刺或立即针刺。《针灸甲乙经》引《素问·疟论》言："无刺熇熇之热，无刺浑浑之脉，无刺漉漉之汗。"又加之"无刺病与脉相逆者"，强调了热盛、大汗、脉象杂乱和病情虚实不明的不要针刺。

5. 据病情定禁忌

人的病情有轻重缓急，亦有虚实之分，而针刺偏泻，灸法偏补，这就在一定程度上决定了针灸方案的选择。《六经受病发伤寒热病第一·中》曰："一曰汗不出，大颧发赤者；二曰泻而腹满甚者；三曰目不明，热不已者；四曰老人婴儿热而腹满者；五曰汗不出，呕血者；六曰舌本烂，热不已者；七曰咳而衄，汗出，出不至足者；八曰髓热者；九曰热而痉者。"此9种热病为死侯，皆不可针刺治疗。皇甫谧临床治疗注重观察汗出与否，正如《六经受病发伤寒热病第一·中》曰："热病七八日，脉不燥，不散数，后三日中有汗，三日不汗，四日死，未汗勿庸刺。"指出正气衰而无汗者切勿针刺，以免加速病情发展。根据病情的脉象确定禁忌，《肝受病及卫气留积发胸胁满痛第四》曰："诊视其脉，大而强急，及绝不至者，腹皮绞甚者，不可刺也。"

同时，皇甫谧对于肺积息贲病有着深刻认识，《经络受病入肠胃五脏积发伏梁息贲肥气痞气奔豚第二》曰："病名息贲，此不妨于食，不可灸刺……"指出息贲此病不可针灸,针刺则必泄其经,转为虚败,灸之则火热内烁,气化为风。对厥逆的治疗时机有恰当的把握,《寒气客于经络之中发痈疽风成发厉浸淫第九·下》曰:"病名曰厥逆,灸之则喑,石之则狂,须其气并,乃可治也。"指出厥逆不可使用灸法与砭石,须等到阴阳之气相并渐通之后,方可治疗。

除此之外,皇甫谧提出虫瘕病,不可用小针,《寒气客于五脏六腑发卒心痛胸痹心疝三虫第二》曰:"肠中有虫瘕,有蛔咬,皆不可取以小针。"《阴受病发痹第一·下》曰:"足髀不可举,侧而取之,在枢阖中,以圆利针,大针不可。"指出足股部举动困难的病,要选用圆利针侧卧取环跳穴,不可用大针。

6. 据针灸刺激量定禁忌

针灸的刺激量是影响针灸疗效的关键因素,过量和不及不仅不能达到最佳的疗效,还会产生不良后果。仔细研读《针灸甲乙经》,其着重对针灸刺激量进行了详细的阐述。因十二经脉的大小、血的清浊以及气血的多少各不相同,针刺时宜"各调其经气,固其常有合也。"根据十二经脉的情况各自选用不同的针刺深度以及艾灸壮数,做到"辨脉论治";皇甫谧认为手三阴三阳脉皆循行于人体上部,其循行部位肌肉浅薄,"其刺皆无过二分……灸而过此者,得恶火则骨枯脉涩,刺而过此者,则脱气。"清晰透彻地指出了针灸过量之害;《针灸甲乙经·阴阳二十五人形性血气不同》说:"太阳之人……无脱其阴而泻其阳,阳重脱者易狂,阴阳皆脱者,暴死不知人。"它明确了太阳之人应施用针灸保护阴气的同时,适当以泻其阳,而过量泄阳气只能加重病情,导致狂乱,更加严重阴阳俱脱的,则会导致死亡。

《针灸甲乙经》亦引用《黄帝内经》中的内容来说明针灸过量、不及之害,《素问·刺齐论》曰:"刺骨者无伤筋,刺筋者无伤肉,刺肉者无伤脉,刺脉者无伤皮,刺皮者无伤肉,刺肉者无伤筋,刺筋者无伤骨。"《针刺禁忌第一·上》借用《黄帝内经》中的这句经典原话来说明针刺的"度",有"度"方能达到最佳疗效。若针刺深浅不当,就会适得其反,带来不良后果。

7. 据针灸穴位定禁忌

《针灸甲乙经》对禁刺禁灸穴位予以明确的审定。对于禁刺穴位,皇甫谧明确提出"禁不可刺"穴 8 个,即神庭、脐中、五里、伏兔、三阳络、承筋、乳中、鸠尾,如《针灸甲乙经·卷之三·头直鼻中发际傍行至头维凡七穴第一》曰:"神庭……禁不可刺,令人癫疾,目失精。""禁不可刺深"的穴位 4 个,即上关、缺盆、人迎、云门,如《针刺禁忌第一·下》曰:"人迎刺过深杀人";"刺不可多血"的穴位 3 个,即颅息、复溜、然谷,另外,左耳刺不可久留。对于禁灸穴位,皇甫谧将 26 个穴列为禁灸和慎灸的穴位,即头维、承光、脑户、风府、喑门、下关、耳门、人迎、丝竹空、承泣、脊中、白环俞、乳中、石门、气街、液渊、经渠、鸠尾、阴市、阳关、天府、伏兔、地五会、瘈脉、心俞、素髎,如《针灸甲乙经·卷之三·头自发际中央傍行凡五穴第六》曰:"喑门禁不可灸,灸之令人喑。""丝竹空禁不可灸,灸之不幸令人目小或昏。"其中,耳门、下关属慎灸穴位,如"耳门,耳中有脓时禁不可灸",石门穴女子禁灸,而男子不禁灸。

显然,对于这些禁刺禁灸穴位的厘定,不仅为临床针灸指出了禁忌的规范,还可以减少针灸的意外伤害,在最大程度上保障针灸的安全性,在这一点上,皇甫谧功不可没!

第六节　中风的针灸治疗、取穴与手法

中风是以猝然昏倒、不省人事、半身不遂、肢体麻木、口眼㖞斜、言语謇涩或不语为主症的病证。中风,在祖国医学中是内科杂病的一个大症,古医典列中风为诸病之首,为内科四大症疾之一。

中风相当于西医学脑血管病中的脑卒中。常见出血性中风和缺血性中风两大类。主要包括脑出血、蛛网膜下腔出血、脑血栓形成、脑栓塞、脑血管痉挛等。目前,对中风采用针灸疗法在临床上收到了很好的效果,而且正在普遍推广。取穴以手阳明、少阳经、足太阳及督脉为多。取穴方法不一,有取健侧、患侧、健侧患侧同时取或健患侧交替针刺。手法有补泻、补法、透刺、巨刺法。一般病程短,偏实多用泻法;病程长,偏虚多用补法、灸法。一般穴位采用平补平泻。用针有体针、头针、舌针、耳针、眼针、蟒针、激光针等。治疗本病关键在于得气,针感强弱可以决定疗效的好坏,针感强治疗及时者,往往疗效好,反之疗效差,这与病之轻重、体质强弱等均有密切关系。根据临床实践,本人感觉综合治疗比单一疗法为优,现简单总结如下:

一、体针疗法

1. 瘫痪六穴

也叫手足十二针法,治疗半身不遂首选方。曲池、合谷、内关、足三里、阳陵泉、三阴交。

功用:通经活络,调和气血。

本方是根据手足部五腧穴精选而成,不但是治疗半身不遂的首选方,而且是治疗高血压病、瘫痪、痹证、痿证以及其他虚寒病证的主方。若在此六穴的基础上再加治瘫2、治瘫4、则为瘫痪八穴,为强强组合,其疗效更得以彰显。

2. 十二透穴法

肩髃透极泉、腋窝透胛缝、曲池透少海、外关透内关、阳池透大陵、合谷透劳宫、环跳透风市、阳关透曲泉、阳陵透阴陵、悬钟透三阴交、昆仑透太溪、太冲透涌泉。

功用:通经活络,调补气血,舒利关节。十二透穴法主要用于中风后遗症半身不遂,病程日久,并且关节经脉拘急或挛缩或病情顽固的痿痹证等。

此法针感强,取穴少,深刺,一针贯通两(数)经,也是透刺对刺的一种方式。临床可根据辨证加减运用,内旋外翻同时存在者,丘墟透申脉,商丘透照海,也可丘墟透照海;足下垂者,解溪透中封。巨针治瘫法:上肢瘫,大椎透至阳,配肩髃透曲池;下肢瘫,至阳透筋缩,命门透腰阳关,配环跳、昆仑。

3. 单穴应用法

(1)刺晴明法:让患者平卧,医者左手按压眼球并固定于外侧,注意避开局部小动脉,选准穴位,用 30 号锋利毫针,(注意有无毛刺、倒钩),沿框内骨直刺 2 寸或至眼眶底。不提插不捻转,进针要慢,以免刺伤骨膜,引起疼痛及局部水肿。留针 20~30 分钟,出针时用消毒棉球按压局部,缓慢出针(两针一压迫)。每日 1 次,10 日为 1 个疗程,并配合神经内科常规治疗。有人用此法治疗急性期 120 例脑血管病,总有效率 98.3%,明显优于单纯药物治疗,且对肢体恢复有即刻效应。

(2)刺人迎穴法:患者取仰卧位,充分暴露颈部,常规消毒。用左手食中指将颈动脉及胸锁乳肌推向外侧,右手将 2 寸毫针于甲状软骨侧旁 0.5 厘米处平喉结处,直刺 2~3 厘米,针尖抵达颈椎横突前方,缓慢捻针不提插,当局部酸胀或有针感往上向下传导时即停止运针,留针 3 分钟。出针后局部按压,并观察 3 分钟有无其他不适反应。每日 1 次,左右交替,然后嘱咐患者张口,在舌低部舌系带两旁及舌尖处选 3 个部位,用毫针点刺,10 日为 1 个疗程。经治疗中风患者 82 例。总有效率 95%。

(3)上下左右交叉取穴法:左下肢瘫,在右上肢取穴;左上肢瘫,在右下肢取穴,反之亦然。不论病程长短,病情轻重,软瘫或者硬瘫,均是一针一穴。取穴是令患者仰卧床上,针刺下肢穴位时,健侧下肢呈半屈曲位,大腿和小腿呈直角。由腓骨小头向上 2.5 寸处,股二头肌肌腱上缘取穴,直刺,进针 7~10 厘米,强刺激,留针 30 分钟,让患者患侧上肢努力扭转或抬动。针刺上肢穴位时,令患者健侧上肢屈于胸前,在前臂尺侧内缘点下缘直刺,深 5~8 厘米,方法同下肢穴,每日 1 次,10 次为 1 疗程,中间休息 2~3 天。经百余例中风偏瘫的治疗观察,总有效率 94.1%,主要是通过疏经导气、泻实(只针健侧)补虚的作用实现的。

4. 督脉十一穴法

水沟、百会、风府、大椎、身柱、神道、至阳、筋缩、命门、腰阳关、腰俞。

功用:补阳益气,醒脑健髓,疏通经络,强壮筋骨。

该法是王氏总结的治瘫(痿)经验,从"治痿独取阳明"到"首取督脉"。认为督脉主一身之阳,督脉如同人身之顶梁柱,如不坚实,没遇风吹草动就会塌架,所以治痿(瘫)应首先扶持顶梁柱。况且,督脉与任脉相通,任为阴脉之海,一阴一阳,贯通十二经脉,治督可以调阴阳气血,益脑醒神、通络经络。其适应证是中风瘫痪、半身不遂、小儿麻痹、癫狂痫、痹证等,临床时根据病情酌配相关经穴,灵活掌握。

5. 开闭醒神法

取穴:取督脉、十二井穴为主,辅以手足厥阴、足阳明经穴。

操作:用毫针泻法及三棱针点刺放血。首用三棱针点刺百会、十二井穴,每穴放血 1~2 滴。继用毫针刺人中、风府、劳宫、合谷、丰隆、太冲透涌泉。

功用:适用于中风神昏窍闭(中脏腑闭证),相当于脑血管病的脑卒中期,醒神开窍,以促苏醒和恢复神智。

备用穴 1:内关、人中、十宣、风府 。

备用穴 2:劳宫、百会、合谷 、太冲。

6. 回阳固脱法

取穴:取任脉、督脉及足阳明经为主,关元、神阙、气海、百会、人中、足三里。

操作:用大艾灸之,壮数宜多。气海、关元、神阙用雷火针或隔盐针、隔姜针、隔附子饼灸法,持续时间 4~6 小时,不以壮数为限,依病情而酌定。人中只针不灸,百会、足三里用补针手法,也可用温针灸。

功用:适用于神昏仆倒、目合口开、鼻鼾息微、手撒肢冷、冷汗淋漓、呼吸浅促、脉微欲绝之脱证。

7. 颞、体针交替法

(1)穴位:①颞针主穴:颞三针(偏瘫对侧颞部,耳尖直上入发际2寸为第1针,以此为中点,同一水平线向前、后各1寸为第2、3针)。配穴:四神聪、合谷、太冲。②体穴:取患侧,上肢瘫痪以治瘫2,内关;下肢瘫痪以治瘫4、三阴交随症加减补泻。

(2)方法:常规消毒,用28~30号2寸毫针取颞三针,针尖向下与头部呈15~20度角,深度为1.5~2寸,行针微捻转手法,以致患者局部有酸胀感为佳。留针30分钟,每10分钟行针1次。体针治瘫2和治瘫4,直刺1.5~2寸,有较强的针感为好。内关直刺1~1.5寸,泻法1分钟,有上下传导针感。三阴交直刺1~1.5寸(也可透悬钟),针感使小腿抽动3次为度。首日以颞三针治疗,次日行体针疗法,2日为1次,重复进行5次为1个疗程。通过治疗百余例,总有效率为96.8%。

8. 醒脑开窍法

石氏提出和创立醒脑开窍针刺疗法治疗中风病独具特色,临床应用大大提高了中风病的治愈率,降低了致残率。

(1)穴位:主穴选内关、人中、三阴交,配穴选极泉、尺泽、委中。

(2)操作方法:先刺双侧内关,直刺0.5~1寸,采用提插捻转泻法,施术1分钟。继刺人中,向鼻中隔方向斜刺0.3~0.5寸,用重雀啄法,至眼球湿润或流泪为度。再刺三阴交,沿胫骨后缘与皮肤呈45度角斜刺,进针1~1.5寸,用提插泻法,使患肢抽动3次。极泉,直刺1~1.5寸,用提插泻法,使患肢抽动3次为度。尺泽,屈肘120度角取穴,直刺1寸,用提插泻法,使患者前臂和手指抽动3次为度。委中,仰卧屈髋直腿取穴,直刺3寸,用提插泻法,使患肢抽动3次为度。配穴根据中风后遗症状不同分别选穴。通过 2336 例观察总有效率为 97.43%,治愈率高达 56.59%。

9. 辨证、辨病取穴法

(1)辨证取穴:此法在临床治疗脑卒中中应用较广,多根据中医辨证分型,结合腧穴的特定功能取穴,有人用辨证分型治疗中风后遗症 82 例。风痰型:针百会、风府、太渊、丰隆;痰湿型:针脾俞、丰隆;气滞血瘀型:针膻中、膈俞、血海;阴虚阳亢型:针照海、百会;气血不足型:针百会、气海、膈俞、血海、足三里,总有效率为 96.3%。

(2)辨病取穴:少数人施以辨病取穴。如有人对出血型中风立即针刺风府、哑门为主,不仅无不良反应,相反能显著提高疗效,缩短疗程。也有提出脑出血及蛛网膜下腔出血早期以体针为主,待病情稳定后再配合头针治疗。有人采用:①百会透太阳,于病灶侧百会至太阳穴处,从上至下平均针 4 针,治疗急性脑出血患者 56 例,总有效率达 98.2%,经过对比,明显优于对照组,且对患者肌力的恢复有明显的治疗作用;②百会透曲鬓,于病灶侧百会至曲鬓处从上至下平均针 4 针,治疗急性脑梗死患者 60 例,总有效率达 96.89%,对肌力恢复较好,对恢复期患者都可以施用。③治疗脑出血取太溪(补法)、合谷(泻法),脑梗死取人中、内关、丰隆、三阴交。

10. 对症治疗法

(1)头痛、头昏:针百会、四神聪、风池、太阳、合谷、太冲。

(2)失语、舌麻、味觉减退:针哑门、廉泉、通里、三阴交、丰隆。

(3)口歪:针地仓、颊车、下关、合谷、翳风(两点加一圈)。

(4)瘫痪肩:(瘫痪长期缺乏锻炼—肩关节粘连—肩周痛,痛觉过敏)针天柱、天鼎(喉结旁 3 寸)、肩三针。如果遇到肩关节半脱位,针局部阿是穴,针上拔火罐。

(5)肘关节拘挛(肝火、肝阳):针尺泽、曲泽(泻)。

(6)手腕拘挛(包括手指拘挛):针三间、后溪同时针刺,同时行刺。

（7）腕下垂：针中泉（阳溪与阳池间）、外关、曲池、手三里。

（8）手指手背肿胀（或麻木、疼痛、不能动）：针液门透中渚或中渚透液门，或后八邪（八邪后1寸）；十宣放血。

（9）下肢强直：针殷门、委中、承山、阳陵泉。

（10）膝关节僵硬：针膝眼、委中、阳陵泉。

（11）小腿肿胀：针阳陵泉、地机、三阴交、太溪、承山。

（12）足下垂内翻：针足三里、悬钟、足下垂点（解溪上2寸）、纠内翻（承山外1寸）。

（13）足趾僵硬：针太白、太冲透涌泉、八风。

（14）神志障碍、情绪不稳定、哭笑失常：针百会、强间、内关、脑户。如有烦躁：针合谷、太冲、神庭、本神。

（15）呃逆：针内关、天突（泻）、膻中，中脘拔火罐。

（16）痴呆：针四神聪、神门、神庭、本神。

附：当归芍药散（治疗中风痴呆方）：当归12克，川芎10克，白芍30克，白术12克，茯苓12克，泽泻10克。

功效：养血、调肝、健脾、除湿。

11. 整体治疗法

（1）体型肥胖、痰多苔腻：针脾俞、丰隆、公孙（实在阳明）。

（2）体型偏瘦、舌红少苔：针肾俞、复溜、太溪（虚在少阴）。

（3）舌胖边有齿痕：针气海、足三里（气虚有湿）。

（4）血黏稠度高、血脂高：①针风府、风池、内关、三阴交，②针合谷、足三里、三阴交。

二、中风的特殊针法

1. 头针疗法

近年来运用头针治疗脑卒中及其后遗症的报道有所增多，越来越受到人们的重视，其显著的临床疗效也被肯定。治疗中风偏瘫，疗效优于其他疗法。以焦顺发为代表的"焦氏头针"，以大脑生理解剖选定皮层相应层、运动区、感觉区、语言区等为刺激点;以《头针穴名国际标准化方案》为代表的"国际头针",方案中有7条线与治疗中风有关,如顶颞前、后斜线,顶旁一、二线等;以方云鹏为代表的方氏(兰田头针),是以伏象、伏脏、倒象、倒脏等命名的。有人对焦氏头针与国际头针进行临床对比,发现两种头针治疗中风总有效率和治愈率无显著差异,治疗脑出血有显效率"国际头穴"优于"焦氏头针"组;治疗脑梗死则"焦氏头针"优于"国际头穴"组,值得进一步研究。

2. 眼针疗法

近年来眼针治疗中风的临床报道有所增多,临床主要取双侧上、下焦区域或随症配其他穴位。如伴有高血压可配肝区;失语配以心区;二便失禁配以肾区等。治疗时一般不用提插捻转手法,以取穴顺序的不同而分别补泻,顺眼针经区顺序者为补,反之为泻。眼针治疗中风的有效率在88.50% ~ 97.5%,其中以彭氏的治疗效果最佳。

3. 舌针疗法

运用舌针治疗中风的报道也时有所见,但是,他们各自取穴有所区别。有人选取神根穴、双佐泉穴、双液旁穴、双支脉穴;有的则从舌系带开始,每旁0.5厘米为1穴,共取6个穴位;有的则以舌根、支脉、增音穴为主。适当配以翳风、风府、扁桃穴等各有其效。

4. 耳针疗法

耳部诊治疾病的方法有悠久的历史和丰富的经验,耳穴总数已发展到200余个,其适应证也达到200多种,疗效显著,尤其是各种痛证,操作方便,有耳毫针、电磁、光、埋针等,并用于外科麻醉、疾病的诊断和预防等。耳针虽已广泛应用于临床,但对耳穴治疗中风的临床报道较少。多年来我在应用耳穴针治中风方面也有一点儿体会,现简要介绍如下。

以中医脏象经络学说为依据,运用生理解剖学知识,按相应部位、穴位功能,结合辨证、辨病、对证、循经等原则,以恢复瘫痪肌力为指标,对偏瘫患者进行治疗。如上肢瘫取相应部位指、腕、肘、肩;下肢瘫取趾、踝、膝、臀(髋)点。同时酌情取肾、肝、心、皮质下、脑干、枕等。根据病情每次选取瘫侧(有时也取健侧)耳穴 4 ~ 6 个,以毫针刺入,产生酸胀感,留针 25 ~ 40 分钟。留针期间每隔 10 分钟捻转 1 次,予以较强刺激,以增强疗效。一般每日或隔日 1 次,10 次为1 个疗程。还可以用特制皮内针刺入耳后穴后,用胶布固定,留针 3~ 5 日。

5.体快针配合头皮针疗法

为了进一步提高对中风及其后遗症的治疗效果,我经过多年的临床验证,研究总结出一个经济安全、简便显著的方法——"体快针配合头皮针治疗中风及其后遗症研究"的课题,通过 130 例患者的治疗观察对比,取得了治愈率 61%、总有效率 99% 的理想效果。1994 年,经省内专家评定为国内先进水平,1995 年获宝鸡市政府科技进步二等奖,1996 年获陕西省政府科技进步三等奖,同时再获第二届世界传统医学大奖赛优秀成果奖。此方法是经过验证精选的敏感性强、得气快、良导性好、疗效高的体针要穴,配以治疗脑源性疾病的特定头皮刺激区,按设计的特殊手法和刺激量进行治疗,配合功能训练,形成一个头皮针—功能训练—体快针治疗的模式,临床效果显著。

(1)体快针组穴:①上肢瘫:肩髃、曲池透少海、外关透内关、合谷、治瘫 2、治瘫 3;②下肢瘫:髀关、秩边(针感至足)、足三里、阳陵泉透阴陵泉、悬钟透三阴交、治瘫 4、治瘫 5。辨证加减:肝阳上亢型加太冲透涌泉;痰湿型加丰隆;血瘀型加脾俞、血海。

(2)头皮针组穴:运动区上中下三段、足运感区左右点。辨证加减:肢体麻木加对侧感觉区;兼肢体肿者(皮层浮肿)加血管舒缩区;失用证加运用区;感觉性失语加语言三区;命名性失语加语言二区。

(3)针刺方法:头皮针选用 28 ~ 30 号 1.5 ~ 2 寸毫针,以 30 度角斜刺,每分钟 200 转频率,捻转 2~3 分钟,同时活动患肢,进行发音训导。体快针按选定穴位进行,在头皮针随后即加用体快针,得气后强刺激快捻转,不留针,每日 1 次,10 日为 1 个疗程,疗程间隔 3~5 天,一般为 2~4 个疗程。

三、针刺方法和手法

1.针刺方法

目前针刺治疗中风应用最多的仍以毫针为主。有人用巨针治疗偏瘫 701 例,总有效率为 93.3%。穴位注射和电针及针上加灸者,具有双重作用,亦常为医者采用。也有运用络刺法、梅花针加扣刺法、火针法及贺氏"三通法",芒针神刺,蟒针透刺,埋线或综合法治疗中风者,临床实践证明,综合疗法优于单一疗法。

按时取穴针法在中风病的治疗上有逐渐增多的趋势,而且收效良好。根据子午留注纳甲法选经取穴治疗中风后遗症者 417 例,总有效率达 96.5%,其中以脑血栓(缺血性中风)效果佳,有效率达 97.8%。飞腾八法是择时取穴之一,有人使用该法治疗缺血性中风 53 例,与常规取穴法对比,结果本法组治愈率明显高于对照组,且取穴少。我们在运用纳支法寅时刺尺泽治疗偏瘫也收到了良好的效果,在应用针刺颈交感神经治疗中风,部位相当于人迎穴,针刺 1.5~2 寸,留针 5~8 分钟,捻转 3~4 次,治疗中风 30 例,收效良好。

2.针刺手法

(1)刺激量:有人治疗中风采用雀啄重刺激手法(石氏醒脑开窍法)重刺 30~60 秒,强调适当足够的刺激量是治疗的关键;有人用烧山火治疗中风 60 例对比观察,结果用强刺激的烧山火法明显优于平补平泻法;在捻转手法上快速、慢速捻转优于留针法;头针的手法多主张捻转 1 次间隔 10 分钟,留针 30 分钟,反复捻转 3 次为好。在治疗次数上,多数文献报告每日针治 1 次。近年有人认为偏瘫病日针 2 次比 1 次效佳,并认为针刺间隔过长而刺激量达不到其效应,都能影响临床疗效,说明刺激量与疗效成正比。

（2）针刺补泻:针灸治疗中风的各个时期均以针刺患侧为主,多采用平补平泻法,留针 15 ~ 30 分钟;也有人主张健侧与患侧交替取穴,健侧用泻法,患侧用补法,观察 156 例,总有效率 95.6%;有人主张中风顽固的后遗症均用泻法,偏瘫肢体疼痛用扬刺法;还有人对偏瘫 100 例只针健侧,不针患侧,泻实以补虚,即可使十二经脉气血通畅;另有人报告针刺脑血栓用捻转提插重刺激手法不留针,收效良好。

大体上看来,中风急性期、中脏腑闭证及中医辨证属实者,多采用泻法;中风后期及中医辨证属虚者,施以补法。但也有不论虚实、均施以补法或泻法或平补平泻,疗效亦均满意。另外,巨刺三步法,认为中风早期患者属虚,以针健侧泻实以补虚,既可以益元气,调所偏,又能疏通气血,使十二经脉营为气血调和;中风中期,虚中夹实,宜双侧同刺以疏通经气,均衡阴阳;中风后期,寒滞经脉,气血不通,治宜患侧透穴为主,配以火针,温通经脉,调和气血,达到损其有余,益气不足,疏通经脉之功,用本法治疗中风患者 972 例,结果各期总有效率均明显高于只针患侧的对照组。

四、中风的新穴

①治瘫 1:肩锁关节,锁骨头下方,主治上肢瘫痪、肩关节疼痛,直刺 1 ~ 1.5 寸;②治瘫 2:上臂,三角肌正中点,主治上肢瘫痪,肩臂痛,直刺 1 ~ 2 寸;③治瘫 3:肘横纹与掌侧腕横纹中点尺桡骨间,主治瘫痪、麻痹,直刺 1 ~ 2 寸;④治瘫 4:髌骨上缘正中上 3 寸,主治下肢瘫痪、膝关节痛、麻痹等,直刺 2 ~ 3 寸;⑤治瘫 5:膝下 5 寸,足三里下 2 寸,主治下肢瘫痪、痿症、痹证、胃痛、阑尾炎,直刺 1.2 寸;⑥治瘫 6:治瘫 5 下 1.5 寸,主治下肢瘫痪、麻痹,直刺 1.2 寸;⑦治瘫 7:太溪穴上 5 分,主治下肢瘫痪、足外翻等,直刺 1 ~ 1.5 寸;⑧足内

翻:承山穴外 1 寸,主治小儿瘫痪或麻痹后遗症、足内翻,直刺 1 ~ 1.5 寸;⑨足外翻:承山穴内 1 寸,主治小儿瘫痪或麻痹后遗症、足外翻,直刺 1 ~ 1.5 寸;⑩足下垂点:解溪上 2 寸,胫骨外缘,主治瘫痪后遗症足下垂、嗜睡、健忘、头昏,直刺 0.5 ~ 0.8 寸;⑪新大郄:承扶与委中连线中点,偏外 5 分、直下 5 分处,是各种癌症的反应点,主治下肢瘫、腰腿痛等,直刺 1.5 ~ 2 寸;⑫血压点:第六、第七颈椎棘突间旁开 2 寸,主治高血压、低血压等,直刺 0.5 ~ 1 寸;⑬宏音穴:喉结旁开 2 寸,人迎穴后上方,主治失音、语言不清、吞咽困难,向舌根方向刺 1.5 寸。

五、中风治疗注意事项及病程恢复规律

1. 注意事项

①注意神志、瞳孔、呼吸、血压、脉搏、体温等生命体征;②防止呼吸道感染、吞咽困难(24 小时插胃管)、便秘(要灌肠)、尿潴留(要导尿);③勤翻身,防褥疮;④颅内压高要用脱水剂(甘露醇等),抢救是中西医结合并用,及时查血清电解质、血糖、肝肾功、心电图、CT 等。

2. 恢复规律

①疗程短、疗效快;②恢复期:昏迷的(出血性中风)1 个月,不昏迷的(缺血性中风)半个月;③恢复是先下肢后上肢、先近后远;④脑出血、脑水肿、颅内压高,最好先不针刺;⑤颅囟不合不宜针;⑥开颅术后颅窝部忌刺。

第七节　面瘫的针灸治疗

面瘫又称为面神经麻痹,是以面部表情肌群运动功能障碍为主要特征的一种疾病,面瘫主要包括周围性面瘫和中枢性面瘫。

一、中医诊断要点

1. 按病因病机诊断

①起病突然,春秋为多,常有受寒史或有一侧面颊、耳内、耳后完骨处的疼痛或发热;②一侧面部板滞、麻木、瘫痪、眼睑闭合不全、流泪、口角下垂,不能蹙额、皱眉、露齿、鼓腮和吹口哨,额纹消失,鼻唇沟平坦;③肌电图可表现为异常。

2. 按证候诊断

①风寒袭络证:突然口眼歪斜,眼睑闭合不全,兼见面部有受寒史,舌淡苔薄白,脉浮紧;②风热袭络证:突然口眼歪斜,眼睑闭合不全,继发于感冒发热,或咽部感染史,舌红苔黄腻,脉浮数;③风痰阻络证:突然口眼歪斜,眼睑闭合不全,或面部抽搐,颜面麻木发胀,伴头重如蒙、胸闷或呕吐痰涎,舌胖大,苔白腻,脉弦滑;④气虚血瘀证:突然口眼歪斜,眼睑闭合不全,日久不愈,面肌时有抽搐,舌淡紫,苔薄白,脉细涩或细弱。

二、临床分期标准

(1)早期(急性期):发病开始至 15 天。

(2)中期(恢复期):16 天至 6 个月(面肌连带运动出现之前期)。

(3)后期(联动期和痉挛期):发病 6 个月以后,或面肌连带运动出现以后。

三、临床分型标准

根据面瘫的程度及面瘫同时伴发的其他症状的不同,将面瘫分为单纯型面瘫、复杂型面瘫、完全型面瘫和不完全型面瘫。

(1)单纯型面瘫:单纯面部表情肌痿软无力,额纹变浅或消失,举眉不能;眼裂增大及不能闭眼,闭眼则露白睛;鼻翼下垂、鼻唇沟变浅;唇峰偏向对侧,口角下垂,甚则流涎;不能露齿、不能鼓腮、不能闭嘴,闭嘴时则口角歪向对侧。

(2)复杂型面瘫:

①除具备单纯型面瘫的临床表现外,还同时具备以下②和③或③的一些症状和体征;②患侧头胀,耳后、乳突部疼痛,耳鸣、重听,舌不辨五味,流泪,甚则耳道、耳甲、面部疱疹;③后期可能出现连带运动,即闭眼则口角歪向瘫痪侧,张口或闭口则同时出现闭眼、瘫痪侧流泪、进食时出现患侧流泪和面部流汗、面肌出现萎缩,眼睑、面颊、口角肌肉震颤、跳动或抽搐等症状。

(3)完全型面瘫:病侧面肌全部瘫痪。

(4)不完全型面瘫:病侧部分面肌瘫痪或面肌瘫痪不完全。

临床可分出 4 种类型:①单纯型完全性面瘫;②单纯型不完全性面瘫;③复杂型完全性面瘫;④复杂型不完全性面瘫。

四、面瘫的治疗方法

1. 针刺法

①初病者手法宜轻(得气即留针),久病者手法宜重(得气搓针 5下)。对于风寒证宜温法,用以温散寒邪,温通气血。针刺宜温热手法(即进针得气后,用力缓缓压针 1~2 分钟,将针刺入应刺的深度,使针下或沿经到耳,偏头出现热感)。②对于风热型面瘫,可采用清热除邪,疏通气血。用"透天凉"手法,使针下凉感沿经到患部。③透刺法:取穴:"两点加一圈"。两点为翳风、合谷二穴;一圈为四白透地仓穴,地仓透颊车穴,颊车透下关穴,下关透四白穴。方法:合谷取健侧,余穴均取患侧。强刺激,用捻转提插泻法,不留针,每日 1 次。此法适应于初病时偏实热证型。

2. 火针法

根据患者抽搐、拘紧及压痛出现的部位选择取用。

3. 放血疗法

适用于风寒证及热证,与针刺并用。每周 2 次,每次取 2~3 穴,对于口腔内拘紧者,可于黏膜上刺出血。

4.梅花针疗法

适用于恢复期及后遗症。用梅花针叩刺局部微红为度。

5.电针疗法

本法有选穴少,可兼作电反应测定的优点。此为目前治疗面瘫最常用的方法之一。以患者一周后治疗为佳。

6.艾灸法

适用于风寒证的中期及晚期,与针刺合并,灸的穴位有翳风、颊车等。

7.闪罐疗法

适应于风寒性面瘫。选取大小合适的火罐,用闪火法迅速将火罐扣至所选的穴位上,片刻除去火罐,如此反复操作,直至局部皮肤发红为度。

五、面瘫的针灸治疗

1.早期(急性期)

治则:祛风祛邪,通经活络。

(1)第一周为急性期:采用循经取穴,四肢和头部外周穴位。

取穴:百会、风府、风池、太冲、合谷。

针刺方法:针刺0.8~1寸,百会平补平泻,风府、风池、合谷泻法,太冲补法。

(2)第二周为亚急性期:采用循经取穴、头部及面部外周取穴。

取穴:百会、风府、风池、太冲、合谷、神庭、太阳、下关、翳风、巨髎。

针刺方法:百会、风府、风池、太冲、合谷刺法同前。神庭、太阳、下关、翳风、巨髎,针刺0.8~1寸,用平补平泻手法。

配穴:舌前2/3味觉丧失者加廉泉;听觉过敏者加听宫;风寒者加风池、列缺;风热者加曲池、尺泽;气虚者加足三里;血瘀者加隔俞;血虚者加血海;热毒者加至阳。

辨证为风寒袭络者,可采用艾灸,具体方法见灸法;第二周后如果瘫痪面肌松弛、萎弱,可以使用电针,具体方法见电针。

2. 中期(恢复期)

治则:活血化瘀,培补脾胃,荣肌养筋。

取穴及刺法:采用循经取穴、头部穴位、面部局部三线法取穴。

(1)循经取穴配用面部局部、外周穴位:百会、风府、风池、太冲、合谷、神庭、太阳、下关、翳风、足三里、内庭。

针刺方法:百会、风府、风池、太冲、合谷刺法同前。神庭、太阳、下关、翳风、足三里、内庭,针刺0.8~1寸,神庭、太阳、下关、翳风采用平补平泻手法,足三里、内庭采用补法。

(2)面瘫局部三线法取穴:三线是指中线、旁线、侧线。①中线即从神庭、印堂、水沟至承浆,在人体面部正中线上的穴位;②旁线即阳白、鱼腰、承泣、四白、巨髎、地仓,在面部正中线旁一条线上;③侧线即太阳、下关、颊车,在面部侧面的一条线上,始终以这3条基本线上的穴位为主穴。

随症配伍:眼睑闭合不全者取攒竹、鱼尾穴;鼻翼运动障碍者取迎香穴;颏肌运动障碍者取夹承浆穴;目不能合者加申脉、照海;燥热伤阴者加太溪。

针刺方法:针刺0.5~1.5寸,采用平补平泻、间断快速小幅度捻转手法,200转/分,捻针2分钟,间隔留针8分钟,重复3次,共针刺30分钟出针,每日1次,每周针灸3~5次,15天为1疗程,间隔2~3天进行第2疗程。治疗4个疗程。或采用阳明经筋排刺,即按照阳明经筋循行路线,每隔0.5寸1针,排列成两排(8~10针)。

3. 晚期(发病6个月以上)

治则:培补肝肾,活血化瘀,舒筋养肌,熄风止痉。

取穴:采用循经取穴配用面部局部穴位,具体方法见中期治疗。

针刺方法:百会、风府、风池、太冲、合谷,刺法同前。神庭、太阳、下关、翳风、足三里、内庭,针刺0.8~1寸;神庭、太阳、下关、翳风采用平补平泻手法;足三里、内庭、血海、太溪采用补法。

加减:若面肌跳动选行间、阳陵泉,采用泻法;若面肌萎缩则选用脾俞、三阴交穴针灸治疗,采用补法;若出现倒错或联动,可以采用缪刺法(即在针刺患侧的同时,配合刺健侧)。选穴根据倒错或联动部位选用相应的穴位,主要选用太阳、下关、阳白、鱼腰、承泣、四白、巨髎、地仓、颊车穴。每日1次,每次留针30~60分钟,也可用艾灸或温针灸治疗。

第八节　针刺治疗假性球麻痹临床研究

一、基础研究

临床上根据病损部位的不同把球麻痹分为真性球麻痹和假性球麻痹2类。球麻痹又称延髓麻痹,是由于舌咽神经、迷走神经和舌下神经功能障碍所致。以上3条神经均起于延髓,有不同组合的合并损伤,其中舌咽神经和迷走神经有共同的起始核和密切的周围径路,所以临床上多合并损伤。

1. 从解剖学分析

舌咽神经、迷走神经都是混合性颅神经,既有躯体运动神经纤维,又含有内脏运动副交感神经纤维和内脏感觉神经纤维,分别起自延髓的疑核和迷走神经背核,分布于咽肌和喉肌,支配咽肌和喉肌的运动。舌下神经为躯体运动神经,起自延髓的舌下神经核,支配舌肌的运动。发生球麻痹时,3个神经损伤,失去支配咽、喉、舌肌的正常功能,而出现语言障碍和吞咽困难。

2. 病理研究

球麻痹引起咽、喉、舌肌瘫痪,临床上主要表现为吞咽和发音功能障碍,如声嘶、鼻音、吞咽困难、饮水呛咳、舌头运动不灵活。临床按病损的部位不同,球麻痹可分为真性球麻痹和假性球麻痹。真性球麻痹由位于延髓的颅神经运动核、疑核、舌下神经核,或由颅神经运动核所发出的舌咽神经、迷走神经和舌下神经的本身病变引起;而假性球麻痹则是由双侧大脑皮层脑干束受累所引起,又称中枢性假性球麻痹,或称上运动神经元性球麻痹或核上性球麻痹。两者在临床上都表现为吞咽困难,发音障碍。另外,真性球麻痹表现为舌肌萎缩,舌纤维颤动,咽反射减弱或消失;假性球麻痹则表现为说话不清,吞咽障碍,咽反射存在,舌肌不萎缩,伴有椎体束征如强哭、强笑。真性球麻痹多因多发性神经炎、脊髓灰质炎所引起,而假性球麻痹则常见于脑血管病如脑出血、脑梗死或脑动脉硬化等。

3.祖国医学研究

本病属中医的中风范畴,其发病特点为风、痰、气、血郁闭脉络,壅塞于喉,脉络不通,肺经气不利,导致构音困难、吞咽困难、进食呛咳或食入即吐。从经络学分析,本病主要与足厥阴肝经、手太阴肺经有关,且又与任脉有关。肺经"起于中焦……上膈属肺,从肺系(肺与咽喉)";"肝大敦……挟胃属肝络胆……循喉咙后上入鼻咽……支脉过膈流注于肺";"任脉起于小腹……延腹上经关元,直达咽喉"。会厌位于任脉循行处,发声则开,咽食则闭,肝、肺、任脉三经均循经咽与喉咙。"诸风掉眩,皆属于肝","肝主风",因阴阳失调、阴虚阳亢、肝风内动、气血逆乱在脑遂致中风病发生;"肺主气""咽喉为肺之门户",故足厥阴肝经、手太阴肺经及任脉与中风、失语、吞咽困难的发病有直接关系,所以治疗假性球麻痹以此3经取穴为主。

二、临床研究

针刺治疗假性球麻痹,临床报道不多,但其临床研究确有一定价值。

1. 假性球麻痹以失语和语言不利为主症者

该类患者用舌三针(舌尖正中1针,左右两边各1针,直刺至舌根)治疗中风后语言障碍,治愈率70%;针刺天突、廉泉、金津、玉液、肾俞、涌泉、太冲治疗中枢性失语,治愈率31.6%;针刺廉泉、通里(双)、照海(双)为主,呛水加天突,流涎加足三里、丰隆,治疗脑血管病引起的失语,显效47%;头针治疗急性脑血管病引起的失语,主取语言一区、二区、三区,结合语言的训练治疗,总有效率78%;针刺风池、通里、金津、玉液治疗中风失语,显效74%,进步22%;取头针、语言二区加刺百会、四神聪治疗失语,总有效率90%;取头针语言二区加刺增音穴(甲状软骨两侧凹陷中)、百会、四神聪治疗中风失语,总有效率89%;平均总有效率68.6%。

2. 假性球麻痹以吞咽困难为主症者

该类患者用针刺廉泉、翳风、风池、完骨、人中、通里、鱼际、太溪,采用特殊手法,治疗中风后吞咽困难,治愈28例,显效18例,总有效率90%;主取翳风、内关穴,每日针刺1次,10次为1疗程,治疗脑血管意外所致的假性球麻痹吞咽困难,治愈率达80%;取廉泉、哑门、人中、足三里、太冲治疗球麻痹吞咽困难,总有效率93%;单刺太渊、涌泉,采用平补平泻手法,留针30分钟,每日治疗1次,10次为1疗程,结果总有效率90%;针刺廉泉、风池、内关,配合百会、风府、哑门,治疗假性球麻痹吞咽困难及失语,治愈13例,显效30例,总有效率90%;穴位注射疗法,主取廉泉、天突、哑门,痰多加丰隆,腹胀加足三里,胸闷加内关,用维生素B_1注射液100毫克,加川芎嗪注射液20毫克混合,每穴1毫升,每次取2~4个穴位,每日1次,治愈率为80%,平均总有效率为87.6%。

本人在临床治疗假性球麻痹引起的失语12例和吞咽困难4例,失语患者总有效率达75%,而吞咽困难的4例患者全部恢复了饮食功能。方法:取头针穴语言一、二、三区,配合体穴天突、廉泉、增音、膻中、内关、通里、合谷、足三里、太冲(双侧);配合肺俞、肝俞、膈俞、胃俞(双侧)。手法:平补平泻。每日针刺1次,10次为1个疗程,疗程间隔1~3日,失语患者2~4个疗程,吞咽困难1~2个疗程。

三、临床体会

假性球麻痹——中风后失语或吞咽困难,一般治疗较难恢复,从资料分析可以证实,针刺是治疗假性球麻痹一个理想、有效的途径。头针取相应疾病刺激区,给予一定的刺激量,结合语言训练,促使大脑血流量加快,脑局灶症状的消除,以促进早日康复;针刺体穴以开窍利闭、降逆利膈、疏经通络、宣畅气机为主,从而使吞咽、语言的功能得到恢复。

针刺治疗中风后假性球麻痹所致的吞咽困难、失语或语言不利,确是一个简便、经济、疗效显著的方法,尤其对吞咽困难疗效更好。本人认为,针刺治疗假性球麻痹吞咽困难、失语的研究,一方面为治疗中风、疑难杂症找到一个有效的途径,另一方面,促进了中医、针灸的现代化科学研究的发展。

第九节 查经取穴治疗腰椎间盘突出症

腰椎间盘突出症是临床上的常见病和多发病,发病率达5%~10%,占到腰腿痛患者的60%以上。腰椎间盘突出症是一种反复发作性疾病并呈进行性加重,严重影响患者的日常生活及工作学习,严重者可造成下肢瘫痪和二便功能障碍,且发病呈上升、年轻化趋势。目前治疗腰椎间盘突出症分手术疗法和非手术疗法,而80%~90%的患者可经非手术疗法得到缓解。我们针刺治疗腰椎间盘突出症有取膀胱经穴为主,亦有查经取穴为主。为进一步探讨不同取穴方法对本病的疗效差异,在 2012～2014 年,我们对两种取穴方法治疗腰椎间盘突出症进行疗效观察,现报告如下。

一、临床资料

1. 一般资料

全部 124 例患者,均为 2012 年 1 月至 2014 年 1 月我院针灸专家门诊及针灸科就诊患者。将符合腰椎间盘突出症的诊断标准、纳入标准,并不在排除标准之内的患者,按非随机同期对照试验方法将针灸科就诊患者分入膀胱经穴组,针灸专家门诊就诊患者分入查经取穴组,两组患者一般资料经统计学处理,无显著性差异($P >$ 0.05),具有可比性,见表 1。

表1 两组腰椎间盘突出症患者一般资料比较

组别	例数	性别统计		年龄统计			病程统计		
		男性例数	女性例数	最大年龄/岁	最小年龄/岁	平均年龄($\bar{x} \pm s$)/岁	最短病程/天	最长病程/天	平均病程($\bar{x} \pm s$)/天
查经取穴组	62	23	39	75	18	53.15 ± 14.272	5	456	261.5 ± 38.7
膀胱经穴组	62	20	42	70	18	52.00 ± 11.110	3	425	258.2 ± 36.3

2. 诊断标准

采用国家中医药管理局 1994 年发布的中华人民共和国中医药行业标准《中医病证诊断疗效标准》中腰椎间盘突出症的诊断标准。并参照 2006 年出版,梁繁荣主编的普通高等教育"十一五"国家级规划教材《针灸学》中有关腰痛辨证分型的标准。

3. 纳入标准

(1)符合腰椎间盘突出症的诊断标准。

(2)18 岁≤实际年龄≤75 岁。

(3)知情同意并配合完成相关检查及治疗者,纳入本课题研究的患者需同时符合以上 3 项要求。

　　4.排除标准

　　(1)椎间盘纤维环完全破裂髓核碎片突出至椎管者。

　　(2)合并明显的腰椎椎管狭窄症,经保守治疗无效者。

　　(3)中央型腰椎间盘突出有大小便功能障碍者。

　　(4)有腰骶椎先天性畸形者。

　　(5)有腰椎骨折和(或)腰椎手术病史者。

　　(6)合并腰椎失稳症和(或)脊柱滑脱症者。

　　(7)有精神病史,或正在服用抗精神分裂或抗抑郁药物者。

　　(8)合并有心脑血管、肝、肾和造血系统等严重疾病者。

　　(9)患有糖尿病者。

　　(10)某些特征人群(如妊娠期患者)。

　　有上述情况之一者即为排除病例,不属于本研究范围。

　　5.剔除、脱落、中止标准

　　(1)剔除标准:纳入后未接受过试验方案所规定的治疗措施。

　　(2)脱落标准:未能完成最短治疗观察时间或治疗期间病情明显反复加重者。

　　(3)中止标准:试验期间发生严重不良事件或不良反应者;试验中出现重大问题,无法判定疗效者。

　　二、治疗方法

　　1.查经取穴组

　　查腰部督脉、椎旁、腰部足太阳膀胱经后,取腰部督脉压痛点、椎旁压痛点及腰部足太阳膀胱经压痛点,并配合辨经取患侧下肢足太阳经穴如秩边、委中、承山等,或足少阳经穴如环跳、阳陵泉、悬钟等,或足阳明胃经伏兔、足三里等,或两经同取。同时配合辨证,寒湿取腰阳关,肾虚取肾俞,瘀血取膈俞、次髎。并配合使用电针连续波治疗。椎旁压痛点用1.5~3寸针直刺,使针感尽可能向下肢传导,膀胱经压痛点用2寸针向脊柱方向斜刺并得气,阳陵泉、悬钟、承山用 1.5 寸针直刺使针感向足传导,委中用 1.5 寸针使针感向足传导并快刺不留针,余穴用 0.5 ~ 1.5 寸针补泻兼施。每日 1 次,每次留针 30 分钟。6 次为 1 疗程,1 疗程后休息 1 天。

2. 膀胱经穴组

取双侧关元俞、大肠俞、气海俞及患侧秩边、环跳、阳陵泉、承山,并在腰部腧穴配合使用电针连续波治疗。配合辨证,肾虚取肾俞,寒湿取腰阳关,瘀血取膈俞、次髎。臀部及腿部穴位同样用 1.5 ~ 5 寸针直刺,使针感向下传导。每日 1 次,每次留针 30 分钟。6 次为 1 疗程,1 疗程后休息 1 天。

三、疗效观察

1. 观察指标

根据改良的日本骨科学会下腰痛评分系统(JOA),分值越低表明功能障碍越明显,JOA 总评分最低为 0 分,最高为 29 分,分别计算查经取穴组及膀胱经穴组治疗前、后 JOA 评分及治疗 2 周、1 月时改善指数(改善指数 = 治疗后评分 – 治疗前评分)。

采用视觉模拟评分法(VAS),每位患者均在针刺治疗前、针刺治疗 1 次后,即刻以及针刺 3 次后,采用视觉模拟评分法,分别对腰痛及腿痛强度进行评价。

2. 疗效评定标准

根据改良的日本骨科学会下腰痛评分系统,在治疗结束后以改善率作为疗效判定标准,改善率 100% 为治愈,改善率大于 60% 为显效,改善率 25% ~ 60% 为有效,改善率小于 25% 为无效。

$$改善率 = [改善指数/(29 - 治疗前评分)] \times 100\%$$

3. 统计学处理

应用 SPSS18.0 统计软件进行数据分析。计量资料用均数 ± 标准差($\bar{x} \pm s$)表示,组内治疗前后比较,采用配对样本 t 检验;组间比较,采用独立样本 t 检验。计数资料采用 χ^2 检验。以 $P < 0.05$ 为差

异有统计学意义。

4. 治疗结果

分别统计针刺治疗 1 次后,VAS 值与治疗前 VAS 值的差值及患者治疗 3 次后,VAS 值与治疗前 VAS 值的差值,结果见表 2。两组间经独立样本 t 检验,$P < 0.01$ 差异有显著统计学意义。说明查经取穴的即刻治疗效果及短期治疗效果均优于膀胱经穴组,是一种见效快的治疗方法。

两组患者治疗前后 JOA 评分及改善指数结果见表 3。治疗前,两组患者 JOA 评分差异无显著性($P > 0.05$),治疗后,经配对样本 t 检验,两组均有显著性差异($P < 0.01$),说明查经取穴组及膀胱经穴组对腰椎间盘突出症均有治疗效果,但治疗后两组 JOA 评分及治疗 14 天、30 天时,改善指数经独立样本 t 检验,有显著性差异($P < 0.01$),说明查经取穴组治疗腰椎间盘突出症,在治疗的 14 天及 30 天效果均优于膀胱经穴组。

表 2　两组针刺治疗后与针刺治疗前 VAS 差值比较($\bar{x} \pm s$)

组别	例数	腰痛针刺治疗后 VAS 差值		腿痛针刺治疗后 VAS 差值	
		针刺 1 次后差值	针刺 3 次后差值	针刺 1 次后差值	针刺 3 次后差值
查经取穴组	62	2.66 ± 1.339	5.16 ± 2.242	1.86 ± 1.219	3.93 ± 2.199
膀胱经穴组	62	1.21 ± 0.690	2.52 ± 1.052	0.99 ± 0.691	2.13 ± 1.016

表 3　两组治疗前后 JOA 评分及改善指数比较($\bar{x} \pm s$)

组别	例数	治疗前后 JOA 评分		改善指数	
		14 天时改善指数		30 天时改善指数	
查经取穴组	62	13.72 ± 6.356	27.91 ± 0.986	8.02 ± 4.799	14.19 ± 6.105
膀胱经穴组	62	16.48 ± 3.850	25.65 ± 3.577	6.03 ± 3.136	9.18 ± 3.287

两组临床疗效比较见表 4。查经取穴组总有效率 98.4%,膀胱经穴组总有效率 83.9%。采用 χ^2 检验,结果两组差异有显著意义。

$(\chi^2 = 124.000, P < 0.01)$，说明查经取穴组疗效优于膀胱经穴组。

表4 两组临床疗效比较

组别	例数	治愈	显效	有效	无效	总有效率/%
查经取穴组	62	18	41	2	1	98.4
膀胱经穴组	62	11	25	16	10	83.9

5. 讨论

腰椎间盘突出症主要表现为腰腿疼痛、翻身困难、站立行走困难，属于中医学腰痛、腰脊痛、腰股痛、坐臀风、痹证等范畴。查经取穴治疗腰椎间盘突出症方法，是对中医"经穴切诊"理论的继承和扩展应用。按经络辨证，辨位归经，腰椎间盘突出症的腰痛部位多属督脉、足太阳膀胱经范围；腿痛部位多属足太阳膀胱经、足少阳胆经、足阳明胃经范围。《灵枢·刺节真邪》载"用针者，必先察其经络之实虚，切而循之，按而弹之，视其动者，乃后取而下之。"查经取穴法在治疗腰椎间盘突出症时，先针对性查经，结合查经结果，取腰部督脉压痛点、足太阳膀胱经压痛点；因椎旁为两经脉气所通处，并取椎旁压痛点。这种方法是对"经穴切诊"和"喻穴所在，主治所及"理论的结合应用。《灵枢·官针》中曰："经刺者，刺大经之结络经分也。"它是刺经脉所过部位中气血瘀滞不通有结聚现象的地方（如瘀血、硬结、压痛等）。在腰部取督脉压痛点、椎旁压痛点、腰部足太阳膀胱经压痛点，可疏通经脉"通则不痛"。配合下肢辨经取穴，可疏通经脉、调节经脉功能，缓解疾病症状。

现代医学认为，腰椎间盘突出症疼痛主要是由于突出、变性的髓核对邻近组织（窦椎神经、脊神经根）的刺激与压迫，同时由于髓核内糖蛋白等生物物质溢出，并释放组胺等引起局部化学性炎症，导致机械性和化学性神经根炎。慢性腰腿痛的过程除与神经机械压迫、炎性化学刺激有关，还与自身免疫反应机制有关。研究发现电针疗法在消除病变局部的炎性症状、松解组织粘连、纠正脊柱内外平衡以及降低椎间盘内压力等方面,具有明显的优势,能有效解决临床中各类腰椎间盘突出症患者(无明显手术指征)的疼痛问题。本研究中查经取穴组总体疗效优于膀胱经穴组,考虑与深刺椎旁压痛点,深度更接近于其深层的竖脊肌、多裂肌,并且配合督脉压痛点、膀胱经压痛点斜刺,使刺激达到更广的范围和更深的层次,更好地改善了椎旁各组织的紧张度,和恢复正常生理关系有关。

现临床针灸治疗腰椎间盘突出症取穴多分别取腰阳关、十七椎穴;腰夹脊穴;腰突穴;大肠俞;关元俞;多采用深刺、电针治疗。本项目查经取穴,查腰部督脉、椎旁、膀胱经压痛点而同时取穴,治疗效果有协同作用,即刻止痛效果明显(VAS 差值与膀胱经穴比较 $P<0.01$)。椎间盘突出分膨出型、突出型、脱出型、游离型,程度有所不同;常见的突出方位有后外侧型突出、后中央型突出、极外侧型突出,部位有所不同。临床所见同为腰椎间盘突出症,疼痛程度轻重不同;症状表现有单纯腰痛或腿痛,或腰腿痛,或单侧腿痛,或双腿痛等。治疗腰椎间盘突出症,本项目采用查经取穴治疗方法,具体操作时,随不同患者及患者病情的不同变化而不完全相同,所用方法更有针对性、灵活性,保证了治疗效果的持续有效。在各个治疗时期,疗效均明显优于取膀胱经穴(JOA 评分比较 $P<0.01$)。针对不同患者及患者治疗中症状及体征的明显变化,针法亦随之变化,可以提高疗效,防止病情反复,对于病情针对性更强。

第十节　针刺"得气"与临床效应

关于"得气"一词,首见于《灵枢·九针十二原》:"刺之要,气至而有效。"针刺"得气"是施行各种补泻手法和治疗疾病的前提,它直接关系到治疗效果,对于提高疗效有着非常重要的意义。下面仅就个人临床体验谈一点体会。

1. 怎样"得气"

一般地说,针刺时经过行针－提插捻转法,即可"得气"。但在临床中有些人反应迟钝,不易得气,或者虽已得气,但不够理想。因此,必须施行一定的方法,才能达到气至的目的,兹分述如下。

(1)提插捻转法:《金针赋》中指出:"气不至者,以针摇动,进捻搓弹,直待气至。"我们在临床上主要是加强提插和捻转的角度,并结合雀啄震颤术,很快就会发生得气反应。

(2)爪切循摄法:《针灸大成》云:"气不至者,以手指循,以爪切掐……直待气至。"但采取爪切指循的部位有二,一是在针体周围循摄或爪切3~5次,再行针时即有得气反应,此法适用于头面胸腹腰背部穴位;二是在所属经脉上下循摄(或爪切),以使气直达病所,此法适应于四肢穴位。

(3)留针候气法:这是一种消极等待的方法。当针刺入一定深度后,经过一般的提插捻转仍不能得气时,可先将针留在穴内少许时再行手法,则易于得气。此法适用于老年体弱、妇、幼、惧针、初针者。

(4)针灸配合法:对于一些体质差,虚弱性疾病或者连续长期多次的针刺,机体产生了一定的适应性——"耐针性"。在施行各种手法,不能有较好的针感时,可选用灸法,然后行针刺,还可以针灸间隔使用,即先灸1个疗程(约6次),再针1个疗程,效果同样可靠,临床有不少案例可以证实。

2. 如何使气至病所

在临床上常常发现,针刺感应如能直达病所,则疗效迅速,否则,效果就差。怎样才能使气达病所呢? 有如下几法可以采用:

(1)捻转法:前人认为捻针的方向与反应的放射方向有关。《金针赋》:"欲气上行,将针右捻,欲气下行,将针左捻。"我市已故名老中医郑建先在其行针补泻捻转手法中也曾提出:"左手三阳足三阴,补法大指内转针,左手三阴足三阳,补法大指向外闯(捻),(右侧与泻法相反）。"这里所说的捻转针刺方向是以医者右手为标准,如医者拇食二指持针,大指向前食指向后捻即是转针向右向上,针下反应也就向右向上,反之就是向左向下了。

（2）通经接气法:临床上经常遇到针刺反应不远的或气至关节不能通过时,就需要在气的终止处,再加刺一针。例如针三阴交反应到地机穴下即不再向上时,即在此处再加一针,此法不一定要按穴下针。

（3）按截法:《金针赋》提到:"按之在前,使之在后,按之在后,使之在前,运气走至疼痛之所。"即用医者的手指按于针的上下或左右、用以控制针感的传导方向,促使针感向病所传导,此法在临床中试之有效。

（4）针芒指向法:如欲使气直达病患之部,将针尖即朝向患病的方向。《针灸大成》有:"转针向上气自上,转针向下气自下,转针向左气自左,转针向右气自右。"如以秩边穴针刺为例。针尖向外下以75～85度角刺入3～4寸时,其针感往往沿膀胱经下行至足趾,而治疗下肢痿痹等症;若针尖向着腰俞以60～75度角刺入2～3寸时,则肛门部有收缩抽胀感,可以治疗便秘、脱肛、痔疾等;在第四骶棘与秩边垂线的平面上,针芒指向前阴部以70～75度角刺入4寸左右时,则可产生尿意、勃起感、子宫收缩感等,用以治疗泌尿,生殖系统及妇科疾患等。这是本人临床常用的方法之一(本人曾就此法撰写过《秩边穴临床治验》一文,并在《四川中医》杂志发表)。

3. 不同性质的针感及其适应证

由于每个疾病性质与个体情况的不同,对于针刺感觉体会性质的要求也应有所区别。个人临床体会认为:针感的性质是多样的,一般针感有酸、麻、胀、痛、触电感、抽搐感,虫行、凉感、热感等几种,这些不同性质的针感各有其适应证。

（1）酸胀感:在临床上是一种最多见的针感,并且经常混合出现。柔和的酸胀感,适用于治疗虚证(气虚、血虚、阴虚)、慢性病及体质虚弱的患者,运用这种针感治疗虚证,患者在针后常常感到舒服。

(2)麻、触电感:这种针感比较强烈,适用于治疗实证,急性病以及体质壮实的患者。例如,针刺秩边穴出现触电感应到足,治疗干性坐骨神经痛和癔症性瘫痪是很适宜的。又如,针刺秩边找针感到小腹,用于治疗肾绞痛、闭经的实证也是适宜的。此外,用于麻痹、瘫痪、痉挛者也是相宜的针感。

(3)热感:适用于寒证,包括风湿证、风寒证以及虚寒证。如临床上治疗寒湿痹证,寒湿腹泻、面神经麻痹后遗症的风寒证,以及麻痹和肌肉萎缩等病。

(4)凉感:适用于治疗热证,包括风热证、火热证、毒热证、燥热证等。如治疗外感风热的感冒、咳嗽咽喉痛;风火胃火牙痛;肝郁化火的高血压;火热证的偏头痛等。

(5)抽搐感:适用于治疗内脏下垂,如胃下垂、子宫下垂、脱肛等病。

因此,在针刺时必须根据病情的性质、病程的久暂、病者的体质强弱、个体对针刺的敏感程度给予适当的针刺感应,这是针刺手法取得治病效果的关键。

第三章　临床经验

第一节　体快针配合头皮针治疗中风及其后遗症 130 例

1.临床资料

本组 130 例患者随机分为观察组 100 例,对照组 30 例,其中男 72 例,女 58 例;年龄最大 79 岁,最小 38 岁,平均年龄 59 岁。病程最长的 2 年 3 个月,最短的 30 天;病程属发病期 8 例,恢复期 66 例,后遗症期 56 例。辨证分型,属肝阳上亢型 36 例,痰湿凝滞型 37 例,气虚血瘀型 57 例。

2.诊断依据

通过病史、症状、体征、实验室检查结果,结合 1985 年在吉林省长春市召开的"全国中风协作会议"标准,而拟定诊断标准。

3.治疗方法

分观察组和对照组两种治疗方法,观察组取头皮针组穴(头皮针运动区足运感区)和体快针组穴(肩髃、曲池、治瘫 1、治瘫 2、髀关、阳陵泉、治瘫 5),同时进行针刺。头皮针留针 30 分钟,其间行针 2 次,每次捻转 2 分钟,每分钟 200 转,同时活动患肢,抬举、屈伸。头针后行体快针,得气后快捻转,不留针。每日 1 次,10 次为 1 疗程,疗程间隔 3~5 天,一般为 2~4 个疗程。对照组头皮针、体快针间日交替针刺,配合肢体活动。辨证加减:头针:兼肢体浮肿者加血管舒缩区,肢体麻木者加感觉区,失用证者加运用区,感觉性失语者加语言三区,命名性失语者加语言二区。体快针:肝阳上亢加太冲透涌泉,痰湿加丰隆,血瘀加血海、膈俞。

4.疗效标准

参考"全国中风协作会议"标准拟定,临床治愈:经2~4疗程,针刺治疗后,语言表达正常,上肢肩、肘、腕指关节活动自如,下肢髋、膝、踝趾关节活动正常,综合功能生活自理,计分26~32分;显效:神志尚清,语言一般表达可,命名不能,上肢上举肌力差,下肢抬高45度,屈伸力弱,部分功能不全,计分20~25分;好转:神志恍惚,说话不成句,表达不全。屈掌伸指,可站立,需人扶助,生活部分自理,计分16~20分;无效:经治疗2~4个疗程,神志、语言肢体活动无明显改善者。

治疗结果:观察组100例,对照组30例,病期与疗效关系见表1。

表1 观察组 I 对照组 II 疗效对比 单位:例

疗效	急性期		恢复期		后遗症期		小计	
	I	II	I	II	I	II	I	II
痊愈	4	1	32	8	25	4	61	13
显效	1	2	16	7	16	4	33	13
有效	0	0	3	1	2	1	5	2
无效	0	0	1	1	1	1	1	2

观察组年龄与疗效关系:38~50岁占总人数18%,治愈率83%;51~70岁占70%,治愈率57%;70岁以上占12%,治愈率50%。证型与疗效关系:肝阳上亢型总有效率28%,痰湿型37%,气虚血瘀34%,后二型总有效率占70%。针刺前后血流变对比,各项指标有不同程度变化,差异有显著意义($P < 0.05$),见表2。

表2　观察组100例治疗前后血流变对比

项目	平均值		标准值		T 值	P 值
	治疗前	治疗后	治疗前	治疗后		
红细胞电泳/秒	20.6	22.0	3.55	4.0	−2.62	<0.05
血液黏度/毫帕斯	4.99	4.59	0.66	0.49	4.87	<0.01
全血还原黏度/毫帕斯	8.33	8.3	1.40	1.30	2.78	<0.01
血浆黏度/毫帕斯	1.66	1.60	0.193	0.20	2.17	<0.01
血沉/(毫米/时)	29	23	9.94	9.26	4.41	<0.01

5. 医案举例及疗效

张某,男,57 岁,干部。1990 年 10 月 16 日以"右侧肢体活动不灵,伴口角歪斜、语言不利 6 月余"之主诉入院。患者于 4 月 30 日晨起突感右侧肢体活动不灵、舌强语謇、昏仆、呕吐及二便失禁。测血压:165/98 毫米汞柱,以"脑血栓形成"之诊断住院治疗 5 个月(具体用药不祥),现仍见口角歪斜、语言不利、右侧肢体活动不灵。其父曾因高血压脑出血去世,其他无特殊病史。检查:食纳可,大便调,小便黄,神志清,精神欠佳,135/75 毫米汞柱,心肺未见异常,腹软,肝脾不大,脊柱四肢无畸形,右上肢肌力二级,下肢肌力三级,肌张力低,屈伸功能差,患肢末端略见肿胀,指、趾关节活动功能差,神经系统查无异常,伸舌偏右,舌体不胖,舌红少苔,脉弦细涩。血流变检查:血液黏度 5.0 毫帕斯,全血还原黏度 8.1 毫帕斯,血细胞比容 0.46,血沉 24 毫米/时,血沉 x 呈 K 值为 68.20,结果显示:明显异常。

中医诊断:中风中经络,肝肾阴虚,气虚血瘀。

西医诊断:高血压病三期,动脉硬化性脑梗死。

治则:滋养肝肾,补气活血。

取穴:用头皮针取左侧运动区,足运感区。

操作:用28号毫针20度角斜刺,留针30分钟,其间捻转2次,每次2分钟,200转/分,留针期间活动肢体,头针后取体快针组穴针刺,强刺激,得气后出针,每日1次,10次为1疗程,针刺治疗期间,不用任何药物治疗。

效果:治疗两个疗程后,语言较前流畅,口歪、语謇改善,上肢可抬至头顶,下肢可站立行走,又继续治疗两个疗程后,上肢肌力达Ⅴ级,下肢肌力Ⅴ级,语言流畅,口歪基本消除。出院时复查血流变,除血细胞比容外,余皆正常,患者一般生活可自理,3个月后随访,活动功能正常。

6. 临床体会

祖国医学认为中风多因年老体弱、劳倦内伤、忧思恼怒、过食肥甘、吸烟酗酒等内外因素作用于人体,导致脏腑阴阳失调,气血逆乱在脑而发为中风,出现昏仆、口歪、偏瘫、语言不利,病属本虚标实,积损正衰。急性期以内风、痰浊、邪热、瘀血为主。恢复期后以风、痰、瘀、虚为主(气阴虚),现代医学的脑血管病(脑出血、脑缺血)属祖国医学中风范畴,发病与患者的动脉血压病变、血管壁病变、血流变异常及体内外各种因素的刺激有关。

针刺是治疗中风及其后遗症的主要途径,我们拟定的体快针配合头皮针治疗中风及其后遗症,筛选出有效的穴位和头皮刺激区。头皮针在大脑皮质功能定位的头皮相应刺激区,采用针刺手法,治疗失语、口歪和偏瘫,体快针组穴立取手足三阳经,以平调阴阳、活血化瘀、疏通经络、化痰开窍、益气养阴,加上必要的辨证选穴,采用一定的手法,使中风及其后遗症得以恢复。从统计分析的结果可以看出,观察组治愈率明显高于对照组。

我们采用江苏无锡电子仪器厂制造的G2F-90型中风、极电脑分析仪,自动电子计时精度仪,按照血流变的正常标准(北京地区标准),分析判断中风及后遗症治疗前后血流变化状态。发现患者血液处于高凝状态,反映了血液流动不畅,极易形成血栓,使血液循环,特别是微循环发生障碍而发生中风。100例观察组患者,缺血性占总发患者数85%,出血性更不能排除血流变异常。从观察的病例看,发病后和治疗前的血液流变检查看,全血黏度、血浆黏度明显升高,红细胞带电能力减少,红细胞变形指数减少,血沉增快,血沉方程K值增大,经过治疗,100例患者前后检查对比,对5项经过统计处理(表2),P值分别是<0.05、$P<0.01$不等,说明本疗法具有改善血黏度、血流变和微循环的作用。这些也支持和验证了本疗法对治疗中风及其后遗症疗效的准确性和可靠性。

第二节 针灸治疗胃下垂103例临床观察

1. 临床资料

本文病例,年龄均在28~69岁之间;其中男性69例,女性34例;病程半年至1年39例,1~5年43例,5~10年13例,10年以上8例;X线钡餐透视检查:胃下极低于髂嵴连线7~8.5厘米者49人,9~11厘米者43人,12~17厘米者11人。

2. 治疗方法

(1)取穴:分两组。①第一组:中脘(直刺1.5~2寸,也可透下脘),感应:上腹部有抽胀沉重感。胃上穴(下脘旁开4寸,沿皮向脐中或天枢方向横刺2~3寸),感应:腹部发胀,脐部抽动,胃部有收缩感。足三里(直刺或向上斜刺,进针1.5~2寸),感应:酸胀感向下扩散至足背,向上扩散至膝上。②第二组:胃俞(微斜向椎体,进针1~1.5寸),感应:局部酸胀、麻、抽搐感。脾俞:同胃俞穴。百会(横刺,向前或向后,进针0.5~1.5寸),感应:局部胀痛。上列两组穴位,每日1组,交替针刺。对中脘、胃俞穴除针刺外,可加用艾灸或拔罐,留针15~30分钟。加减配穴:兼肝下垂者加期门、肝俞。兼肾下垂者配肾俞、京门。兼胃、十二指肠溃疡者配公孙、内关、梁门。胃下垂较重者加刺气海、关元、肾俞。10次为1个疗程,第1疗程每日针灸1次,第2疗程间日针灸1次。间隔疗程5~7天。

(2)功能锻炼:①腹式呼吸法:平卧,休息片刻,作腹式深呼吸10~20次,使腹壁随呼吸起伏,目的以增强膈肌升降功能,使腹肌收缩加强。②仰卧起坐法:平卧,全身肌肉放松,两足平伸,两手置于两腿外侧,离体1~2寸不用力,以自然姿势起坐至90度,然后再平卧,如此反复3~5次。③上肢运动法:平卧,向上伸直上肢,然后向前后左右方向活动5~10次,采用坐位、站立锻炼均可。以上锻炼,按次序并根据本人情况选择锻炼方式和次数,以不感疲劳为度。

3. 疗效标准

①痊愈:临床症状消失,钡餐透视胃位恢复到正常位置。②显效:临床症状明显改善,钡餐透视胃下极回升3~6厘米以上。③好转:临床症状改善,钡透检查,胃下极回升不足2厘米。④无效:临床症状改善或无改善,胃下极回升不明显或无回升。

治疗结果:痊愈46例,显效31例,好转23例,无效3例,总有效率为97.1%。

4. 医案举例及疗效

医案

修某,女,32岁,干部。1979年5月10日初诊。

主诉:患者于1978年夏季开始腹胀,嗳气,恶心,时而胃痛下坠,饮食逐渐减少,大便时稀时干,身体逐渐消瘦,头晕,疲乏无力,服中西药治疗罔效。1979年3月28日作X线钡餐透视检查,胃下界位于髂嵴连线以下12厘米,诊断为重度胃下垂,于同年4月住院治疗1月无效,复转本科针灸治疗。

检查:形体消瘦,面色黄白无光泽,精神萎靡,舌质淡红、苔薄白,脉弦细缓。

中医辨证:脾胃虚寒,中气下陷,治以升阳益气,健脾和胃之法。采用上列针灸组穴,交替针刺,并嘱其坚持功能锻炼。治疗5次后,腹胀坠痛、嗳气等减轻,针至10次后,腹胀坠痛大减,饮食增加,精神明显好转,针灸15次后,症状基本消失,针刺20次后,症状消失,体重明显增加,为巩固疗效,共治疗25次,于1979年7月14日X线复查,胃位回复到正常位置。随访至今未再复发。

5. 临床体会

胃下垂多属脾胃虚寒,中气不足所致,故患者常有脘腹胀闷、胃痛嗳气、纳差乏力等胃寒中虚之证,故拟以虚则补之,寒则留之,陷下则灸之的治疗原则。中脘者六腑之会,胃之募穴也,能健脾温中,补气安胃;足三里乃胃之合穴,"合治内腑",有升清降浊,培补后天,益气升阳之功;百会为三阳五会之穴,能提气益神,升阳固脱,为治疗人体脏器下垂之要穴;脾俞、胃俞以和中焦而调升降;胃上穴健脾益胃,升提下陷,专治胃下垂而命名。诸穴相配,共奏升阳举陷,益气温中,健脾和胃之功。

胃下垂患者,腹肌多不发达,一般都缺乏锻炼,在针灸治疗的同时,配合功能锻炼,则对提高和巩固本病疗效有重要意义。治疗期间,亦应注意饮食宜忌,要少量多餐,多进流食,切忌饱食过量和生冷。在针刺过程中,凡得气快、针感强的,疗效较快,对个别患者针后有疲乏感,或老年体弱的,则采用多灸少针的方法效果较好。

第三节 针灸为主治疗慢性风湿性关节炎100例

慢性风湿性关节炎是一种常见的运动系统疾病。患此病后,轻则经常疼痛,重则行动困难,活动受限。由于遇天气变化而反复发作,较顽固难治,严重地影响了患者的工作和生活。

一、诊断标准(中医分型)

1. 病因病机

祖国医学把关节痛叫作"痹",就是闭阻不通的意思。其病因主要是由于体虚、阳气不足、卫气不固,致风寒湿之邪乘虚侵袭,流注于肌肉、经络、关节,气血循行不畅,引起肢体关节疼痛、酸麻等症状。由于气候条件、生活环境、体质差异与风寒湿的偏胜,故有行痹、痛痹、着痹之分。风气胜者为行痹,寒气胜者为痛痹,湿气胜者为着痹。

2. 分型

(1)行痹。主症:肢体关节疼痛,游走不定,以腕、肘、膝、踝等处居多,舌苔白、脉浮。

(2)痛痹。主症:痛有定处,疼痛较剧,得热痛减,遇寒痛增,痛处皮色无红肿,舌苔白,脉弦紧。

(3)着痹。主症:肢体关节疼痛重着,或关节肿胀,肌肤麻木,手足笨重,痛有定处,舌苔白腻,脉濡缓。

本病系慢性疾病,从我们治疗 100 例患者的病史中,几乎绝大多数无急性病史可追溯,均现缓慢地潜行性进展,并多侵犯数个关节。关节局部不现红肿热等急性炎症现象,但有自觉疼痛和压痛,同时与气候变化有密切关系。有的病程持续较久,有反复发作的病史。以上症状多符合慢性风湿性关节炎的诊断。

二、治疗方法

在治疗时,遵照中医辨证分型的原则进行治疗,如行痹治以祛风通络,辅以散寒除湿;痛痹治以散寒为主,辅以祛风除湿;着痹治以除湿为主,辅以祛风散寒。

1. 针灸治疗

以循经的远道,患部取穴为主,亦可采用阿是穴。行痹用毫针浅刺,并可用皮肤针扣刺;痛痹多灸,深刺留针;着痹针灸并施,或间用温针、皮肤针、拔罐法。

（1）穴位选择：

肩　　部：肩髃、肩髎、中渚。

肘臂部：曲池、合谷、外关、尺泽。

腕　　部：阳池、外关、阳溪、腕骨。

髋　　部：环跳、悬钟。

膝　　部：膝眼、鹤顶、阴陵泉、阳陵泉、梁丘。

踝　　部：申脉、昆仑、照海、太溪。

行痹加膈俞、血海；痛痹加肾俞、关元；着痹加足三里、脾俞。

（2）治疗方法：重症患者，先针健侧主穴，后针患侧主穴，待病情减轻后，可先针患侧主穴；轻症者，只针患侧主穴，健侧可不针。

（3）手法：根据患者的体质和病情，采取虚则补之，实则泻之的手法。一般留针15～20分钟，针刺日期一般为两天针治1次，6～10次为1疗程。疗程间隔3～5天或5～7天。

2. 中药治疗

根据病情选用，我们在100例患者中，只有不到30例作为配合治疗。

方：风寒湿通用方。

药：防风9克，川乌6克，薏苡仁15克，桂枝9克，当归9克，海风藤12克。

加减：风胜者加秦艽、羌活；寒胜者加附子、干姜；湿胜者加苍术、木瓜。上肢为主者加片姜黄，下肢为主者加牛夕；腰背痛者加杜仲、寄生；血瘀者加乳没、红花；体虚者加黄芪、熟地。

3. 临床资料

观察治疗的100例中，男35人，女65人，年龄最小的11岁，最大的70岁，病程最短的8天，最长的25年，治疗次数最多的49次，最少的5次（5次以下的未统计在内），其中，行痹的13例，痛痹的82例，着痹的5例。

4. 疗效标准

（1）近愈：临床症状消失（如疼痛消失，活动功能自如），经终止治疗后观察 3 个月至半年无复发者。

（2）显效：临床症状基本消失，但天气转变时有轻微痛者，或仅经 5 次以下治疗，症状即很快减大半者均属此类。

（3）好转：症状减轻，疼痛部位缩小，时间缩短，关节活动增大者。

观察的 100 例中，近愈 28 人，显效 46 人，好转 26 人，总有效率 100%。

5. 医案举例及疗效

医案 1

贺某，女，23 岁，送报员，于 1978 年 8 月 12 日来诊。

病史：患者因劳累后当风而发病，四肢关节疼痛，呈游走性已 3 年多，以两肘、腕、膝处疼痛明显，与气候变化有关，且经常头昏、失眠、心慌、月经提前或错后，曾用中西药治疗见效不著。

检查：营养较差，心肺（－），脉象弦缓而细，舌淡苔薄白，各关节局部均无红肿现象，但有轻微压痛，功能尚可。

化验：血沉 15 毫米/时，抗"O"800 单位。

中医诊断：行痹。

西医诊断：慢性风湿性关节炎。

治疗结果：照前列的穴位和手法进行针刺，配合通用方，当归用量加大，重加黄芪等。针治 2 次（服药 4 付）后，关节疼痛大减，当针到第 10 次（服药 12 付）后，各关节基本不疼，又连续针治 7 次，症状完全消失，虽以后天气变化而关节不觉疼了。

医案 2

余某，女，21 岁，工人，于 1978 年 11 月 13 日初诊。

病史：患者 1 年前在农村插队时受凉后发病。两膝关节疼痛，凉沉不舒，开始未加注意，嗣后经常疼痛，气候变化时增重，痛处较固定,平时护膝不能离,得温暖则痛减,入冬以来则疼痛日增,活动时受限,曾用祛风止痛等药,见效一时。

检查:营养中等,心肺(−),脉象沉弦,舌淡苔薄白,双膝关节外观无红肿,压痛(+),功能尚可。

化验:抗"O"800单位,血沉2毫米/时。

中医诊断:痛痹。

西医诊断:慢性风湿性关节炎。

治疗结果:单用针灸(照前列之穴和刺法)治疗3次痛减,第5次基本不痛,共计针灸10次,症状已完全消失,即使在阴雨连绵之日,也基本不会感到疼痛。

医案3

杨某,女,22岁,农民,于1977年11月1日来诊。

病史:由于居处潮湿,加之体虚,5个月前在田间劳动时,复受湿气,遂致双膝沉困胀痛,右侧明显,且有麻木感,伸屈不利,胃纳差,精神不振,用中西药治疗亦效鲜,曾作化验及X线拍片检查,未见异常,特要求针灸治疗。

检查:营养一般,心肺(−),脉象沉缓,舌淡,苔白稍腻,双膝关节局部肿胀(+),但无发红发热现象,压痛(+),功能稍障碍。

中医诊断:着痹。

西医诊断:慢性风湿性关节炎。

治疗结果:参照前列之穴组,针灸并施,兼用皮肤针扣刺患处并配以拔火罐,经治疗3次,症状稍见好转,当针灸到11次时,左膝痛消失,针至13次时,右膝肿痛基本消失,最后针至18次时,双膝胀痛消失,精神转好。

5. 小结及体会

(1)针灸为主治疗慢性风湿性关节炎,疗效显著,符合简、便、验、廉的原则,受到广大患者的欢迎和好评。

(2)在针治过程中,发现针刺后如针感明显者(患者感觉针处发胀)的疗效较好;相反,反应迟钝无胀感者疗效较低。

(3)如患者有疲乏感或关节酸痛、冷痛时,采取多灸少针的方法,较多针少灸的疗效要好,这也符合祖国医学虚则宜灸,实则宜针的原则。

(4)所配用的中药"风寒湿通用方"是以防风汤、乌头汤、薏苡仁汤三方加减组合而成(具有祛风散寒除湿活络止痛之效)。主要配合用于病程长、症状较重的患者,在针灸治疗的同时辅以中药治疗。

第四节　针刺、综合疗法治疗腰椎增生性关节炎 67 例

腰椎增生性关节炎是指腰椎椎体前后缘有唇状骨质增生,有时可扩大到腰椎间关节周围,最后形成一个环形的骨嵴或骨桥,又称腰椎退变、增生性脊椎炎、肥大性脊椎炎等。2013~2015 年,我们采用针刺配合外用痛消灵、TDP 照射,治疗腰椎增生性关节炎 67 例,收到较好疗效,现阐述如下:

1. 临床资料

治疗 67 例,年龄 24~76 岁,其中 40 岁以上者 64 例;男 38 例,女 29 例;病程短则月余,长则数 10 年,全部病例均经 X 线片证实,腰椎有不同程度的骨质增生,患者有腰部僵硬疼痛、腰椎活动受限、劳累受寒后疼痛加重。检查时,腰椎常有深压痛、腰部生理曲线异常、椎间隙狭窄或腰椎变形。

2. 治疗方法

取穴:肾俞、绝骨、增生腰椎棘突下及相应夹脊穴。

中药痛消灵配方:羌活、独活、川乌、草乌、桂枝、鸡血藤各 50 克,川芎、赤芍、红花、当归尾、牛膝、杜仲、淫羊藿、威灵仙、海风藤、伸筋

草、透骨草、豨莶草、木瓜、五加皮、秦艽、桑寄生各30克,薄荷、细辛、艾叶、樟脑、冰片各15克,泡入75%的酒精中至少15天以上。

仪器:选用重庆医疗器械厂生产的TDP机(烤电治疗仪)。

操作方法:患者取俯卧位,穴位常规消毒后,先取腰椎棘突间压痛最明显处,即增生腰椎棘突下进针,采用直刺或略向上斜0.8～1.2寸;再取其相应夹脊穴,针尖斜向椎体进针1.5～2寸,然后再针肾俞、绝骨穴、获得针感后行捻转补泻手法针刺,同时在病变局部涂敷痛消灵后,用TDP机照射。留针期间要反复涂敷痛消灵多次,每次治疗20～30分钟,每日1次,10次为1疗程。

3. 疗效标准

①显效:疼痛基本消失,腰部活动自如,恢复正常工作;②有效:疼痛明显消失,功能活动有所改善,可从事轻微或一般性工作;③无效:自觉症状无改善。

4. 治疗结果

本组67例,经1～4个疗程的治疗后,显效42例(占62.7%),有效22例(占32.8%)、无效3例(占4.5%),总有效率为95.5%。

5. 医案举例及疗效

医案

陈某,女,68岁,铁路职工,于2013年11月5日初诊。

病史:主诉腰部困痛,强硬不舒,反复发作10余年,活动受限,劳累受寒后疼痛加重。每次发病经中药、理疗、按摩等治疗后疼痛虽稍缓解,但不久又疼痛如前,严重时行走艰难。

检查:腰部屈、伸、侧弯、旋转均受限,腰2、3、4、5椎间及两侧腰肌压痛明显。两侧肌肉僵硬。X线正侧位片提示:腰椎体缘致密,椎体前缘唇刺状变,椎间隙部分狭窄,第五椎体略变扁,第二、三椎棘突致密。

诊断:腰椎退行性骨关节病。

治疗:用上述方法治疗5次后,症状明显减轻,治疗20次后,疼痛完全消失,腰部活动自如,临床痊愈。几年后随访患者,自诉此次治疗后如此轻松自如是以前从未有过的,且此后未再复发。

6.临床体会

腰椎增生性关节炎是一种常见的中老年退行性病变,属祖国医学"腰痛""骨痹"等范畴。其本在于肝肾亏虚,髓海失养,髓不循常道,溢于骨外则为"髓溢"而形成骨刺;其标在于感受风、寒、湿邪,邪凝经脉、气血阻滞,不通则痛。所取穴位与督脉、足太阳膀胱经、足少阴肾经关系密切。腰为将之府,肾主骨生髓,虚则腰痛,故取肾之俞穴肾俞、八会穴之髓会绝骨,两穴合用有培补肝肾、益髓填精之功。腰椎节棘突间压痛点位于督脉上,而督脉"并于脊里……入络于脑……贯脊属肾……"与脑、肝、肾有密切关系、取其两旁夹脊穴、除可益肝肾,填精髓,更有以痛为俞、舒筋活络之效。配合外涂痛消灵、TDP 机照射,以增其祛风散寒除湿、温经活血通络之功,而起到标本兼治、调节阴阳的作用。从现代医学的角度看,针刺腧穴可以改善病变局部血液循环和营养,调节神经功能,提高新陈代谢。加之药物与 TDP 机的热效应、使组织发热、局部温度升高,血管扩张,血流加速。可促进组织对增生压迫造成的炎症渗出、水肿的吸收,更可缓解肌肉和关节、韧带的紧张,有利于痉挛的解除,从而达到恢复机体的生理状态。

第五节　子午流注针法在针灸临床上的运用

子午流注是古代医学家根据时间角度和十二经脉气血在人体流注的盛衰规律,以时间为主要条件,结合具体疾病进行特殊配穴的治疗方法,叫子午流注针法。属于古代的时间医学范畴,"子者夜半子时,午者白昼午时",子时阴尽阳生,午时阳尽阴生,十二经脉气血在昼夜十二时辰中流注各有盛衰之时,子午流注针法根据这一生理现象和患者的脏腑阴阳气血偏颇,选择分布于肘膝关节以下的五输穴,运用天干、地支推算逐日按时开穴的时间,把握时机取穴施治,本法主要特点是择时选穴。《针灸大全》卷五曰:"子时一刻乃一阳生,午时一刻乃一阴生。故以子午分之而得乎中者。"可以知道子午乃阴阳转化的起始和界限。《灵枢·卫气行》曰:"岁有十二月,日有十二辰,子午为经,卯酉为纬。"其意是子午分别位居南北,卯酉位居东西,经纬分明,说明了子午所涉及的时间和空间概念。

流注即流动转注,比喻自然界江河湖海的水流汇流和往返,包含着宇宙万物的随时变化。古人把流注的特点人体气血循环比喻为水流,用以说明十二经脉气血流注的过程和盛衰。《素问·八正神明论》曰:"先知日之寒温,月之虚盛,以候气之浮沉,而调之于身。"说明人的生命活动与自然环境是息息相关的。外界的温凉寒热与朝夕的光热强弱,随时影响着人体气血的流注,而有既定的节律性。这说明人体内部存在着适应自然界灵敏度很高的信息传递和调节系统,疾病的发生是这一系统的自然规律遭到破坏而引起的。这种规律现象叫子午流注。与近代兴起的"生物钟"理论有着非常相似之处,引起国内外学者的普遍关注和深入研究,当然也需要利用现代科技进行研究更新,不断完善。古代医学家非常重视时间气候的变化,如"四时之气,各有所在,刺灸之道的气穴为定。"说明了针灸治疗择时开穴,也证明了"人与天地相应"的思想。而子午流注针法,则是时间治疗学在针灸领域的具体应用。

子午流注渊源于《黄帝内经》《难经》,创用于宋金时代。《素问·六微旨大论》曰:"天气始于甲,地气始于子,甲子相合,命曰岁立,谨候其时,气可与期。"即后来的干支推算60华甲之年。《灵枢·本输》曰:"凡刺之道,必通十二经络之所终始,络脉之所别,五输之所留,六腑之所合,四时之所出入,五脏之所溜处。"说明五输穴经气出入,气血盛衰,无不与四时阴阳消长有关,为今后子午流注,按时取穴打下了理论基础。《难经》六十五难、六十九难已明确地将井荥输经合配合五行阴阳属性,经脉所属脏腑母子关系,提出:"虚则补其母,实则泻其子"的治疗方法,为宋金创立子午流注针法奠定了基础。宋金时期,众多医家潜心研究子午流注针法,使子午流注由理论趋向于临床实践,他们著书立说,以歌赋形式把子午流注的理论进一步深化提高,如《流注指微赋》《标幽赋》《流注指要赋》《井荥六十首法》等,把子午流注研究推向高潮。明代的高武《针灸聚英》、徐凤的《针灸大全》、杨继洲的《针灸大成》等对子午流注针法都有不同程度的提高。如《针灸大全》的子午流注逐日按时定穴歌 10 首,对子午流注针法的开穴,提出了简明合理的方法。新中国成立后,党的中医政策实施,推动了针灸事业的复兴和发展,子午流注针法重新受到众多学者的关注,几十年来的针灸资料有关子午流注的研究超过历史任何时期,为了使这一古老的针术流传,进一步发扬光大,在新的科技发展时代结出新的硕果。我们针灸工作者有责任担负这一重任,进一步挖掘提高。

本人在 60 多年的针灸生涯中,对子午流注针灸在临床上的应用上有些体会,现介绍如下:

1. 干支推算法

先将患者就诊时的年月日时干支进行推算,求得逐日按时开穴的准确时间,然后选穴治疗。年干支、十天干配十二地支分别转 6 轮、5 轮,即 60 年轮,60 花甲子。以天干甲、地支子开头,即甲子、乙丑、丙寅依次类推,10 次后 11 轮甲戌、21 轮甲申、31 轮甲午、41 轮甲辰、51 轮甲寅、60 轮癸亥。

(1)年干支计算方法:所求年数减 3,剩下的余数是所求年干支的代表数。末尾:如 2003 − 3 = 2000,尾 10 干为癸后延伸支 2 位为末,2003 年为癸未年。也可 2003 − 3 = 2000,尾 10 为癸,2003 − 3 − 12 = 1988,尾 8 为末,2003 年为癸未年。

（2）月干支计算方法：月干支代数＝｛［年数－4×12＋2（月数）］÷60｝＝所得余数。

如：1988年6月按公式所得余数为6,6天干为己,后进2位地支为8,为未,那么本月干支为己未月。

（3）日干支数计算方法：①元旦干数＋日期＋月干加应减数÷10＝余数为日干；②元旦支数＋日期＋月支加减数÷12＝余数为日支。

如2003年2月21日,(1＋21＋0)÷10＝2……2

(11＋21＋6)÷12＝3……2　　乙丑为当天日干支数。

（4）时干支数计算方法：①时干数＝［（日干数－1）×12＋时辰数］÷10,余数为时干。②时支数＝［（日支数－1）×12＋时辰数］÷12,余数为时支。

2.子午流注针法的临床应用

子午流注针法分纳干法（纳甲法）、纳支法两大类,具体介绍本人在临床上如何应用。

先知天干配脏腑,地支配脏腑,附歌诀如下：

甲胆乙肝丙小肠,丁心戊胃己脾乡,庚属大肠心属肺,壬属膀胱癸肾脏,三焦阳府须归丙,包络心阴丁火旁,阳干宜纳阳之腑,脏配阴干理自当。

肺寅大卯胃辰宫,脾巳心午小未中,申膀酉肾心包戌,亥焦子胆丑肝行。

（1）纳干法用阳干、阴支,阳进阴退,逐日按时开井穴。天干从甲—癸向前进,地支去子丑反过来从戌亥倒退。

形成：甲日戌时胆窍阴,乙日酉时肝大敦。

丙申之时小（肠）少泽,丁日未时心少冲。

戊日午时胃厉兑,己巳脾日隐白寻,

庚辰之日大商阳,辛日卯时肺少商,

壬日寅时膀至阴,癸亥日取涌泉肾。

阳日开阳井穴,阴日开阴井穴,逢原过输(乙酉日开太冲),气纳三焦开生我(的)穴(指井穴),血归包络开我生(的)井穴。

(2)纳支法(纳子法)的临床是以一天十二时辰配脏腑按时开穴。①十二经补母泻子法:虚则补其母,实则泻其子,不实不虚依经取之的原理取穴。如肺经邪气实,在肺气方盛的寅时取尺泽穴以泻之,如正气虚时在肺气将衰的卯时取太渊穴以补之,从意义上讲尺泽是肺(金)子穴,(水)太渊是肺(金)母穴,(土)故补其母以助正气,泻其子以泄邪气。开穴时过,不实不虚,以经取之,取本经经穴(输)经渠(原)太渊,进行治疗。②一日六十六穴:按上法一日只取阴经20穴,阳经24穴,而窦汉卿提出"一日取六十六穴之法",按十二时辰取所属脏腑,阴经30穴(每经5穴),阳经36穴(每经6穴),临床根据病情在相关经脉、经气旺盛时灵活取用本经五输穴,进行治疗。子午流注逐日按时取穴歌,制成简表如下:

纳甲法合日互用开穴表

甲1己6日		乙2庚7日		丙3辛8日		丁4壬9日		戊5癸10日	
甲子	阳辅5	丙子	前谷1	戊子	足三里7	庚子	三间3 腕骨3	壬子	关冲9
乙丑	行间10	丁丑	少海6	己丑	太白2 太冲2	辛丑	曲泽8	癸丑	复溜4
丙寅	小海5	戊寅	陷谷1 丘墟1	庚寅	天井7	壬寅	昆仑3 至阴9	甲寅	(侠溪)
丁卯	神门10 太溪10 大陵10	己卯	间使6	辛卯	经渠2 少商8	癸卯	(然骨)	乙卯	曲泉4
戊辰	支沟5	庚辰	阳溪1 商阳2	壬辰	(昆仑)	甲辰	阳陵泉3 侠溪9	丙辰	(后溪)
己巳	商丘10 隐白6	辛巳	(经渠)	癸巳	阴谷2 然骨8	乙巳	(太冲)	丁巳	大陵5

续表

甲1己6日		乙2庚7日		丙3辛8日		丁4壬9日		戊5癸10日	
庚午	（阳溪）	壬午	委中1 通谷7	甲午	临泣	丙午	中渚3 后溪9 京骨9 阳池9	戊午	厉兑5
辛未	尺泽10 鱼际6	癸未	（太溪）	乙未	劳宫7 太冲8 太渊8	丁未	少冲4	己未	（商丘）
壬申	（委中）	甲申	液门1 临泣7 合谷7	丙申	少泽3	戊申	解溪9	庚申	二间
癸酉	中冲10 太溪6 太白6	乙酉	大敦2	丁酉	灵道8	己酉	大都9	辛酉	（尺泽）
甲戌	窍阴1	丙戌	阳谷7	戊戌	内庭3	庚戌	曲池9	壬戌	束骨5 冲阳5
乙亥	中封6	丁亥	少府2	己亥	阴陵泉8	辛亥	太渊4 神门4	癸亥	涌泉10

纳子（支）法,逐日开穴补泻表

胆 子 21 至 1	侠溪+ 阳辅- 临泣× 丘虚×	肝 丑 1 至 3	曲泉+ 行间- 太敦× 太冲×	肺 寅 3 至 5	太渊+ 尺泽- 经渠× 太渊×
大肠 卯 5 至 7	曲池+ 二间- 商阳× 合谷×	胃 辰 7 至 9	解溪+ 厉兑- 冲阳× 足三里×	脾 巳 9 至 11	大都+ 商丘- 太白×

续表

心 午 11 至 13	少冲 + 神门 - 少府 × 神门 ×	小肠 未 13 至 15	后溪 + 小海 - 阳谷 × 腕骨 ×	膀胱 申 15 至 17	至阴 + 束骨 - 然谷 × 京骨 ×
肾 酉 17 至 19	复溜 + 涌泉 - 太溪 × 阴谷 ×	心包 戌 19 至 21	中冲 + 大陵 - 劳宫 × 大陵 ×	三焦 亥 21 至 23	中渚 + 天井 - 阳池 × 支沟 ×

注:"+"代表补泻时辰已过或属不虚不实证时的取穴。"×"代表补;"-"代表泻。

3. 医案举例

医案

王某,男,65 岁,农民,于 1988 年 8 月 5 日初诊。

以"腰背痛 3 月,再发加重 1 周"之主诉,求治于门诊,时下午 4 时,我们根据诊时年月日时,推算出戊辰年,己未月,丁亥日,戊申时,正值膀胱经经气流注正盛之时,故取委中,配表里经之复溜(取意虚则补其母),委中用泻法,复溜用补法,针 1 次病大减。委中本为治腰痛之要穴,诊时正值此时开穴,故针刺之可强壮腰膝,疏经通络。配复溜以调补肝肾,清利下焦,故针之可取速效。

4. 临床体会

子午是地支的两个代表,它不但代表 12 个月,12 个时辰,也代表着阴阳消长的规律,子时一阳生,午时一阴生,流是流动,注是输注(流注是形容人体气血循行,像水之流行与输注)。子午流注是指气血的流行是按着一定的时间和顺序循行不止,说明人体气血的循行有一定的循经次序的。气血循行有一定的时间(按时)的,这样人体气血在固定时间,达到特定的部位(输穴),这个时间,利用这个输穴进行治疗,就会对气血循行的失常有较大的影响力。所以子午流注针法,就是以时间为主要条件,利用肘膝以下六十六穴(井、荥、输、经、合、穴)和气血出、溜、注、行、入的盛衰流注规律,配合阴阳、五行、脏腑经脉逐日按时开穴的一种特殊的时间生物钟治疗方法。我们要结合现代医学科学,进一步挖掘和研究子午流注这一古老的治疗方法,使之在临床医学上得到进一步的验证和发扬。

第六节　奇特天罡针法的临床应用

天罡针法为道家医学秘传的绝技之一。在清乾嘉时期(1735 ~ 1820 年)龙门派道医第十一代传人刘一明著有《道书十二种》详细论述,其博大精深、针灸手法独特、疗效显著,更将针灸治病之术提升至炼丹修道、开发人体潜能的"精""气""神"的境界。其效果神奇,可以快速调节脏腑功能,疏通经络,内外兼治,故有"天罡神针"之称,是一套非常值得发掘、整理、研究的针灸技术。1953 年,宝鸡市道教协会会长、全真龙门派第二十五代传人龚浩然,撰写的《天罡针法修养普济录》,是他从事针灸实践近 40 年的经验总结,堪称我国针灸界之绝品,具有极高的医学研究价值。1957 ~ 1958 年,在多次诚恳求教后,龚大师将其独门秘传绝学"天罡针法"及"子午流注针法"秘传于我。我在长期的临床与研究中不断探索此针法的理论及技术,现将天罡针法的应用及心得、观点进行如下的整理。

一、天罡针法形成与运用的理论依据

据有关资料考证,天罡针法出自明代杨继洲《针灸玄机秘要》和《天罡神应针》。在中医基本理论的基础上,道家医学又结合八节应变的十二时辰里三十六天罡气应变法,融入道家阴阳五行、乾坤宇宙观及周易天体运动学说,与《老子》的道生一、一生二、二生三、三生万物,万物负阴而抱阳,冲气以为和的天地之道,法于阴阳、和于术数,动静有节、意专思存,不得外缘,使元气达于气海,以三十六天罡之气和阴阳五行生克制化为基本要领,从而达到祛病强身的目的。

二、天罡针法的主要特点

天罡针法注重于气的运用,春生夏长皆有所主病与所生病。以针灸治病必须掌握正气、客气、邪运、邪气之所感,知正气之不足、邪气之偶感,主时经气、主经穴位相生相克之机理。或针、或跷、或按、或灸、或内服汤药,所取生病之相关经穴循法针之,可立决生死。如进针时,先让患者安神定志,深呼吸三口,达到意专思存,医者将针用"天罡神咒"净洗七遍,达到气与神合,引神出穴,神气即得,动静有节,不得外缘,使周身元气达于气海,视金针如火龙,刺病邪如歼敌,知己知彼,游刃有余。患者吸气进针,呼气出针,是把心、神、气、针统和操作。其针感轻,气感强,不觉针刺,但觉气行,不求酸麻胀,只求真气盈。由于取穴少,针法独特,且疗效快,痛苦小,一般常见病针刺两三次即可痊愈。

三、天罡针法的施术要领及常用手法

运用天罡针,功法练习特别重要。要求练习者必须明心见性,每日坚持,做到功成不退、一得永得,要点是练指功、练力、练气,气力合一。练功的内容有天罡气、天罡桩、天罡劲、神针桩等(具体内容《天罡神针法普济录》有载,在这里不再赘述)。

1. 天罡针八法

天罡针有其独特的施针要领,总结起来有8个方面,在道家医学医书中有这样的记载:"心无内幕,如待贵宾,心为神也,医者之心,病者之心,与针相随上下。先虑针损,次将针尖含于口内,而令其温,又以左手按摩受疾之穴,如握虎之状,右手捻针,如持无力刃,此用针之一法也;左捻九而右捻六,此乃住痛之二法也;进针之时,令患者咳嗽而刺之,此进针之三法也;针沉良久,待内不胀,气不行,照前施之,如气来裹针不下,乃实也,宜左捻而泻其实;如不散,令患者呼气三口,医者用手抓针自散;如针进无滞无胀,乃气虚也,令患者吸气。针宜右捻而补其虚,此补泻之四法也;其泻者有如凤凰展翅,用右手大指、食指捻转针头,如飞腾之象,一捻一放,此泻之五法也;其补者有饿马摇铃,用右手大拇指、食指捻针头,如饿马无力之状,缓缓前进则长,后退则短,此补之六法也;如患者晕针,用袖掩之,热汤饮之则醒,此补之七法也;如针至深处而不能进,退不能,其皮上四周起皱纹,其针如生在内,此气实之极也,有苍蝇丛咬之状,四周飞延,用右手食指向皱纹皮处离针不远前进三下,后退其一,此泻之八法也;出针时即扪其穴,此补之要诀。"

2. 天罡针常用的手法

(1)基本手法:进法、退法、捻转法、提插法、待停法。

(2)辅助手法:抓法、切法、循法、摄法、扪法、按法、弹法、刮法、震法、插法、搓法、飞法、动法、拨法、敲法、摩法、点法。

(3)单式补泻法:捻转补泻、提插补泻、徐疾补泻、开阖补泻、迎随补泻、呼吸补泻、九六补泻、平补平泻、持咒补泻、意念补泻。

(4)复式补泻法:烧山火、透天凉、阳中藏阴、阴中伏阳、龙虎交战、龙虎升降、青龙摆尾、鱼跃龙门、白虎摇头、苍龟探穴、赤凤迎源、子午捣臼、运气法、提气法、纳气法、留气法诸多针法等共计36法。

3. 天罡针法的独特手法

(1)通透穴拉锯式手法:可用5寸或12寸长针刺透直拉或斜拉。

(2)斜刺法:用3寸或8寸针斜刺以速刺、强刺。

(3)双针和多针法:如麻痹证、痛证可1穴2针或多针。

(4)减针法:如晕针用针要少或不用群针及围针,也可运气于指尖,以指代针,意念气入筋骨,使病邪散之通之。

(5)点刺针法:如失语、语言不清及舌萎缩,可用两种针法:①舌上点刺;②舌下先刺发音穴后刺舌下。

(6)天罡针法注重整体观念,强调审症求因,辨证取穴。根据治疗需要选用1针1穴,也可用两种穴位以上联合使用。天罡针法在实践中是一整套疗效可靠的治疗方法,深得广大患者认可,更值得临床应用及研究推广。

四、天罡针三十六通透穴

通过对天罡针法60多年的研究与长期临床实践,我发现天罡针法中有36对通透穴,对治疗中风、偏瘫、面瘫、风湿痹病、颈椎病、腰椎病等有非常好的疗效。这36对通透穴分别是:

①行间—透—涌泉;②悬钟—透—阳陵泉;③足三里—透—血海;④中渎—透—血海;⑤阳陵泉—透—阴陵泉、承山;⑥合谷—透—后溪;⑦内关—透—外关;⑧曲池—透—少海、手三里;⑨渊腋—透—臑会;⑩内犊鼻—透—外犊鼻;⑪风池—透—风池;⑫地仓—透—颊车;⑬天突—透—玉堂;⑭委中—透—承山;⑮梁丘—透—髀关;⑯绝骨—透—三阴交;⑰耳门—透—听宫;⑱秩边—透—水道;⑲支沟—透—间使;⑳太阳—透—率谷;㉑环跳—透—风市;㉒昆仑—透—太溪、大钟;㉓太冲—透—涌泉;㉔肩髃—透—极泉;㉕腋缝—透—胛缝;㉖阳白—透—鱼腰;㉗内膝眼—透—外膝眼;㉘百会—透—发音;㉙发音—透—增强;㉚合谷—透—劳宫;㉛丰隆—透—飞扬;㉜阳谷—透—神间;㉝肩髃—透—臂臑;㉞养老—透—间使;㉟迎香—透—四白;㊱腰阳关—透—命门。

三十六通透穴针法有透而见针和透而不见针两种,医者可根据病情灵活选用(注意:用透针需宁心静气、力道稳和)。

五、医案举例及治疗效果

医案1

赵某,男,56岁,农民,2009年4月16日经人介绍来门诊就医。

主诉:患者右侧肢体活动不灵,伴口眼歪斜半月余,原有高血压病史5年。

检查:血压160/100毫米汞柱,口角右歪,伸舌左斜,舌红,苔黄腻,舌下紫暗,脉象弦滑。半月前在某医院被诊断为脑梗死而住院治疗(具体用药不详),效果不佳出院。

中医诊断:肝阳上亢,肝阳化风入于脑,痰热阻滞,致经络受阻。

西医诊断:脑梗死。

治则:滋阴潜阳,化痰通络。

治法:天罡针法。

取穴:曲池、少海、合谷、后溪、足三里、地仓、颊车、头运动区。

操作方法:①取2寸毫针,沿头针运动区20度斜刺,用留针候气法,其间行针两次,平补平泻。②取8寸芒针,曲池透少海(患侧),上下拉锯式,得气不留针;合谷透后溪(患侧),通经接气,足三里透血海(患侧),即刺即取。③开阖补泻,地仓透颊车(患侧)。每日1次,10次为1疗程。

治疗效果:经用天罡针法治疗1个疗程后,患者明显好转,口角歪斜消失,下肢行走较自如,临床痊愈。

按语:中风病,现代医学称脑血管病,本例患者因其常年劳累体虚,突然出现右侧肢体活动不灵,及口角右歪,中医认为是阴阳失调,气血逆乱,肝风夹痰夹热上冲于脑窍而发病。痰热血瘀为标,肝肾阴虚为本,故治疗滋阴潜阳熄风,化痰活血开窍。用头针运动区取穴,留针候气法来醒脑开窍,来调治脑源性疾病。取手足阳明经穴以调气活血通经脉,用天罡针通经接气法。透针补泻,化痰开窍。颊车透地仓开阖补泻,上中下结合,标本兼治,相得益彰。

医案2

张某,男,42岁,工人,2010年4月20日来门诊就诊。

主诉:患者两天前因骑摩托车被风所吹,继而出现右侧面部不适,口眼歪斜,面部紧麻重沉,眼泪自流,吃饭时夹食漏饮,耳后感到不适,但无疼痛。

检查:口眼歪斜,眼泪自流,舌质淡红,苔薄白,脉浮紧。

中医诊断:面瘫(风寒袭络)。

西医诊断:面神经炎。

治则:祛风散寒,疏通经气。

治法:天罡针法。

取穴:太阳、地仓、合谷、颊车。

操作方法:①2 寸毫针刺太阳穴进针 1 寸,留针侯气。②8 寸芒针地仓透颊车,拉锯式手法,即刺即取,开阖补泻。③2 寸毫针刺合谷穴进针 1 寸,提插补泻,留针 30 分钟,每日 1 次,10 次为 1 疗程。

治疗效果:经用上述针法,3 次好转,再坚持 3 次后症状改善而获痊愈。本人曾用天罡通透针法治疗 200 多名面瘫患者,均获良效。后电话回访再未复发。

6.临床体会

天罡针法中的通透穴手法是一种速刺,即刺即取的快速针法,伸气既得,周身循行,对疑难杂病所施用的穴位组合,补泻分明,针到效显。中风面瘫临床常见有两个证型:一是寒邪偏盛型,大都是由于寒邪凝滞,气血不畅,而突然发病,麻木、瘫痪,口眼歪斜。二是风热加湿型,即热则弛缓,症见面部肌肉松弛,眼睑浮肿,盛则伤阴,阴伤则筋失于濡养,故病久可见面肌轻微跳动,脉浮缓或濡数。本例因感受寒邪不重,寒邪尚未化热,故口眼歪斜前多无不适。发病后或见面肌拘紧,但无疼痛,脉见浮紧、口眼歪斜,分经为足之阳明经、手之太阳经病。故用上述穴位祛风散寒、疏通经络而获良效。

第七节 蟒针的临床应用

中医之妙,以针为奇;针之精绝,蟒针为先。蟒针者,针刺经穴犹蟒虫伏草蜿蜓腾挪之状也。以其针具粗长、通穴刺激、手法多变为特点,蟒针一直作为一种特种针法而存在,既有疗效快、驱重疾而打破"西医快,中医慢"的偏见,又因技法复杂、要求高、难度大而趋式微之现实。对这种祖国医学瑰宝绝技之挖掘、传承与发展,是中医针灸工作者义不容辞的历史责任和矢志追求的理想目标。多年来,余一直致力于蟒针的研习、发展、推介和传承工作,并为此倾注了大量的心血,付出了极大的努力。

1. 医案及疗效

2018 年 6 月 28 日,轰动一时的蟒针表演与示范教学,在宝鸡市中医医院国医馆 3 楼、陕西省名老中医仝俐功主任医师的诊室里如约举行。市内多家医院的针灸医师前来观摩学习。

医案

王某,男,50 岁。

患腰痛伴右下肢外侧麻木 1 年之久,曾在多家医院就诊,疗效不显,辗转求医慕名而来,当时由家人陪伴扶杖就诊。经过询问病史,全面查体后,确诊其疼痛麻木,皆因腰椎间盘突出压迫坐骨神经所致,属痹证,当消瘀止痛,疏风散寒,通经活络以解。于是,取 24 厘米长的蟒针 1 枚,循大肠经脉以穴刺入,依法施行,手法多用,且叮嘱患者"吸气,再吸气,放松",直到有酸麻胀痛等得气之后方缓缓出针。这时,神奇的一幕出现了,在患者缓慢下床活动几下后,即可弃拐自行迈步走动,腰痛及腿麻之症明显好转,观者无不惊奇叹服。

2. 研习蟒针,余与蟒针之缘可追溯至涉医之初

从家传医学始闻九针之名,到读《黄帝内经》九针之典而探求"蟒针"之源,我便对这门独特、奇绝之针法产生了浓厚的兴趣与无限的向往。为此,我曾详尽研读了典载九针之论以及适应证,尤其对产生于九针基础上的蟒针给予了极大的关注,并摘录了大量经典理论与实录。据《黄帝内经》记载,"九针之名,各不相形,"分镵针、圆针、缇针、锋针、铍针、圆利针、毫针、长针、大针九种,长短有 1.6 寸与 4 寸之别,形体有头大末锐、针如卵形、中身微大、锋利身薄之异,

或末如剑锋,或且圆且锐,或锋微尖梃,粗细长短各尽其用,治症相宜皆有其妙。《灵枢·热病》有曰:"偏枯,身偏不用而痛,言不变,志不乱,病在分腠之间,巨针取之,益其不足,损其有余,乃可复也。"以"长"取效,以"粗"祛病。此巨针之说,当为九针之长针、大针也,亦即后来形成的蟒针矣。随着医疗实践的丰富与积累,尤其是专长针灸治疗以后,在对各种针法有了进一步的理解与认识的基础上,我对"九针"及其应用,特别是对蟒针作了更进一步的研究,并进行了一些尝试与实践,初步掌握了一些具体手法、心法,积累了一定的经验与体会。然蟒针之奇、之绝,更在于其难,识浅者不明其理,技薄者难施其法,遍觅乡间无同道,甘苦独味难知音,发掘探险之路异常艰辛。

1993 年 11 月,全国特种针法学术经验交流大会在东北大连召开,携《对提高耳针疗效的几点看法》的科研课题及论文,我参与了交流。在会上我结识了东北名医、蟒针传承之先驱王实古先生,了解了其师从辽宁北镇大庙沙灵禅师发掘整理蟒针技法的过程,拜读了其《蟒针疗法》专著,目睹了其专场演示,并与之交流了自己的心得与看法。此次际遇,犹如打开了久封的大门,沉积多年的思路如潮之奔涌,很多断续之链一下子串在了一起并豁然畅通,尽释不解之惑,顿开茅塞之念。此后,经过多年不断地研习与实践,我的蟒针技法、蟒针之论日益成熟与丰富,蟒针疗法也成为我用之唯奇、行之特效之能。

3. **基本法则及体会**

(1)循经取穴:"经脉所通,主治所及"也。《灵枢·经脉》说"经络者,所能决死生,处百病,调虚实,不可不通","脉道以通,血气乃行",蟒针正是以输通脉道,活气血,通经络而治百病。在经络体系中,经脉里包含有奇经八脉、十二正经,络脉中含有十五大络及浮络、孙络等,蟒针循经脉取穴,故采用平刺通穴手法,沿经络运针,增强针感的传导感应与得气快感,所谓"离穴不离经","宁失其穴,勿失其经","气至而有效",从而达到扶正祛邪,调和机体,治病健身的目的。

(2)合理取穴:《黄帝内经·九针十二原》曰:"夫气之在脉,邪气在上,浊气在中,清气在下。故针陷脉则邪气出,针中脉则浊气出,针太深则邪气反沉,病显。故曰,皮肉筋脉,各有所处,病各有所宜。各不同形,各以任其所宜。"以症取穴,循脉配伍,相宜而不损,相辅而不毁,针之要也。配穴之理宜遵循阴阳表里,以痛为腧,上证下应,近区合取等原则,用蟒针长粗之性,贯通穴道,增强刺激,相互渗透、滋濡,以达气血通畅之效。

(3)开针得当:针尖入肤为开,针体皮下运行称进,拔出穴道为退。有别于毫针,蟒针体粗尖钝,故开针时须精力集中,全神贯注,气凝指端,一刺则入;针入肌肤后要因症选位,因穴择法,掌握好针尖与皮肤的角度,循经惯穴,随患者吸气动作行补泻手法,针感及灶,行针得气方竟其功。

(4)巧施针法:蟒针针法有对峙、分流、直捣、三叉、弧形、提皮等多种针法,因其针体粗长,惯穴施为,在行针时就要求更高,在选位上须格外准确。但万事有宗,行法守则,蟒针手法在于精、准、巧,所谓熟则生能,能者机变,效自应也。诚撰诀云:对峙间有距,分流须守势,直捣穴贯通,三叉位未移,狐月映天光,提皮无瘦瀛。诸如此类,施法蟒针,须有毫针之根基,更胜毫针之功力矣。

(5)补泻相宜:补泻之法,亦行针手法也。同针同法效不同,盖施法有异矣。所谓法不同则理不顺,理不顺则气不通,气不通则病欲甚,故也。人云:凡欲行针须审穴,要明补泻迎随诀,胸背左右不相同,呼吸阴阳男女别。《金针赋》也说,"须要明于补泻,才可起于倾危"。可见手法在行针治疗中起着非常重要的作用。

蟒针的补泻手法有8种,分别是:①迎随补泻,以针头从其流而顺之为补法,以针头朝其源而逆之为泻法;②吸气时下针为补法,呼气时下针为泻法;③轻提慢插或慢插不提为补法,重提快插或快插不提为泻法；④大拇指朝前，向左转为补法，大拇指朝后，向右转为泻法；⑤徐缓进针为补法，稍急进针为泻法；⑥留针时间长为补法，留针时间短或不留针为泻法；⑦弧形针法为补法，三叉针法为泻法；⑧对峙针法为补法，分流针法为泻法。

《标幽赋》说："法则如斯，巧拙在人之活"。针法繁复，妙在运用之间，错则损益，庸者无机，善则法成矣。然随机之法非一日之功所能及，非经年之研习、长久之积累方能达也。

4. 临床体会

蟒针即属九针之列，后人取其形，视其法，趋其途，归其中长针、大针一类。所以说，蟒针是以"九针"为基础而发展起来的，换句话说，蟒针的理论依据与治疗法则与毫针无异，循经取穴，左右互补，辨证施治之理亦皆相通，谓及此，实为去蟒针之迷信神秘色彩，还其真实原貌，以利于传承与发扬。但蟒针技法毕竟精绝，非相当功力难以施为。古人因其镇痛祛急之效而惜，现代可取之法甚多，则恐其难予而却用。故蟒针之技会者无多，精者寥寥，非不用，实不能也。

客观地说，蟒针之技法实有其独到之处。清代太清道士《蟒针赋》曰："粗兮长兮犹蟒虫，降妖斩魔驱邪风，惊痫癫狂痀瘫痹，针到病除显神通。"此赋极尽形象、精辟地道出了蟒针之能、之效、之威力。从其适应范围看，蟒针也几乎可以囊括所有病类病症，尤对中风、痹证、各类剧痛之症专攻且奇效，在古代，其往往充当着外科手术般的重症治疗，治验案例时有记载，神奇之说广为流传。对如此国之瑰宝岂可任其泯灭？现将平时点滴予以整理，以飨读者，以期推动这门古老且极具生命力的神奇针法，并将其发扬光大，进而弘扬民族文化，传承民族精神，造就人类幸福。

第八节　火针的临床应用

火针古称"燔针、烧针、白针、武针"，直至明清时期的一些主要书籍才统一称为"火针"。临床应用火针治疗内、外、妇、儿、皮肤、五官科等多种疾病,疗效颇佳。现将临床应用火针经验介绍如下。

1. 治疗痹证

《灵枢·官针》中指出"焠刺者,刺燔针则取痹也"。我们在临床遇痹证多用火针治疗。痹证主要表现为肌肉、筋骨、关节等部位酸痛或麻木、重着、屈伸不利,甚或关节肿大灼热等。治疗痹证多"以痛为腧",在压痛处点刺数针,或在病变局部点刺,或取病变周围穴位点刺数针,或循经取穴点刺。用中粗火针视病变部位刺入 2~5 分深,若有针眼流血或流淡黄色液体现象,则任其流出。若刺入较深,则嘱患者针后勿见水,并用无菌敷贴覆盖。据病情每周治疗 2~3 次。《灵枢·经筋》中记载有:"焠刺者,刺寒急也,热则筋纵不受,勿用燔针。"痛风在中医辨证上属热痹,但临床用火针治疗痛风,效果颇佳。多在关节红肿处用中粗火针点刺 2~3 下,深 2~3 分,然后挤压局部或拔火罐,促其血出,并嘱患者局部勿见水。

2. 治疗面部疾患

高武在《针灸聚英》中云:"人身之处皆可行针,面上忌之。"但我们多年的临床实践证明,面部可用火针,头面部善用火针可不留瘢。对面瘫、面风、重症肌无力等面部疾患,多用细火针在病变局部点刺 2~3 针,深 1~2 分,间隔 1~2 天治疗 1 次,我们认为火针尤其对上述病症中患者同时感面部发紧者,治疗效果好。

3. 治疗皮肤病

临床应用火针治疗带状疱疹、湿疹、痤疮、扁平疣、神经性皮炎、雀斑等多种皮肤病。选用针具有细火针、中粗火针、平头火针,多在病变局部点刺。对带状疱疹及神经性皮炎,选用中粗火针在病变局部点刺,同时配合拔火罐治疗。对湿疹、痤疮选用中粗火针、细火针在病变局部点刺治疗,同时配合中药及耳针、体针治疗。

4. 治疗外科病

火针可治外科痈疽疖肿、瘰疬、腱鞘囊肿、丹毒、臁疮等多种疾病。其中,应用火针治疗腱鞘囊肿效果奇佳,方法简便。用中粗火针在囊肿上点刺数针,并配合挤压及拔火罐,促使囊肿内液体流出,随后用碘伏棉球覆盖并加压包扎。隔日治疗 1 次,一般经 1~3 次治疗可愈。

5. 治疗妇科病

临床应用火针治疗乳腺增生、子宫肌瘤、外阴白斑等多种妇科疾患,尤其对乳腺增生,临床应用火针较多,多选中粗火针在乳房结块处点刺 2~3 针,深 2~3 分,间隔 2~3 天治疗 1 次,并配合体针治疗。

6. 典型医案

痛风医案

张某,男,38 岁,职工,2011 年 2 月 18 日就诊。

主诉:左足大拇指关节疼痛且肿 3 年余。患者 3 年前无明显原因出现左足大拇指关节疼痛且肿,经服秋水仙碱片治疗后,病痛消失。以后不时发病,尤其在饮酒及疲劳后易发。此次发病较以往更重,左踝关节有肿痛,经用药及针灸理疗见效不显,现行走困难。

检查:脉象弦细缓,舌质红,苔黄微腻。

中医诊断:痛痹(湿热痹阻)。

西医诊断:痛风。

治则:清热祛湿,通络止痛。

治法:火针疗法。

操作及效果:以中粗火针在肿痛处及太溪、照海穴处点刺,火针深度 3~5 分,一次当即见效,隔日 1 次,3 次火针后肿痛消失。此后用普通针刺治疗 3 次以巩固疗效,并嘱其在饮食生活方面要多加注意,后经随访,病情稳定。

面风(面肌痉挛)医案

王某,女,33 岁,工人,2012 年 9 月 18 日就诊。

主诉:右侧面肌不时抽动 3 年余。3 年前在一次劳累遇寒后发病。此后,右侧面肌不时抽动3年余。

检查:右侧下眼睑及口角处不时抽动,眼裂变小,舌淡红(舌底部紫暗),脉弦细缓。

中医诊断:面风(风寒稽留,经络阻滞)。

西医诊断:面肌痉挛。

治则:疏风散寒,熄风止痉。

治法:火针疗法。

操作:经用常规针灸方法治疗数月及中西药综合治疗效不显。后用毫火针点刺法,隔日1次,配合针灸治疗,效果明显。每周用细火针速刺抽搐点3次,共治4周(12次),抽动已完全控制,虽遇风吹寒袭,也未见抽动。

面瘫医案

王某,男,39岁,干部,2013年3月9日就诊。

主诉:两天前因乘车被风吹,继之出现右侧面部不适,口眼歪斜、露睛、流泪,吃饭时夹食露饮。

检查:口眼歪斜,露睛,流泪,脉象弦缓,舌淡红,苔薄白。

中医诊断:面瘫(风寒袭络)。

西医诊断:周围性面神经炎。

治则:祛风散寒、疏通经气。

治法:火针疗法。

操作:采用针灸常规治疗两周,病情稍有好转,但不明显,后改用每周加3次火针配合治疗,则效果出人意料,病情很快恢复,面瘫告治。

瘾疹(顽固性荨麻疹)医案

刘某,女,45岁,工人,2013年9月14日就诊。

主诉:全身起风疹块瘙痒不适2年余,加重1月。发病前有淋雨史,始则以下肢散在性风疹团高出皮肤,色淡红而痒,继则发展至全身,时瘾时现,遇风寒潮湿则加重,曾在市上数家医院用中西药治疗,见效一时,继则效果甚微,以致疹块遍及全身,瘙痒不堪。且每发常伴有微痛、便稀等交替出现。

检查:四肢及躯干见有大小不等、形状不一的风疹块,脉象弦细缓,舌淡,苔薄白微腻。

中医诊断:瘾疹(寒湿兼虚风)。

西医诊断:顽固性荨麻疹。

治则:湿寒除湿,祛风养血。

治法:火针疗法。

操作:针刺取曲池、外关、血海、足三里、风市等穴,交替治疗数次后,针刺效果则是一时,后增加中粗火针,隔日1次配合治疗,就这样又治疗两周以后,奇迹出现了,原来的症状完全消失而告愈。

腱鞘囊肿医案:

于某,女,50岁,工人,2013年就诊。

主诉:患者3年前右侧手背部处不明原因出现一小肿块疙瘩,光滑、硬无不适感,初时未加注意,后则渐渐增大,并有酸胀微痛不适感。

检查:脉象沉弦而缓,舌淡红,苔薄白微腻。

中医诊断:腱鞘瘤(痰凝气滞,血行不畅)。

西医诊断:腱鞘囊肿。

治则:疏肝理气,活血化瘀。

治法:火针疗法。

操作:以粗火针在患者病变部位,拇食指挤住肿块,迅速刺向囊肿内部,再向囊肿上下左右正中各点刺一针,用手挤压内部容物全排出,加压包扎24小时,针处不见水,只此一次而愈。

7. 临床体会

火针治疗病种繁多,临床应用火针选穴方法有:①辨证取穴:如治疗胃下垂、泄泻、阳痿、子宫肌瘤、前列腺增生等病症;②循经取穴:如治疗中风、痿证等病症;③"以痛为腧"取穴:如治疗痹证;④病变局部取穴:如治疗股外侧皮神经炎、下肢静脉曲张、面肌痉挛、面瘫等病症。

火针疗法具有针和灸的双重作用,既有针的刺激又有微热刺激,可温通经脉,调和气血,补益正气,并且具有以热引热,引气和发散之功。故不仅用于治疗痛证、寒证、虚证,也可治疗如带状疱疹、痛风等热证。研究报道以火针直接刺病位及反射点,能迅速消除或改善局部组织水肿、充血、渗出、粘连、钙化、挛缩、缺血等病理变化,从而加快循环,旺盛代谢,使受损组织和神经重新恢复。火针治疗后,除了局部的血液供应增强外,还可促进白细胞的渗出和提高其吞噬机能,进而帮助炎症的消退,并使炎症局限化。针灸的止痛作用在国际上已得到认可,火针对机体的刺激量远远大于毫针,并且火针选穴方法中常用"以痛为腧"取穴,说明火针治疗痛证对内脏牵涉痛、痛觉刺激有重叠作用,还有兴奋第二优势灶的作用,并与镇痛物质的分泌有着密切的关系。

第九节　缪刺法与体针结合治疗面肌痉挛

面肌痉挛又称面肌抽搐,为临床常见病,表现为一侧面部肌肉阵发性不自主抽动,常先发于眼眶周围的眼轮匝肌,以后抽搐范围可扩展到口轮匝肌、口角提肌、颊肌、颈阔肌等半侧面肌,引起闭眼、露齿、口角及颊部抽搐等一些习惯性动作。现代医学对本病尚缺乏特效疗法,目前一般采用对症治疗,但效果欠佳。我们在临床实践中发现,原发性面肌痉挛和周围性面瘫后遗症产生的面肌痉挛,采用缪刺法、体针相结合的方法治疗,有较为满意的疗效,现阐述如下:

一、资料与方法

1.临床资料

治疗患者共 40 例,男 16 例,女 24 例,年龄 30~65 岁,发病部位左侧者 31 例,右侧者 9 例,病程 3 天至 5 年。

2. 诊断标准

参考卫健委 8 年制规划教材《神经病学》及《三叉神经痛与面神经疾病学》。①早期多为眼轮匝肌轻微抽动,逐渐扩展至同侧其他面肌。②抽搐频率及深度不等,重者可致睁眼困难,面相变形。③不自主抽搐,可持续数分钟、数小时甚至全天持续发作,直至入眠后方能歇止。④可因疲劳、情绪激动、进食燥热食品等因素诱发或加重症状。⑤抽搐范围不超过面神经支配区域。⑥神经系统检查除面肌阵发性抽搐外,无其他阳性体征。

3. 治疗方法

①缪刺法取健侧巨髎穴,用 0.30 毫米×50 毫米针斜刺 0.5 寸左右;②体针取双侧风池、合谷、太冲、足三里、三阴交、用 0.30 毫米×50 毫米针直刺 1 寸左右;③吊针取患侧巨髎穴,用 0.30 毫米×50 毫米针刺 0.1 寸,使针呈下垂状;④若患者发病后患侧未经任何针刺治疗,则患侧不施以任何针刺;⑤留针 30 分钟,吊针不做任何行针手法,余穴每 10 分钟行针 1 次,每次 1 分钟;实证:足三里、三阴交平补平泻法,余穴行泻法。虚证:足三里、三阴交、合谷、太冲行补法,余穴行泻法。⑥10 天为 1 个疗程,间隔 2~3 天后行下 1 个疗程治疗。

二、疗效标准及结果

1. 疗效标准　参考《中医病症诊断疗效标准》

(1)治愈:痉挛症状完全消失。

(2)显效:外部刺激可引起面肌轻度颤动。

(3)改善:面部抽搐颤动的频率过程有所下降。

(4)无效:痉挛症状未见减轻甚至加重。

2. 治疗结果

共治疗 40 例,最长治疗 5 个疗程,最短治疗 7 天,结果痉愈 11 例,显效 21 例,好转 6 例,无效 2 例,总有效率 95.00%。

三、典型医案及疗效

医案1

庞某,男,32 岁,2014 年 3 月 10 日初诊。

主诉:2 年前无明显诱因患周围性面瘫,患病部位为面部左侧,针刺(取穴以患侧为主)、中药(具体药物不详)治疗 1 月后,左侧口眼歪斜症状基本消失,但左侧眼睑始发不自主瞤动,后逐渐发展为左侧眼睑、面颊、口角一起抽动。曾服西药卡马西平、中药(具体药物不详),并配合针刺治疗(取穴以患侧面部为主)1 年余,无明显效果后停止治疗,近期因工作劳累而病情加重,故前来就诊。

检查:左侧眼睑、面额及口角不自主抽动,全天发作,直至入眠后方能歇止。发作时每分钟抽动 30 ~ 40 次,纳可,二便可,情绪抑郁,余未见明显异常,舌胖苔薄白,脉弦滑。

取穴:双侧风池、合谷、大冲、足三里、三阴交、巨髎穴。

操作:双侧风池、合谷、太冲、足三里、三阴交,用 0.30 毫米 ×50 毫米针直刺 1 寸左右;右侧巨髎穴,用 0.30 毫米 ×50 毫米针斜刺 0.5 寸左右,左侧巨髎穴,用 0.30 毫米 ×50 毫米针刺 0.1 寸,使针呈下垂状。每次留针 30 分钟,每 10 分钟行针 1 次,足三里、三阴交平补平泻,余穴行泻法。吊针不做任何行针手法。针 3 次后,面部抽动频率明显减缓,继续治疗 3 个疗程,面部痉挛症状基本完全消失,随访至今未复发。

医案2

王某,女,65 岁,2014 年 3 月 17 日初诊。

主诉:3 天前无明显诱因左侧眼轮匝肌轻微抽动,伴左侧面颊偶发性抽动,每日发作 3 ~5 次,每次不自主抽动频率 2 ~6 次不定。

检查:纳可,二便调,口干口渴,发病后未行任何治疗,舌红苔少,脉细数。

取穴:双侧风池、合谷、太冲、足三里、三阴交、右侧巨髎穴。

操作:双侧风池、合谷、太冲、足三里、三阴交,用 0.30 毫米 × 50 毫米针直刺 1 寸左右;右侧巨髎穴,用 0.30 毫米 × 50 毫米针斜刺 0.5 寸左右;每次留针 30 分钟,每 10 分钟行针 1 次,足三里、三阴交、合谷、太冲行补法,余穴行泻法。针 3 次后,面部抽动基本消失,继续治疗,共针 7 次,面部痉挛症状完全消失,随访至今未复发。

四、临床体会

面肌痉挛属于中医学"面风"筋惕肉瞤症范畴,其病机为阴亏血少,筋脉失养或风寒之邪上扰头面,致经气不通,筋脉收引,面部肌肉拘挛跳动。

现代医学将本病分为原发性和继发性两种,原发性病因不明,继发性病因明确,目前可以查到的病因有:面神经受到轻微压迫和刺激,如发生小脑桥脑角蛛网膜炎、肿瘤、血管畸形或小脑前下动脉分支异位、硬化压迫等,有的患者继发生于周围性面神经麻痹或损伤之后。本病可因过度疲劳、精神紧张、情绪激动等因素而加重,发作时无疼痛,入睡后抽搐停止。

西医对本病的治疗主要有口服卡马西平、A 型肉毒素肌肉注射、射频及微血管减压术等,临床效果欠佳,且有一定的不良反应。我们在临床实践中发现,像面肌痉挛这样以局部组织兴奋为特点的疾病,治疗时远端取穴效果优于近端局部取穴,我们把这总结为"动者取远"。面肌痉挛,患侧肌肉组织处于兴奋状态,不宜再行针刺加强刺激。故发病后患侧未经任何针刺治疗者,则不施以任何针刺,仅远取健侧巨髎穴熄风止痉。但若患侧已行针刺,除取健侧巨髎外,还需用吊针在肌肉痉挛处(患侧巨髎穴)浅刺 0.1 寸,轻微刺激患侧,通过吊针的重力作用,使痉挛的肌肉处于疲劳状态,促使紧张的肌肉放松,抑制其兴奋,引邪外出。除此之外,我们依照"动者取远"的原则,远取风池、合谷、太冲,祛风散寒通络、镇肝熄风止痉,足三里、三阴交益气通络,补血养阴。风寒得去,阴虚得补,经脉气血畅达,经筋得养,则痉挛自止。

第十节　强直性脊柱炎的诊治体会

1. 疾病概述

强直性脊柱炎是以骶髂关节、脊柱关节病变为主要症状的慢性全身性疾病,以下腰痛、脊柱疼痛、僵硬、活动不灵、晚期强直为主要表现,发病多在青壮年,男性多见,且一般较女性严重。典型病 X 线示骶髂关节明显破坏,后期脊柱呈"竹节样"变化。

临床表现:①起病隐匿,可有发热、厌食、乏力、体重下降和轻度贫血;②下腰痛伴有僵硬是临床常见的表现,疼痛以骶髂关节附近为重,涉及臀部,数月后双侧骶髂关节受累,伴有僵硬,随着病程发展到骶髂关节僵直;③脊柱僵硬,活动受限,常由下腰向上发展,可发展至胸椎,严重者胸椎后凸,驼背畸形,眼不能平视;④胸椎广泛受限,肋椎关节受累僵直,胸廓受限,肺通气功能减退。⑤四肢关节、肩、髋、膝、踝关节受累,"4"字实验阳性。⑥足跟痛和其他肌腱附着点疼痛肿胀。

2. 诊断标准

(1)临床标准:①腰痛、僵硬 3 个月以上,活动后疼痛改善,但休息后不缓解。②腰椎屈伸和侧屈活动受限。③胸廓扩展范围小于同年龄和同性别的正常人。

(2)放射学标准:双侧骶髂关节炎≥2 级或单侧骶髂关节炎 3 ~ 4 级。

符合上列放射学标准和 1 项以上临床标准,即可确诊。

3. 辨证施治

强直性脊柱炎属中医文献记载的"痹证""大偻""骨痹""肾痹"范畴。《素问·长刺节论》曰:"病在肾,骨重可举、骨髓酸痛、寒气至名曰骨痹。"发病与正气不足,感受外邪,经脉运行不畅,气血运行受阻有关。病程日久,累及肝肾,临床常见有湿热痹阻、寒湿痹阻、肝肾亏虚等证型。

（1）湿热痹阻型:腰骶痛,髋、膝、踝、腕关节红肿热痛,关节屈伸不利,伴发热,口干,舌红,苔黄腻,脉象滑数。

治则:清热祛湿、通络止痛。方用三妙散加减。

处方:苍术15克,黄柏6克,川牛膝10克,薏苡仁20克,忍冬藤20克,防己12克,木瓜12克,苦参12克,秦艽10克,生地15克。发热加柴胡10克,黄芩10克;关节痛甚加全虫6克,蜈蚣1条(去头足)。

（2）寒湿痹阻型:腰骶、脊背酸楚疼痛,屈伸不利,伴僵硬和沉重感,遇寒加重,转侧不利,或伴双膝冷痛,舌质淡,苔白,脉沉紧。

治则:散寒除湿,温经通络。方用乌头汤和葛根汤加减。

处方:制附子6克,羌活12克,桂枝12克,秦艽12克,葛根15克,当归12克,川芎10克,海风藤15克,干姜10克,赤白芍各10克,甘草6克。寒邪偏重加细辛3克,川乌6克;关节肿胀加苍术10克,薏苡仁15克;关节痛甚加全虫6克,蜈蚣1条(去头足);腰脊痛甚加狗脊10克,怀牛膝10克。

（3）肝肾亏虚型:腰骶、脊背、髋部关节酸痛,屈伸不利,双膝酸软乏力,肌肉消瘦,舌淡,脉沉弱。

治则:补益肝肾,祛痹通络,方用金匮肾气丸和芍药甘草汤加减。

处方:熟地20克,山萸肉15克,山药15克,丹皮10克,泽泻10克,枸杞10克,云苓10克,制附子6克,桂枝12克,川牛膝15克,补骨脂15克,秦艽9克,细辛3克,川芎12克,白芍15克,甘草9克。阴虚火旺,口燥咽干,加知母10克,黄柏5克;阳虚胃寒肢冷、腿脚酸软明显,加大桂枝量,加巴戟天15克;腰背酸软无力者,加鹿角胶12克,狗脊15克,续断15克。

注:①以上诸方均以水煎,早晚服。

②针灸治疗本病有独到的疗效,限于篇幅而省略,在下列医案中,有针灸治疗的具体内容。

4. 典型医案及疗效

医案 1

李某,男,14 岁,学生,宝鸡西山凤阁岭人。于 2012 年 3 月 4 日初诊。

主诉:腰、髋关节疼痛半年,加重 3 个月。患者 6 个月前因感受风寒,出现腰髋部疼痛酸胀不适,开始在当地用中、西药治疗无明显效果,反而日渐加重而停学,后来到本院儿科诊治,转来针灸专家门诊治疗。

检查:腰椎曲度改变,双侧骶髂关节压痛、叩击痛,"4"字试验(+),骨盆挤压试验(+),经 X 线骨盆片、血沉、抗"O"等化验检查,确诊为"强直性脊柱炎",后经核磁共振复查确诊。初诊舌质淡,苔薄白微腻,脉象弦缓,腰骶、脊背酸楚冷痛,屈伸不利,伴僵硬和沉重感,转侧不利。证属寒湿痹阻型。

治则:散寒除湿、温经通络。

治法:中药方乌头汤和葛根汤加减 + 针灸 + 火罐 + 远红外照射。

处方:羌活 15 克,制附子 6 克,桂枝 15 克,当归 15 克,川芎 12 克,海风藤 15 克,乳香 6 克,木香 9 克,赤白芍各 10 克,干姜 10 克,细辛 3 克,川乌 10 克,茯苓 10 克,薏苡仁 20 克,甘草 6 克。水煎早晚服。煎药渣可热敷重点患处。

针灸:取督脉、足太阳膀胱经之俞穴,大椎、大杼、肾俞、命门、腰阳关、次髎、环跳、秩边、阳陵泉、悬钟、昆仑透太溪,交替取穴,艾灸、拔罐、远红外照射酌情配合选用。留针 30 分钟,平补平泻法,每天 1 次,10 次为 1 疗程,休息 5 天,然后再进行下一疗程。

疗效:经用以上方法针、药治疗 5 天后,病情好转,1 个疗程后,关节疼痛减轻,因患者还在上学,不便连续针灸治疗,只好停一段针灸而带药回家服用,间隔一段时间再来进行针灸药物配合治疗。就这样不间断地针灸、药物综合应用近 10 个月,其腰背、髋关节疼痛完全消失,活动范围如常,恢复正常的学习和生活,患者和家长感激不尽。两年后随访多年无复发。

医案 2

郭某,女,38 岁,法籍华裔,于 2015 年 6 月 8 日前来就诊。

主诉:患者两年前不明原因出现下腰痛,双骶髋部酸困无力,在法国服西药和康复理疗等治疗,效果不显,直至不能站立行走,上床、坐轮椅均需人搀扶,平时在房子走动离不开双拐杖。后经人介绍来到宝鸡,就诊时用轮椅推来。

检查:患者腰椎曲度改度,双侧骶髂关节压痛、叩击痛,"4"字试验(+),骨盆挤压试验(+),经 X 线片和化验结果,确诊为"强直性脊柱炎",后经核磁共振复查确诊。患者舌质黯淡,脉象弦细,腰骶、脊背、髋部酸痛、双膝酸软乏力,僵硬重着,屈伸不利,肌肉消瘦,皮肤弹性差,面色淡,少华,证属肝肾亏虚型。

治则:补益肝肾,祛痹通络。

治法:中药方金匮肾气丸和芍药甘草汤加减 + 针灸 + 火罐 + 远红外照射。

处方:熟地 20 克,山萸肉 15 克,山药 15 克,丹皮 10 克,赤白芍各 10 克,泽泻 10 克,茯苓 10 克,制附子 6 克,肉桂 6 克,怀牛膝 15 克,枸杞 10 克,补骨脂 15 克,甘草 6 克。水煎早晚服。

针灸:取督脉、足太阳膀胱经之俞穴、大椎、大杼、脾俞、肾俞、命门、腰阳关、次髎、环跳、阳陵泉、昆仑透太溪、悬钟,交替取穴,同时配以艾灸,运红外照射、火罐等据情选用,留针 40 分钟,针以补法,每天 1 次,10 次 1 疗程,间休 3～5 天,然后进行下一疗程。

疗效:经用上方针药治疗,1 周内其病情日渐好转,两周后,可以站立小走,从轮椅上下来上床不费力,原关节疼痛处基本消失,患者高兴异常,继续治疗 40 余天,面色荣润,气力充足,下腰痛、腰骶酸困、腿软等诸症悉除,行走如常,又稍加巩固后返回法国,患者十分满意,临走时写感谢信并赠送"妙手神针医百病、德艺双馨传四方"锦旗一面。

5. 按语

中医学中没有强直性脊柱炎的病名,本病属中医的"腰痛""痹证"等范围。中医认为本病主要因先天禀赋不足,素体阳虚,风寒湿六淫之邪乘虚侵入,正气不能抗邪,邪胜正衰,深入气血经络,留恋骨骼、关节,侵犯脊柱;或外伤劳损,损伤经脉,气滞血瘀,气血运行不畅,瘀血阻滞脊柱脉络。总之,本病多因素体阳虚、肝、脾、肾不足,督脉亏虚为内因;风寒湿邪、淤血阻滞,相互胶结为外因。内外结合,互为因果而致病。

医案 1 患者因阳气不足,督脉失养,则寒湿之邪乘虚侵犯督脉腰脊,致寒湿凝滞,气血运行不畅,邪胜正衰,瘀血阻滞脉络,不通则痛,故见腰骶部疼痛,屈伸不利,伴僵硬和沉重感,转侧不利。症属寒湿痹阻型。故治疗以散寒除湿,通经活络为原则,中药方用乌头汤和葛根汤加减,针刺以取督脉、足太阳膀胱经经穴为主,同时配以艾灸、拔罐、远红外照射等,据情选用,可散寒除湿,温经通络,以达痊愈的目的。医案 2 患者病因不明,但舌质黯淡,脉象弦细,腰骶酸困疼痛,屈伸不利,肢体乏力,肌肉消瘦,皮肤弹性差,面色淡,少华,多考虑肝肾亏虚,气血不荣。肝主筋,肾主骨,痹证日久,邪气羁留,肝肾亏虚,以致筋骨失于荣养,症属肝肾亏虚型。故治疗以补益肝肾,祛痹通络为原则,中药方用金匮肾气丸和芍药甘草汤加减,针刺以取督脉,足太阳膀胱经经穴为主,同时配以艾灸,远红外照射、火罐等据情选用。以达补益肝肾、祛痹通络、疾病痊愈的目的。

中药、针灸是当前治疗本病的有效途径,只要早期诊治、辨证治疗准确,便可取得满意的疗效,但若出现脊柱弯曲畸形,则疗效不佳;患者需要注意防寒保暖,避免过度劳累;患者要适当参加体育锻炼,防止脊柱弯曲畸形。

第四章 典型医案

第一节 特长专病医案

1. 眩晕(梅尼埃病)

歌曰:肝肾阴虚眩晕作,视物旋转坐舟车,二太内关与神门,肝肾二俞晕听穴。

郝某,女,56岁,1999年10月20日就诊。

主诉:间断性头晕5年余,再发5天。

病史:患者5年前无明显诱因突然出现头晕,视物旋转,如坐舟车,不能站立,卧位闭目症状略有缓解。伴有恶心,耳内有轻微蝉鸣声,未呕吐。经外院五官科检查,诊断为梅尼埃病,经住院治疗(具体不详),症状缓解。此后,间断发作,持续时间长短不一。本次于5天前因劳累后眩晕再次发作,视物旋转,不能转侧活动,恶心未吐,耳鸣如蝉鸣,心烦乏力,纳差,二便自调,夜休差。

检查:患者神志清,精神萎靡,面色无华,舌质红,苔薄,脉弦细。

中医诊断:眩晕(肝肾阴虚)。

西医诊断:梅尼埃病。

治则:滋补肝肾,育阴潜阳。

治法:针刺治疗。

取穴:晕听区、肝俞 、肾俞、太溪、太冲、神门、内关。

操作:晕听区双手夹持进针刺入帽状腱膜下,达到该区的应用长度后,快速捻转每分钟200转,捻转2~3分钟,留针40分钟,中间行针两次。背俞穴沿皮斜刺(双侧),留针15分钟,余穴常规直刺。

效果:针第1次后症状有所好转,2次后症状明显减轻,治疗3次症状基本消失。此后,仅轻微眩晕1次,针10次后眩晕未再发,余症消失。1年后随访无复发。

按语:眩晕是以头晕目眩,视物旋转为主要症状的病症。眩是眼前发黑,晕即头晕,二者常同时并见,故称眩晕。轻者闭目即止,重者如坐舟车,旋转不定,不能站立,或伴有头痛、项强、恶心呕吐、眼球震颤、耳鸣耳聋、汗出、面色苍白等,甚则仆倒;多有情志不遂、年高体虚、饮食不节、跌仆损伤等病史。本病虚者居多,阴虚则肝风内动,血少则脑失所养,精亏则髓海不足,均可导致眩晕。眩晕与头痛可单独出现,亦可同时互见,头痛有外感、内伤之别,眩晕有虚实之分。虚证多见于:肝肾阴虚、肝风内动;气血亏虚,清窍失养;肾精亏虚,脑髓失充。实证则多由痰浊阻遏,升降失常;痰火气逆,上犯清窍;瘀血停着,痹阻清窍而成。各种病因病机之间,可以相互影响,相互转化,形成虚实夹杂,或阴损及阳,阴阳两虚之证。本病病位在清窍、与肝、脾、肾三脏关系密切。正如《素问·至真要大论》中曰"诸风掉眩,皆属于肝",《丹溪心法·头眩》中曰"无痰不作眩",《金匮要略》中曰"心下有痰饮,胸胁支满目眩"。现代医学的颈椎病、高血压、低血压、低血糖、动脉硬化、贫血、神经衰弱、梅尼埃病、椎基底动脉供血不足等病均属此范畴。

眩晕之治疗,最主要是辨证准确,才能确定正常的治疗方案,其辨证要点:①辨相关脏腑:眩晕病在清窍,但与肝、脾、肾三脏功能失调密切相关。肝阳上亢之眩晕兼见头胀痛、面色潮红、急躁易怒、口苦脉弦等症状;脾胃虚弱,气血不足之眩晕,兼见纳呆、乏力、面色㿠白等;脾失健运,痰湿中阻之眩晕,兼见纳呆呕恶、头痛、苔腻等症;肾精不足之眩晕,多兼见腰膝酸软,耳鸣如蝉等症。②辨标本虚实:

凡病程较长,反复发作,遇劳即发,伴双目干涩,腰膝酸软,或面色㿠白,神疲乏力,脉细或弱者,多属虚证,由精血不足或气血亏虚所致;凡病程短,或突然发作,眩晕重,视物旋转,伴呕恶痰涎,头痛,面赤,形体壮实者,多属实证。治疗当以补虚泻实,调整阴阳为原则。虚证当滋养肝肾,补益气血,填精生髓;实证当平肝潜阳,清肝泻火,化痰行瘀。

本例患者为老年女性,眩晕久发不止,肝肾阴虚,髓海不足,脑窍失其所养发为眩晕。取背部肝俞穴与肝经原穴太冲以育阴潜阳。背部肾俞穴与肾经腧穴太溪以益肾滋阴,使髓海得充,脑窍得养,眩晕得止。取神门、内关以宁心安神,除烦清心,晕听区定眩止呕。

眩晕病因病机种种,中西医治疗本病的方法也很多。西医治疗主要对缓解急性期症状疗效显著,但对反复发作的病症则疗效不显。针灸治疗本病效果较好,但一定要辨证施治,一要辨标本缓急,二要求因治本。分别从平肝潜阳,清泻肝胆,健脾除湿,化痰调中,益气升阳,滋阴补血,滋补肝肾,育阴潜阳着手,方能取得满意的效果。眩晕有可能进一步发展为中风,故有"眩晕者,中风之渐也"之说。故应积极治疗,严密监测血压、神志、肢体肌力、感觉等方面的变化,以防病情突变。要嘱患者忌恼怒急躁,忌食油腻、肥甘、醇酒、辛辣,节房事,适当增加活动锻炼。血压高者,要按时服药,控制血压;颈椎病者,要选择适当的睡眠体位,避免长期伏案工作。

2. 胃缓(胃下垂)

歌曰:脾虚气陷胃下垂,健脾益气宜升提,两组穴位多灸补,莫忘三元磁极针。

王某,性别,女,年龄,35 岁,营业员,于 1997 年 3 月 19 日前来就诊。

主诉:脘腹坠胀疼痛,伴纳呆嗳气两年余。

病史:患者两年来,自感胃部不适,胀满下坠,饭后尤甚,平卧减轻,纳差嗳气,大便时稀时秘,头晕乏力。经中西药治疗,效果不佳,身体逐渐消瘦。自以为患肝病,做各项检查均正常。1997年2月27日做X线钡餐摄片示:胃底部在骶髂连线下12厘米。

检查:患者精神萎靡,形体消瘦,面色黄而无泽,胸口凹下(舟状腹),脉象弦细缓,舌质淡红,苔薄白。

中医诊断:胃缓(脾胃虚弱、中气下陷)。

西医诊断:胃下垂。

治则:健脾和胃,升阳益气。

治法:采用三元牌磁极针针刺,加艾灸或拔罐治疗。

取穴:分两组,①主穴:中脘、胃上穴。配穴:足三里、气海。②主穴:胃俞、百会。配穴:脾俞、肾俞。

操作:补法。均采用三元牌磁极针。主穴用S极针,配穴用N极针。第一组:中脘(直刺1.5~2寸,也可透向下脘),感应:上腹部有抽胀沉重感。胃上穴(下脘旁开4寸,沿皮向脐中或天枢穴方向横刺2.5~3.5寸),感应:腹部发胀,脐部抽动,胃部有收缩感。足三里(直刺或向上斜刺,进针1.5~2寸),感应:酸胀感向下扩散至足背,向上扩散至膝上。气海(直刺1~1.5寸,也可透关元),感应:局部酸胀抽,可扩散至外生殖器。第二组:胃俞(微斜向椎体,进针1~1.5寸),感应:局部酸胀麻抽搐感。脾俞(同胃俞穴针法),百会(横刺向前进针0.5~1寸),感应:局部胀痛感或沉麻胀痛感向前额部传导。上列两组穴位,每日1组,交替针刺。对中脘、胃俞、气海穴除针刺外,可加用艾灸或拔罐,百会温针灸,留针30分钟,10次1疗程。第一疗程每日针治1次,第二疗程间日针灸1次,疗程间隔5~7天,并结合功能训练:①腹式呼吸法;②仰卧起坐法;③上肢运动法。以上锻炼按次序并根据患者情况选择锻炼方式或次数,以不疲劳为度。

效果:用上方针刺3次后,头昏、腹胀痛减轻,针10次后,食欲、精神、腹胀大好转。针15次后,症状基本消失,针20次后,诸症悉除,体重大增,经X线钡餐复查,胃位已回复到正常位置。

按语:胃缓(胃下垂)是指由于膈肌悬力不足,支撑内脏器官韧带松弛,或腹内压降低,腹肌松弛,不能使胃固托于原来的位置上,以致直立时胃的下极(大弯)抵达盆腔,胃小弯的最低点降到髂嵴连线下方5厘米或更下的位置,伴有排空缓慢的一种病症。其特点是,腹胀饭后加重,平卧减轻,不规则胃痛,偶有便秘或腹泻。多因长期饮食失调,或因劳倦太过等,使中气亏虚,脾气下陷,肌肉瘦削不坚,升举无力,以致胃体下垂,以脘腹坠胀作痛,食后或站立时为甚类疾病。病者多为瘦长体形,常伴有心悸、乏力及直立性低血压等症状。

现代医学称本病为胃下垂、胃无力症等。认为本病的发生,分先天和后天两种。先天性胃下垂主要是腹内脏器支持韧带松弛所致,大多是内脏全部下垂;后天性下垂多由极度消瘦,腹肌张力消失,腹壁紧张度发生变化所致。本案胃下垂属脾胃虚寒,中气下陷,升举无力发为胃缓。故用磁极针治疗较一般针刺易出现得气感,且集针刺与磁疗于一体,较一般针灸治疗效果好。中脘者,六腑之会,胃之募穴也,能补脾健胃,温中理气;足三里乃胃之合穴,合治内腑,有升清降浊,培补后天,益气升阳之功;百会穴为三阳五会之穴,能提气益神,升阳固脱,为治疗人体脏器下垂之要穴;脾胃二俞以和中焦而调升降;胃上穴(又名攀登穴)健脾益胃,升举下陷,专治胃下垂而命名。利用透刺法旨在一针贯数经或数穴,以起到沟通经气,疏通气血,互补互滋的作用。诸穴相配,共奏升阳举陷,益气温中,健脾和胃之功。

胃缓患者,腹肌多不发达,一般都缺乏锻炼,如在针灸治疗的同时,配合功能锻炼,则对提高和巩固本病疗效具有重要意义。治疗期间,亦应注意饮食宜忌,要少量多餐,多进流食,切忌饮食过量和生冷;在针刺过程中,凡得气快、针感强者疗效较好,对个别患者针后有疲乏感,或老年体弱的,则采用多灸少针的主法效果较好。

3. 呃逆(单纯性膈肌痉挛)

歌曰:呃逆连年反复发,胃火而致气上逆,天突膈俞内关刺,公孙天枢三里配。

赵某,男 ,32 岁,干部,于 2002 年 11 月 8 日前来就诊。

主诉:反复间断性呃逆 3 年,再发 5 天。

病史:患者 3 年前因酒后突然出现呃逆不止,胃部不适,恶心,未吐,不能进食。饮热饮,按压穴位,症状无缓解,行针刺治疗症状略有缓解,后口服中药(具体不详),症状逐渐消失。此后,每因饮食不节,或饮食生冷则呃逆发作,再服中药则稍能缓解。本次于 5 天前,由于饮食不当,再次出现上述症状时特来求治。

检查:患者呃逆频频,呃声洪亮,口中有异味,胃脘部不适,纳差,大便干,小便黄,舌红,苔黄微腻,脉滑数。

中医诊断:呃逆(胃火上逆)。

西医诊断:单纯性嗝肌痉挛。

治则:清降泻热,和胃降逆。以足阳明胃、手厥阴心包经穴为主。

治法:针刺加电疗仪治疗。

取穴:天突、膈俞、内关、足三里、天枢、公孙。

操作:以泻法为主。留针 30 分钟,加电疗仪带电。

效果:针后呃逆立止,巩固治疗 5 次,半年随访无复发。

按语:呃逆俗称打嗝,是指胃气上逆动膈,以致气逆上冲,喉间呃呃连声,声短而频,连续或者间断发作,难以自制为主要临床表现的病症。本病可单独发生,也可为其他病的兼证。呃逆是膈肌痉挛,是由迷走神经和膈肌神经受到刺激,使膈肌产生间歇性收缩运动,喉间呃逆连声,短而不能自制,持续时间不定,正常人在饮水进食、饮酒后受到冷刺激,或激动兴奋等情况下发生呃逆,一般轻微可不治而愈,若呃逆频繁而持续发作,应考虑是在病理情况下发生的。仅有少数功能性的称为神经性呃逆。如连续发作数天不能停止,影响休息睡眠的可称为顽固性呃逆。现代医学的单纯性膈肌痉挛及其他疾病,如胃肠神经症、胃炎、胃扩张、胃癌、胸腹腔肿瘤、肝硬化晚期、脑血管病、尿毒症、食道等疾病引起的膈肌痉挛,胸腹腔手术后引起的呃逆均属此范畴。

呃逆的病位在膈,基本病机是气逆动膈。凡上、中、下三焦诸脏腑气机上逆或冲气上逆均可动膈而致呃逆。如上焦肺气或虚或郁,肃降失常;中焦胃气失于和降,或胃肠腑气不通,浊气上逆,或肝气郁结,怒则气上;肾不纳气,虚则厥逆等均可动膈而致呃逆。而临床上以饮食不当、情志不畅、过食生冷或突然寒冷空气刺激引发的呃逆最为常见。临床辨证时当分清其寒、热、虚、实。对于寒证多用灸法(或拔火罐)以温阳,热证多用针刺以泻热,虚证当用补法,实证当用泻法。

采用针灸治疗本病,效果可靠,可起到立竿见影的疗效,且治后不易复发。针刺治疗呃逆的关键在于辨证准确,手法得当。本案患者是由于反复饮酒,饮食不节所致。虽然表现为呃声洪亮,大便干,小便黄,舌红,苔黄,脉滑数。但因患者病情迁延日久,不但有湿热内盛,阳明腑实之证,而且有胃气不足,运行不畅之证。故治疗取足太阴脾经之络穴公孙、大肠经募穴天枢以泻其阳明腑实之火,足阳明胃之下合穴足三里以行气和胃,共同达到和胃降逆之功效。天突为任脉与阴维脉之会,取之和胃降逆。内关宽胸利膈,膈俞利膈镇逆。共同达到清降泻热,和胃降逆之功。

呃逆是临床常见病和多发病,单纯性轻症呃逆可采用刺鼻取嚏、大惊法、控制呼吸、饮热饮等方法控制。对于顽固性呃逆病程较短的实证,针灸治疗效果较为显著,但对于虚证病程较长的患者则疗效较差。所以治疗一定要辨证治疗,对症取穴,并要持之以恒,坚持治疗。另外,还可采取耳针及皮内埋针的方法。对于其他疾病继发顽固性呃逆的患者,久病体虚,气机紊乱,胃气上逆冲喉,是这类呃逆发生的主要原因。故在针刺治疗时,手法宜轻柔,配合病因治疗,待气机调畅,冲逆之气下行,呃逆自止。急重症患者出现呃逆,可能是胃气衰败、病情转重之象,应加以注意。

4. 中风(左基底节区脑梗死)

歌曰:肝阳化风入于脑,挟火挟痰壅清窍,舌强语謇半身瘫,口歪流涎针之效。

牛某,男,67岁,干部,于1994年3月12日前来就诊。

主诉:右侧肢体活动不灵伴语蹇4月。

病史:患者4个月前,因劳累突然出现右侧肢体活动不灵,吐字不清,未摔倒,无头痛、恶心及二便失禁等症。被诊断为脑梗死(具体治疗不详),症状较前好转。但仍感右侧肢体活动不灵伴语謇,患肢肿胀麻木,纳差,大便干,口角歪斜。既往有高血压病史3年,否认冠心病、糖尿病史。

检查:血压160/100mmHg,口角右歪,伸舌偏斜,心肺腹部无异常。右侧肢体肌力3级,肌张力增高。巴宾斯基征(+),生理反射存在,余病理反射未引出。舌红,苔黄腻,舌下紫暗,脉弦滑。

中医诊断:中风(肝阳上亢,痰热阻滞)。

西医诊断:左基底节区脑梗死。

治则:滋阴潜阳,化痰通络。

治法:体快针配合头皮针治疗。

取穴:头针运动区、足运感区均取左侧;体针:廉泉、肩髃、治瘫2、曲池、合谷、足三里、丰隆、太冲、太溪。

操作:头针用28号毫针沿皮20度角斜刺,留针30分钟,其间捻转2次,每次3分钟,200转/分。体针穴位用快针,即刺即取,平补平泻,得气不留针。头针时配合活动患肢。每日1次,10次1疗程。

效果:治疗1个疗程后,患者肢体活动较前明显好转,肌力可达4级,语言较清晰。连续治疗2疗程,巩固治疗1疗程后,语言流畅,上肢可对抗部分阻力,下肢行走较自如,临床痊愈。

按语:中风又称脑卒中,指猝然昏仆,不省人事,或突然口舌歪斜、半身不遂、肢体麻木、言语謇涩或不语为主症的病证。关于中风的病因,在唐宋以前均以外风为主要因素,金元时期,刘河间主火,李东垣主气,朱丹溪主湿(湿生痰,痰生热,热生风),元代王履将中风分为真中风、类中风两种。《医经溯回集·中风辨》曰:"殊不知因于风者真中风也,因与火、因于气、因于湿者类中风也。"在辨证方面按病情轻重分为中络、中经、中腑、中脏四个类型。《金匮要略·中风历节病脉证病》曰:"邪在络,肌肤不仁;邪在经,即重不胜;邪入于腑,即不识人;邪入于脏,舌即难言,口吐涎。"对猝然昏倒、不省人事者,又有闭证和脱证的区别。见《伤寒论·太阳病·脉证病治》中:"太阳病,发热、汗出、恶风、脉缓者名为中风。"这是外感风邪客于肌表之太阳表虚证,非真卒中之中风也。

按照中风证的轻重分为中络、中经、中腑、中脏四种。中络:病在络脉,出现口舌歪斜、肌肤麻木等证,或伴有头晕、头痛等证。中经:病在经脉,必昏倒而出现半身偏瘫、手足麻木、口多痰涎、言语不利、脉多弦滑等证。中腑:中风证候类型之一,猝然昏倒,醒后出现半身不遂、口舌歪斜、语言困难、痰涎壅盛、不能言语、二便失禁或闭阻等证。中脏:中风证候类型之一,临床以突然昏倒、不省人事为特征,分为闭证和脱证两类,闭证又分为阳闭、阴闭。阳闭:突然昏迷、牙关紧闭、面赤气促、两手握固、痰声辘辘、二便闭结、舌苔黄腻,甚则舌卷缩、脉弦滑而数。阴闭:突然昏迷、牙关紧闭、两手握拳、面白唇紫、痰涎壅盛、四肢厥冷、舌苔白腻、脉沉滑。脱证:深度昏迷、目合口开、鼻有鼾声、呼吸微弱,或两手撒开、遗溺、大汗淋漓、汗出如油、舌淡、苔白润、脉细弱。

中风多是在长期内伤积损的基础上,因劳逸过度、情志不遂、饮酒、饱食或外邪侵袭等诱因,导致脏腑阴阳失调,气血运行受阻,肌肤筋脉失于濡养;或阴亏于下,肝阳暴张,阳亢风动,血随气逆,夹痰夹火,横窜经脉,气血逆乱直冲犯脑,导致脑脉痹阻或血溢于脑脉之外,从而发生忽然昏仆、半身不遂等诸症。

现代医学称中风为脑血管病,分出血性和缺血性两大类。本案患者为缺血性脑血管病,因年高体衰,阴阳失调,气血逆乱,肝风挟痰挟热上冲脑窍而发病。痰热瘀为标,肝肾虚为本,故治疗滋阴潜阳熄风,化痰活血开窍。取头针运动区和足运感区以调治脑源性疾病,取手足阳明经穴以调气血,通经脉,更配丰隆、廉泉以化痰开窍。头、体针结合,相得益彰。

针灸治疗中风疗效满意,尤其对中风恢复期,要尽早采用针灸治疗,但在急性期需根据头颅 CT 检查,积极采取综合治疗措施。40岁以上有中风先兆的患者,需积极预防中风的发生,合理膳食,生活规律,调畅情志。要指导患者进行康复训练,并嘱患者加强肢体功能锻炼,促进病情早日康复。

5. 面风(面肌痉挛)

歌曰:面风病位在阳明,风寒外袭肝风动,两组四穴交替用,火针点刺有奇功。

李某,女,31 岁,工人,于 1998 年 9 月 18 日前来就诊。

主诉:左侧面肌抽搐 3 年。

病史:患者 3 年前常在野外做工,一次劳累遇寒后,头痛、恶寒、面部拘紧,自服感冒止痛剂后,头痛恶寒证解除,唯左侧上下眼睑和颧部时有抽动,始则未加注意,继后常有抽动,遇寒或见风吹抽搐尤甚。曾在市某医院诊为面肌痉挛。各种检查均无异常,经中西药及针灸封闭等治疗,见效一时,随即又发。面部抽动逐渐加重,口角、上唇处也抽动频繁,经常心烦、失眠。为此辞掉原野外工作,自行经商,但每日均有发作,月经期、疲劳及精神紧张时,抽动亦加重。3 年来,辗转就医病情未能缓解。后经以前治愈的患者引见来本院针灸门诊治疗。

检查:上下眼睑及口角部不时抽动,眼裂变小,舌淡红,苔薄白,脉弦缓。

中医诊断:面风(风寒稽留,经络阻滞)。

西医诊断:面肌痉挛。

治则:温经散寒,养血疏经,熄风止痉。

治法:针刺 + 细火针 + 远红外照射治疗。

取穴:分两组取穴:①患侧攒竹、四白、地仓、合谷(双)、足三里

（双）；②风池、百会、膈俞、肝俞、肾俞。

操作：面部穴位均用浅刺透穴，无痛针法。攒竹沿皮透向眉中，四白透向地仓，地仓透向颊车，足三里用提插补法，肝、肾俞用捻转补法，合谷用中等强度针刺手法，其他穴常规针法。每日1次，留针30分钟，10次为1疗程。同时用远红外照射面部，每周用细火针速刺阿是穴（抽搐点），每点1~3针，深度1~2分。

效果：用上法治疗6次后，上下眼睑及口角抽动次数明显减少，1疗程后，面部抽搐渐趋缓解。后改为间日1次，火针仍每周2次。共针治30余次，面部抽动已完全控制，虽遇风吹寒袭也未见抽动。继续治疗1疗程以巩固疗效。并嘱其注意休息，畅情志，勿劳累，避风寒。3年后（2001年11月）再次求治，自诉经上次针灸面部抽搐治愈后，几年来病情尚属稳定，唯近1周来遇风吹面部又出现小的抽动，因怕原病复发，故来寻求治疗，经检查后复用前法，连针3次已不再发，继续治疗3次停针，半年后随访，病情稳定。

按语：面风，也称"面瞤"或"筋惕肉瞤"，属于面肌痉挛范畴。是一种原因不明、顽固难治的神经性疾病。其病位在面部，属手足阳明经分布的区域，该病开始仅有面部肌肉瞤动，多在下眼睑，后移至口角，之后逐渐发展至面部其他肌肉，抽搐次数增多，严重时出现面部肌肉痉挛性抽搐。该病是以一侧面部肌肉不自主、不规则、阵发性抽搐为特征的疾病。临床表现为以风为主，是由于外风或内风导致面部少阳经、阳明经经筋出现筋急的病变。外风多因外感风寒之邪，阻滞经脉，或邪郁化热，阻遏经脉，使气血运行不畅，筋脉拘急而抽搐所致；内风多因人体正气不足，脉络空虚，腠理不固，情志失调，肝风内动或血虚经筋失养，导致虚风内动而抽搐。本例初病因外受风寒之邪侵袭，稽留日久，风性主动，寒性收引，筋脉拘急发为抽搐（痉挛）。"诸风掉眩，皆属于肝"，"诸寒收引，皆属于肾"。故治疗以阳明经穴为主，配以肝之背俞穴肝俞和肾之背俞穴肾俞，"凡病穷久必及肾"；血之会穴膈俞，"治风先活血，血行风自灭"；手足三阳经和督脉的会穴百会,有统帅诸经的作用,与祛风的要穴风池等配合,以平肝熄风,升阳益气,养血舒筋。更加以火针点刺阿是穴,振奋局部经气,温经散寒,疏通气血的作用,而气血调畅,正气充实,则邪散风熄而面眴止。

现代医学称此病为面肌痉挛,认为此症可能是面神经之膝状神经节受病理性刺激所致,也有认为是面神经管的纤维增生,或者是异常血管对面神经的压迫所致。西医常用射频治疗,平电流刺激,钙离子透入,也有用乙醇注射面神经干,以中断传导。也有用1%的普鲁卡因,翳风穴注射,每次2毫升,3日1次。常规的口服药卡马西平片0.1克,每日2~3次,或安定片2.5毫克,每日2次。也可服甲钴胺、B族维生素,但疗效尚不稳定,我们采用针灸治疗,常取得较为理想的疗效。既缩短了治疗时间,又提高了治愈率,降低了复发率,值得临床推广使用。

6. 面痛(三叉神经痛)

医案1　风寒面痛(左侧三叉神经痛)

歌曰:左侧头面抽掣痛,求治半年效不应,太阳鱼腰至阴穴,十刺(次)之后痛即定。

孙某,女,54岁,干部,于1988年4月5日前来就诊。

主诉:左侧头角部抽掣疼痛半年。

病史:患者半年前一次遇寒后,突现左侧头角部阵发性抽掣疼痛,在市某医院诊为三叉神经痛,初用止痛剂稍能缓解,后则无效。多处求治,仍不时疼痛,遇风加重,甚则连及左眼眶和耳部疼痛,日发数10次不等,无奈求治针灸治疗。

检查:患者呈痛苦面容,左太阳穴及眉中心触痛明显,舌淡红,苔薄白微腻,脉弦滑。

中医诊断:面痛(风寒袭络,痰瘀互结)。

西医诊断:三叉神经痛。

治则:祛风散寒,化瘀通络止痛。

治法:针刺治疗,泻法。

取穴:太阳、眉中、至阴。

操作:先针至阴得气后留针,太阳针刺角度向耳角上方横刺,"沿皮向后透率谷"。鱼腰是斜向下方刺入0.5寸左右(刺入眶上孔处有触电感传至眼与前额)。每日1次。

效果:针刺后当即痛减,10次(1疗程)后,疼痛完全消失。随访未再复发。

医案2 风热面痛(右2、3三叉神经痛)

歌曰:右侧面痛如电灼,曾用多方不得法,四白下关夹承浆,按规行刺无乱扎。

张某,男,45岁,工人,于1992年8月6日前来就诊。

主诉:右侧面部阵发性疼痛2年余。

病史:患者两年前由于上火受风,突感右侧面部电击样灼痛难忍,每日发作10余次,每次持续2~3分钟,疼痛时不敢讲话、刷牙、洗脸,一触及右上下唇部即引起疼痛发作,曾经某院诊断为三叉神经痛,口服止痛药物及面部封闭等治疗,而疼痛一直未能缓解。

检查:患者表情痛苦,右侧面部污秽,目赤、口干,右侧鼻翼旁及下唇有触痛点,脉弦数,舌尖红,苔薄黄。

中医诊断:面痛(风热上扰,经络瘀阻)。

西医诊断:右2、3三叉神经痛。

治则:疏风清热,通经活络。

治法:针刺治疗,泻法。

取穴:四白、下关、夹承浆、合谷。

操作:先针合谷,得气后留针。四白穴针刺斜向上方45度角刺入0.5~0.8寸,待有触电感传至舌或下颌等处时,捣刺5~10次。夹承浆穴针刺斜向前下方45度角刺入0.5寸左右,待有针感传至下唇时,捣刺5~10次,每日治疗1次。

效果:经针治1次,疼痛稍有缓解,再以此法治疗1疗程(10次),

经2疗程治疗,疼痛消失,临床治愈,随访未复发。

按语:面痛是指面颊部发现放射样、烧灼样抽掣疼痛为主症的疾病。本病多发于一侧,疼痛发作突然,多为刀割样、针刺样、烧灼样、闪电样剧痛,常伴有面部肌肉抽搐、流涎、流泪、流涕等,每次疼痛时间,持续数秒钟至数分钟不等,也有连续数小时、数日内反复发作,疼痛时间短的几天,长的可延绵至数十年,且周而复始,疼痛以面颊上、下颌部为多,额部较少。常因冷热刺激、刷牙、吃饭、洗脸或情绪变化而诱发,每日发作次数不定,间歇性无明显症状。此病多见于40岁以上的女性,有原发性和继发性之分,也有风寒和风热之别。

面痛一证,相当于西医的三叉神经痛,是一种原因未明的神经科疾病。其特点是三叉神经分布区域内,出现阵发性反复发作的剧烈疼痛。中医认为本病系由感受外邪、风寒或风热之邪侵袭面部经络,使经气血阻滞,血行不畅或因肝胃之火上冲,循阳明经脉上扰面部,不通则痛;或外伤、情志不畅,或久病入络,使面部经络气血痹阻而致面痛。治疗是以头面部取穴,按发病原因远端配穴,针用泻法,风寒加灸。

医案1

患者系风寒邪毒袭于经络,气血凝滞而不行为患。故治疗依《肘后歌》中"头面之疾针至阴"。足太阳经筋起于小趾外侧端,结于额角,所以先取至阴穴,以宣经筋之气机,疏泄顶额之风邪,为上病下取之刺法。后取太阳、眉中并加艾灸,鼓舞局部经气,温经搜风,通络止痛。数穴相合,为远近配穴,急症先刺远、后取近之刺法,故疗效显著。

医案2

患者为风热上扰阳明,经络瘀阻之风热型面痛。故先取大肠经之合谷穴,"面口合谷收",以泻阳明之风热邪毒,也是循经远取之刺法。四白穴属胃经(为三叉神经2支出孔处),下关位于足阳明胃经与足少阳胆经之交点,胃经与胆经均循绕侧头面部,无论风热外袭或肝胆郁热上冲而致的面痛,均可取而泻之,无不效应。依照"痛证多实""痛则不通""通则不痛""盛则泻之""邪盛则虚之"的原则,辨证准确,取穴得当,手法适宜,则相得益彰。

针灸治疗面痛,有明显的止痛效果,尤其对原发性面痛效果较好,但对于继发性面痛需查明原因,积极治疗原发病。另外,本病常反复发作,缠绵不愈,患者长期遭受剧烈疼痛折磨,精神也受刺激,很痛苦,我们在治疗时要正确面对,留针时间长一点,避免使用电针。若长期服用卡马西平等镇静类药物,我们则要求减量,少用,非不得已时口服,主要以针灸治疗,针灸疗效比较稳定,可达到祛风散寒、清肝泻火、通络止痛的功效。

7.阴挺(子宫脱垂)

医案1 子宫Ⅰ度脱垂

歌曰:气虚下陷阴挺发,会阴坠胀四肢乏,任督二脉穴来治,子宫气(海)关(元)三阴交。

宫某,女,32岁,干部,于1999年5月14日前来就诊。

主诉:会阴部坠胀伴四肢乏力3年余,加重2月。

病史:患者于4年前顺产1男婴,产后哺乳,操劳过度,逐渐出现经期腹胀,会阴部有坠胀感。未引起注意。1年后诸症加重,伴头晕四肢乏力,经妇产科检查诊断为:子宫下垂Ⅰ度。经药物治疗,症状好转。但近两月来,由于工作紧张劳累病情加重。

检查:面部少华,腹软无压痛,未触及包块。舌淡,苔薄,脉细。

中医诊断:阴挺(气虚下陷)。

西医诊断:子宫脱垂。

治则:益气健脾,升阳举陷。以任脉、督脉经穴为主。

治法:针刺+艾灸治疗。

取穴:百会、关元、气海、子宫、三阴交。

操作:百会、关元、气海、三阴交针用补法,并在针柄上套2～3厘米长的艾条,与针灸并用。子宫穴用3~4寸毫针斜刺,针尖朝向耻骨联合处,使患者子宫有酸胀感。针刺每日1次,6次为1疗程。疗程间休息5天。月经期间休息。

效果:经2疗程的治疗,患者坠胀感减轻。治疗2月后,患者诸症消失。1年后随访无复发。

医案2 子宫Ⅱ度脱垂

歌曰:阴挺常年反复发,多因体虚又劳作,益气升阳又补肾,百会关元与提托。

杨某,女,48岁,农民,于1997年7月15日前来就诊。

病史:患者子宫脱垂10余年,近来由于劳累少腹坠胀感加重,伴有体虚、乏力、腰背酸痛。

检查:子宫Ⅱ度脱垂,宫颈颜色黯红,分泌物较多。舌质淡,苔薄白,脉沉细。

中医诊断:阴挺(气虚下陷、肾元亏虚)。

西医诊断:子宫Ⅱ度脱垂。

治则:益气升阳,补肾升提。

治法:针刺治疗,补法。

取穴:关元、提托、足三里、三阴交、百会、气海、肾俞。

操作:针关元时使针感传至阴道,同时针足三里、三阴交、百会、气海、肾俞,留针30分钟。取针后再针提托穴,用4寸长毫针,针尖朝向横骨透刺,使患者自觉小腹和阴道有紧缩感,轻轻出针,同时嘱其间断做提肛动作。针后,令患者卧床休息30分钟。针刺隔日1次,10次1疗程,疗程间休息5天。

效果:治疗1疗程后,症状减轻。坚持治疗3月后,症状消失。2月后又因劳累有所反复,巩固治疗2疗程恢复。2年后随访无复发。

按语:阴挺,西医称为子宫脱垂,是指子宫从正常位置沿阴道下垂,子宫颈外口达坐骨棘水平以下,甚至于子宫全部脱出阴道口外,形如鸡冠、鹅卵色淡红的病症。临床分为三度。Ⅰ度为子宫下降,但子宫颈仍在阴道之内；Ⅱ度为子宫颈和部分子宫体露出阴道口外；Ⅲ度为子宫颈和整个子宫体均露出阴道口外。患者可感觉腹部下坠，行路时加剧，小便有时困难。其发病原因，《医宗金鉴》载："妇人阴挺，或因胞络伤损，或因分娩用力太过，或因气虚下陷，湿热下注。"因此，针灸治疗本病应根据补中益气和升提固脱的原则选穴施治。

医案 1 患者为产后过度操劳，气血亏虚，阳虚不升，中气下陷，而阴挺不收。治疗取百会穴，其位在头顶，为百脉之会，总督一身之阳气，针灸可升阳益气，治疗中气下陷。气海为气血之会，呼吸之根，藏经之所，补之能益五脏，补中气，温下元。关元同为任脉在下腹部的腧穴，能益下焦之元气，以固摄子宫。三阴交为足三阴之交会穴，能调补脾气，补中益气。子宫穴刺之使针感直达病所，以益气补血、升阳举陷。

医案 2 患者病情日久，肾气虚，气虚下陷，损伤冲任，胞脉弛缓不能固摄胞宫而成。治疗采用提托透横骨的方法，针刺得气后，小腹和阴道有紧缩感，保持针感使中气渐得濡养，内脏上升。同时做提肛动作，可使子宫回缩，增强针刺疗效。提托穴在关元穴旁开 4 寸，位于足太阴经上，针刺横穿足阳明经、足少阴经和任脉，再配百会、关元、足三里、三阴交等穴以调补脾肾，使元气恢复，胞宫回升而达到治疗效果。

针灸治疗阴挺有一定的疗效，尤其对Ⅰ度、Ⅱ度子宫脱垂效果明显；本病多为虚证，故在治疗的同时患者要注意身体的调养，注意休息，避免过度劳累、负重、下蹲过久等。在每次治疗后，嘱患者做胸膝卧位动作 20～30 分钟，以巩固疗效。患者平时要加强盆底肌和腹直肌的锻炼，多做提肛肌锻炼和仰卧起坐运动；感染明显者应及时控制感染，针药并用。

8. 阳痿

歌曰:肾气不充阳不兴,关门失约频遗精,气海关元曲骨穴,肾俞命门志室平。

王某,男,28岁,农民,于1993年5月8日前来就诊。

主诉:阳痿伴遗精2年余。

病史:患者婚后初交即发现阳事勃而不坚,兼有早泄,但仍强行房事,逐渐阳痿不举,继之出现遗精频作。婚前有手淫史。头昏,腰酸,大便溏稀,精神疲惫。多处求医,中西药治疗效果不显,因此夫妻关系受到影响,一度其妻因此闹离婚,未达成协议。后经人介绍,由其爱人伴同来本院求针灸治疗。

检查:面色萎黄,精神不振,舌质淡尖红,苔薄白,脉象缓弱。

中医诊断:阳痿(肾元亏虚,命门火衰)。

西医诊断:勃起功能障碍。

治则:培元固本,补肾壮阳。

治法:针灸+艾条温和灸,补法。

取穴:①关元、气海、曲骨、足三里、百会。②肾俞、命门、志室、次髎、三阴交。

操作:针关元、气海、曲骨穴,应使针感向阴茎和龟头放射,用提插补法,后用艾条温和灸。肾俞、命门、志室、次髎用捻转补法,使针感达到外阴部。同时用远红外照射于腰骶局部。两组穴位交替使用,每日1组,每次留针30分钟,10次为1疗程。

效果:经针灸治疗5次后,晨间即有举阳现象,头晕、腰酸减轻。1疗程后遗精减少,二便正常,阳痿已见好转。2疗程后,阴茎轻易勃起,但举而不坚,每次可持续3~5分钟。3疗程后,勃起情况及持续时间延长,基本治愈,夫妻感情渐好。半年后闻讯,其妻已怀孕。

按语:阳痿,古称阴痿,是指青壮年男子由于虚损、惊恐或湿热等原因,致使宗筋弛纵,临房阳事不举,或举而不坚,不能完成正常性生活过程的一种病症。早在《灵枢·邪气脏腑病形》中就有载:

"肾脉大甚为阴痿",张隐庵氏注曰:"阴痿者,阴器痿而不举"。本病多与遗精相伴出现,一般由肾阳不温,肾关不约,精气亏虚,阴损及阳,阳损及阴,导致阴阳两虚、精伤肾虚、命门火衰、宗筋失其濡养所致。历代医学认为本病涉及肝、肾、阳明三经,以肾为主,各种原因导致肾气不振产生阳痿。《临证指南·阳痿》曰:"又有阳明虚则经筋弛纵,盖胃为水谷之海,纳食不旺,精气必虚,况男子外肾其名为势,若谷气不充,欲求其势雄壮坚举,不亦难乎? 此唯通补阳明而已。"故治疗当以治肾为本,治因为标,以因论治,标本兼施,则无难治可虑。故本病治疗以补肾益气填精,助火温阳,培元固本。方中气海、关元壮元阳补肾气,曲骨穴针达2寸,施以提插补法,当时患者即有阴茎勃起现象者,则效果更好。肾俞、命门、志室、次髎助火济阴,固摄精气。更有百会升提一身之阳气,足三里为全身的强壮穴,提神益气,三阴交健脾益肾。诸穴相伍,共奏奇效。所以本例患者经针灸1疗程后,阳痿证即大有好转,后经治疗3个疗程,诸症悉除,性功能恢复正常,其妻怀孕育子。本人治疗此病不下百例,仅举其典型一例。

9. 癃闭(前列腺增生,尿潴留)

歌曰:膀胱失司肾气虚,癃闭发作苦难语,治当益气温肾阳,补肾利尿病即愈。

王某,男,64岁,于1982年1月7日前来就诊。

主诉:反复咳喘,伴小便不利8年,加重1周来诊。

病史:1周前因受凉后即见咳嗽,胸闷,气短喘息,吸气时见"三凹症",口唇发绀,心脏无病理性杂音,双肺底可闻及细小水泡音。胸部X线片示:两肺纹理增重,右肺门小片状阴影。心电图示:肺型P波。初诊为:①慢性支气管炎急性发作。②慢性肺源性心脏病,功能代偿期。经用抗感染等对症处理,肺部感染控制,但小便不利,常点滴而出,下腹发胀,曾经用双克、呋塞米、己烯雌酚等利尿,效果不显。经外科诊断为:中度前列腺肥大,尿潴留。曾出现1日无小便,大便时脱肛现象,导尿1次,次日又小便不出。

检查:患者年老体弱,气喘呻吟,少腹隆起,小便闭塞不出,脉象沉缓尺弱,舌淡,苔薄白而滑。

中医诊断:癃闭(肾气虚弱、膀胱气化失司)。

西医诊断:前列腺增生,尿潴留。

治则:温阳益气,补肾利尿。

治法:针刺+艾灸,补法。

取穴:肾俞、太溪、气海、中极、秩边。

操作:气海、中极直刺1~1.5寸,施捻转补法。肾俞直刺1寸,施捻转提插补法,秩边穴平补平泻,针尖指向前阴部,以70~75度角刺入3~4寸,使针感直达会阴部,"气至病所"为宜。留针30分钟,并在气海穴施以艾灸。

效果:经1次针灸治疗后,患者即有尿意,随解小便约500毫升,继续针灸治疗3次后,排尿功能恢复正常,随访两年未复发。

按语:癃闭是指由于肾和膀胱气化功能失司而导致的,排尿困难,甚至于小便闭塞不通为主症的一种病症。其中又以小便不利,点滴而短少,病势较缓者为"癃";以小便闭塞,点滴全无,病势较急者为"闭"。如《素问·宣明五气》载:"膀胱不利为癃"。癃和闭虽有程度之轻重、病势之缓急的区别,但都是指排尿困难,因此临床常合称为癃闭。常见于老年男性,产后妇女及手术后患者。现代医学中的神经性尿潴留、膀胱括约肌痉挛、尿路结石、尿路损伤、尿路肿瘤、尿道狭窄、老年人前列腺增生症、肥大等所出现的尿潴留及肾功能不全引起的少尿、无尿症均属癃闭范畴。

"膀胱者,州都之官,津液藏焉,气化则能出焉","三焦者,决渎之官,水道出焉"。可见膀胱主要是贮藏尿液,排尿则主要依靠其气化功能,但小便的通畅,有赖于三焦气化的正常,三焦的气化主要依靠肺的通调,脾的转输,肾的气化来维持,又需要肝的疏泄来协调。又因肺为水之上源,位居上焦;脾为水液升降之枢纽,位居中焦;肝主疏泄,协调三焦气体之通畅;肾主水,与膀胱相表里,共司小便,故任何原因导致的肺、脾、肝、肾等功能失常,气化不及州都,则膀胱气化无权,而发生癃闭。

本案患者,年老体弱久病,肾阳不足,命门火衰,气不化水,而致尿不得出。膀胱为州都之官,气化则能出焉。"肾主水,司二便"。水之浊阴,其藏在膀胱,其主在肾,肾之功能正常,以助膀胱气化开合有度,排尿正常。今患者病久肺肾气虚,以肾虚为主,气化不能,开合失司,水湿内停,蓄于膀胱发为癃闭。脉沉缓尺弱,为肾虚水停之证。治疗以补益肾气,温调通闭。取肾之背俞穴肾俞和肾之原(俞)穴太溪,以补肾气,振奋肾经气机,配足太阳膀胱经的秩边穴深刺以助气化,中极为膀胱经之募穴,以行气利水,灸任脉经穴气海,以温补下焦。诸穴配伍,从而达到补益肾气,温通利尿的功效。

癃闭的治疗可根据"腑以通为用"的原则,重点在通,但也要根据虚实寒热审证求因,进行辨证施治,故清湿热,散瘀结,理气机,通水道,调补脾肾,以助气化,达到气化利,小便通的目的。中医学文献关于针灸治疗癃闭的记载很多,如《针灸甲乙经》载:"小便难,水胀满,出少,转胞不得溺,曲骨主之。"可见古代医家针灸治疗本病,已经积累了丰富的临床经验。针灸治疗癃闭就是这样一种简单有效的治疗方法。针灸治疗癃闭效果较好,但在针刺前要让患者尽可能排空尿液。如膀胱充盈明显者,在针刺完 1 小时内未排尿者,应及时采取导尿的措施。针灸对产后尿潴留效果明显,大多经 1~2 次治疗即可见效。嘱患者在排尿时要精神放松,勿食辛辣刺激、肥甘油腻之品,戒烟戒酒。

10. 假性球麻痹

歌曰:患者假性球麻痹,言语謇塞 1 月余,头体三组交替刺,诸证悉除病痊愈。

任某,女,49 岁,于 1999 年 3 月 4 日前来就诊。

主诉:言语謇塞、饮水呛咳 1 月余。

病史:患者1月前晨起突然出现头晕,言语謇塞,饮水呛咳、外漏,右手无力。在我院查头颅CT示:多发性腔隙性脑梗死。经住院治疗,头晕右手无力,饮水外漏明显改善,但仍有饮水呛咳,言语謇塞。

检查:人中沟略左偏,悬雍垂右偏,四肢肌力Ⅴ级,舌质暗,苔薄白,脉弦。

中医诊断:中风后言语不清,吞咽障碍。

西医诊断:假性球麻痹。

治则:益气活络。

治法:采用头针结合体针治疗。头体针三组穴位交替针刺,每日一组。

取穴:第一组头针:语言一区、运动区下段。体针:天突、内关、太冲、肺俞、胃俞;第二组头针:语言二区、运动区下段。体针:廉泉、通里、膈俞、哑门、肝俞;第三组头针:语言三区、运动区下段。体针:上廉泉、足三里、太溪、增音、膈俞。

操作:患者取坐位,定位后局部常规消毒,选用28号长1.5寸毫针,以与头皮呈30度角快速刺入头皮下1寸,当针达到帽状腱膜下时,患者有抽胀痛胀,然后平行捻转进针,捻转速度以每分钟200次,留针45分钟,其间行针2~3次,并嘱患者进行发音训导,同时针刺体针穴位,快速强刺激不留针。每日针治1次,10次为1疗程,疗效间隔3~5日。

疗效:经针治1疗程后,头晕、语塞、饮水咳呛大为好转,第2疗程后,诸症基本悉除,继续巩固治疗1周而达到痊愈出院,经随访未再复发。本人通过对30多例不同程度的假性球麻痹的临床研究治疗,总有效率90%以上,甚至有针治1次后就可以拔掉胃管大口吃饭的奇效者。

按语:假性球麻痹是指由双侧大脑皮层及皮质脑干束等上运动神经元损害引起的声音嘶哑、吞咽困难、饮水呛咳和构音障碍等一类病症。属中医的中风后吞咽障碍范畴。中风多是在长期内伤积损的基础上,因劳逸过度、情志不遂、饮酒、饱食或外邪侵袭等诱因,而出现脏腑阴阳失调,气血运行受阻,肌肤筋脉失于濡养;或阴亏于下,肝阳暴张,阳亢风动,血随气逆,挟痰夹火,横窜经脉,气血逆乱直冲犯脑所致。假性球麻痹则是由于上述原因导致风、痰、气、血瘀阻脉络,壅塞于喉,以致脉络不通,肺经经气不利,导致构音障碍,吞咽困难,进食或饮水呛咳等。从经脉络学分析,本病主要与手太阴肺经、足厥阴肝经、任脉关系密切。《灵枢·经脉》曰:"肺手太阴之脉,起于中焦,下络大肠,还循胃口……上膈属肺,从肺系(肺与咽喉)。肝足厥阴之脉……属肝,络胆,上贯膈,布胁肋,循喉咙之后,上入亢桑(喉头及鼻咽部);其支者,别贯膈,上注肺"。《难经·二十八难》曰:"任脉,起于中极之下……上关元,至咽喉"。而咽喉为肺之门户,胃之入口,吞咽、发声皆出于此,故吞咽、构音障碍皆与此三经有关。

假性球麻痹——中风后失语或吞咽困难,一般治疗较难恢复,从多例资料分析可以证实,针刺是治疗假性球麻痹的理想且有效的途径。头针取相应疾病刺激区,给予一定的刺激量,结合语言训练,促使大脑血流量加快,脑局灶症状的消除,以促进早日康复;针刺体穴以开窍利闭、降逆利膈、疏经通络、宣畅气机为主,从而使吞咽、语言的功能得到恢复。

针刺治疗假性球麻痹,确是一个简便、经济、疗效显著的方法,尤其对吞咽困难疗效更好。但患者需积极配合语言、吞咽等功能锻炼,促进其功能恢复。中风急性期,患者病情较重者,需采取综合治疗的措施。患者平时血压较高者,需积极干预治疗,防止出现中风,并注意调畅情志,低盐低脂饮食,避免过劳及生活无规律。

11. 圆翳内障(白内障)

歌曰:肝肾亏虚白内障,视物不清目恍恍,肾俞肝俞与合谷,风池睛明及太阳。

刘某,男,68岁,于1998年5月20日前来就诊。

主诉:视物不清2月余。

病史:患者近2月来视物不清,眼前呈片状及云雾状物,且模糊程度渐加重。随来我院就诊。经眼科检查,双侧白内障(中期)。给用"障眼明""白内停"等治疗,症状缓解不明显。

检查:双眼瞳孔周围有银白色,边界清晰白内障。舌质红,苔薄白,脉弦滑。

中医诊断:圆翳内障(肝肾不足,目窍失荣)。

西医诊断:白内障。

治则:补益肝肾,消翳明目。

治法:针刺治疗。

取穴:睛明、太阳、风池、合谷、肝俞、肾俞。

操作:患者取仰卧位,头放平且闭目,直刺睛明0.5~1寸,徐进徐出,不提插捻转,进针后,再将患者慢慢扶起,取坐位。针风池时,针尖向对侧眼球部针0.5~1寸,捻转手法;合谷透刺向劳宫,捻转刮针手法。太阳穴呈45度角向下关方向刺1~1.2寸,提插手法。肝俞呈30~45度角刺向脊柱,捻转手法。

疗效:治疗1疗程后,患者感眼前片状、云雾状物有时呈线状。2个疗程后完全呈线状。3个疗程后,偶尔有点状物。又巩固1疗程痊愈,经随访无复发。

按语:白内障是现代医学病名,属中医的"圆翳内障"范畴,就是瞳孔变白,视力障碍,晶状体发生混浊而容易致盲的一种常见眼病。类似中医学所称的"云雾移睛"(初期)、"银内障"或"圆翳内障"(成熟期)。如《审视瑶函》载:"此症色白,而大小不等,厚薄不同。……云雾移睛……自视目外,有物舒张,或蝇蛇飞伏"。《外台秘要·眼病》云:"无所因起忽然漠漠,小珠子里乃有其障,作青白色,虽不辨物,尤知明暗之光。"白内障是晶状体发生浑浊所致,而晶状体在生理结构上没有血管、神经和固定细胞,它的营养完全依赖房水供给,所以任何能影响晶状体代谢的因素(如炎症、外伤等)都可致晶状体浑浊,各种年龄均可发病,但以老年人多见。西医认为是晶体老化所致,中医认为是因由肝肾不足,肾精亏损,精血不足,气血两虚不能濡养目窍引起,是瞳神内其精混浊渐成翳障的病症。西医目前以手术治疗为主,我们采用针灸治疗本病,多取得了良好的效果。中医认为眼球液态的"神膏即目内包涵之膏液"是"气之所聚","气"即机体的活动功能,包含了新陈代谢的作用。事实上晶状体也是人体组成部分之一,和其他部分一样在不断地进行新陈代谢,只是新陈代谢作用较差而已。因此,通过针刺后,能调整局部气血阴阳,增强眼球各部分的兴奋性,疏通眼区经络,促进局部新陈代谢作用,从而有利于浑浊物的吸收和视力的提高。

本医案患者年近七旬,肝肾不足。肝开窍于目,取肝俞、肾俞滋补肝肾,以治其本。睛明、太阳、风池均为局部取穴,意在调整局部气血阴阳,增强眼球各部分兴奋性,疏通眼区经络,促进新陈代谢,从而使混浊物吸收和提高视力。

中医学对本病早有认识,并积累了用针灸治疗本病的丰富经验,近代亦不断有针灸治疗白内障的报道,加之我们自己的治疗体会,都说明了针灸治疗白内障的疗效是无可争辩的。

12. 耳鸣耳聋(神经性耳鸣、耳聋)

医案 1 肾气亏虚型耳鸣、耳聋

歌曰:耳鸣、耳聋同病因,临证辨治虚实分,肾气亏损肾俞补,太溪翳风会耳门。

冯某,女,64岁,于1998年8月17日前来就诊。

主诉:耳鸣、耳聋3年。

病史:3年前无明显原因,出现左耳低细蝉鸣音,初时未加注意,2月后听力减退,右耳也相继出现细鸣音,听力随之下降,入夜鸣音尤甚,按之则减,劳累加剧。头晕、心烦、健忘、多梦、夜尿频。曾在耳鼻喉科耳镜检查:双侧鼓膜凹陷,各种听力测试均有听力障碍。

脑血流图提示:流入时间延长,血管弹性尚可,供血量低于正常。诊断为神经性耳鸣、耳聋,经用营养神经的药物治疗,无明显效果。每天耳鸣如蝉声不断,听力逐渐下降,两耳须大声说话方能听到,与人对话出现误差,答非所问,无法听电话。后经人介绍来针灸治疗。

检查:老年女性,精神萎靡,面色无华,脉象弦细,舌淡尖红苔薄。听力粗测法:双耳听力有所下降。

中医诊断:耳鸣耳聋(肾气亏虚,耳窍失养)。

西医诊断:神经性耳聋(双)。

治则:补益肾气,启闭聪耳。

治法:针刺 + 维生素 B_{12}、维生素 B_1 注射液在针刺穴位交替注射,针刺用补法。

取穴:耳门、翳风、肾俞、太溪、地五会。

操作:耳门穴直刺 1.2 ~ 1.5 寸,也可透向听宫、听会,局部酸胀,可扩散到半侧面部和耳道。翳风向内上方斜刺 0.8 ~ 1 寸,局部酸胀可扩散到耳道。肾俞、太溪用捻转补法,内关、地五会平补平泻,针刺每日 1 次,10 次 1 疗程。出针后用维生素 B_{12} 和 B_1 注射液,混合在肾俞、翳风、足三里交替注射,每穴注入 0.5 ~ 1 毫升。

效果:治疗 5 次后,耳鸣、耳聋好转,头昏、心烦减轻,1 疗程(10次)后听力增加,睡眠好转。休息 5 天后继用前方治疗。针 15 次后对面讲话基本能听见,可听电话。针两疗程后,听力基本恢复。耳鸣偶尔有,但声调低细,其他症状也随悉除。后间日 1 次,针刺 5 次以观后效。并嘱其常用自我按摩疗法,两手心紧按外耳道口,同时四指反复敲击枕部或乳突部,继而手掌起伏使外耳道口有规律的开合(鸣天鼓法),坚持每天早晚各做数分钟,以巩固疗效。

医案 2 肝郁痰火型耳鸣、耳聋

歌曰:突发耳聋肝火壅,侠溪中渚翳(风)听宫,痰气郁结丰隆刺,四关合谷与太冲。

张某,男,46 岁,工人,于 1995 年 9 月 18 日前来就诊。

主诉:耳鸣、耳聋 50 天。

病史:患者于 50 天前因生气动怒,加之劳累上火,突然出现右耳潮鸣,耳中闷胀,听力骤降,鸣声时轻时重,头昏痛,口苦,咽干,痰色黄白黏稠,自服黄连上清丸不解。随到市某医院五官科检查,诊为突发性神经性耳聋。用西药及高压氧舱等治疗月余,耳聋、耳鸣未见明显好转,后用药物穴位封闭及中药汤剂治疗,亦未能缓解。继之左耳听力也下降,潮声鸣响,怒则加剧,对面听不见说话,对耳听不见手表声,心烦,小便黄,夜寐不安。经人介绍来我院针灸治疗。

检查:面色红,脉弦滑而数,舌红,苔黄白稍腻。听力粗测法知双耳听力下降。

中医诊断:耳鸣耳聋(肝郁痰火上壅清窍)。

西医诊断:神经性耳聋(双)。

治则:疏肝泻火,豁痰开窍。

治法:针刺 + 电针仪,用泻法。

取穴:翳风、听宫、中渚、太冲、合谷、丰隆、侠溪。

操作:翳风针同前。听宫穴张口直刺 1.2 ~ 1.5 寸,局部酸胀,可扩散到耳周及半侧面部,有时鼓膜有向外鼓胀之感。此二穴可接电针仪,疏密波,强度以患者能耐受为度。留针 30 分钟,10 次 1 疗程。

效果:针后患者自感右耳鸣响减少,声调略低细,耳中闷胀感好转。针 5 次后,听力提高,头昏、心烦、夜休均有好转。用前法治疗 17 次时,听力已基本恢复,诸证随之消失。继续治疗 5 次,痊愈。嘱其调畅情志,避免劳累,注意饮食调养。

按语:耳鸣、耳聋都是听觉异常、听力下降的病症。耳鸣是以自觉耳内鸣响、妨碍听觉的症状。耳鸣如蝉噪,或如水激,或如钟鼓之声,有如风吹,有如隆隆,形状不同,但均为耳鸣;耳聋则是以听力有不同程度的减退或听觉丧失为主症。耳聋多由耳鸣而来,除气闭暴聋无耳鸣外,其他都是先耳鸣,后渐失听觉。故古人将耳聋分为"风聋""湿聋""虚聋""劳聋""厥聋""猝聋"等。因耳鸣和耳聋多相伴出现,两者在病因及治疗上大致相同,故方书上常合并而论述。巢元方《诸病源候论》曰:"耳者,宗脉之所聚也","血气不足,则宗脉虚,风邪乘虚随脉入耳,与气相击,故为耳鸣","耳鸣不止,则变成聋"。临床上,耳鸣、耳聋有虚、实之分。旧病、久病、年老体弱者多为虚证。新病、急病、年轻体壮者多为实证。虚者乃气血不足,劳倦纵欲、肾精亏损、精血不能上承,或脾胃虚弱所致,如《黄帝内经》有"髓海不足则脑转耳鸣";实者则多见于外感风热之邪或情志内伤,气郁化火,肝胆之火上扰,或痰火郁结。蒙蔽清窍,或外伤耳窍,耳脉阻滞不通所致。所以在病理上,《景岳全书》有:"耳聋总因气闭不通耳",故治疗上有"补而透之以启闭,泄而通之以开闭"。

医案 1 患者耳鸣、耳聋相继出现,时作时止,已臻 3 年之久,曾辗转求医治疗,效果不佳。半年后听力继续减退,耳鸣加剧,头昏,梦多,心烦不宁。患者年事已高,肾虚必然,肾气亏虚,耳窍失养,而致耳鸣、耳聋,先鸣后聋。治疗以补益肾气,启闭聪耳。肾开窍于耳,虚证其治在肾,肾虚则精气不能上注于耳,故取肾俞、太溪以培肾固本,调补肾气。耳门是耳之门户,也叫"聋穴",善治耳鸣、耳聋。配手少阳之翳风、足少阳之地五会,《针灸口诀》云:"耳鸣耳聋,五会翳风",用以疏导少阳经气,传经气上输于耳窍,可奏止鸣复聪之效。

医案 2 患者因情志不畅,劳累上火,痰气郁结,壅阻清窍,耳窍闭塞,暴发耳鸣、耳聋,响声不断,按之不减,耳中闷胀,听力骤降。因肝郁痰火上扰,故症见面赤,口苦,咽干,痰多,怒烦,舌红,脉象滑数而弦,故治以清肝泻火,豁痰开窍。手足少阳经脉均绕行于耳之前后,因此取手少阳之中渚、翳风,足少阳之侠溪疏导少阳经气。本方是由近端与远端取穴组合而成,通上达下。肝胆火盛配肝经原穴太冲,清泻肝胆之火,乃取"病在上,取之下"和"盛则泻之"之意。痰热郁结取丰隆、合谷以豁痰泄热而通清窍。用泻法犹如釜底抽薪。合谷、太冲相配,一上一下,一阴一阳,一气一血,可开关行气活血通经,导热下行,使热有所出,气有所行。手法相宜,效果就好。

针灸治疗耳鸣、耳聋的疗效是肯定的,对发病时间短,属实证者,疗效较好;对发病时间长,属虚证者,疗效不甚理想;对鼓膜损伤所致的听力完全丧失的患者,疗效不佳。故治疗时需明确诊断,积极治疗原发病。患者平时需注意耳部保健,不要经常接受高音、嘈杂、刺耳之音,要保持愉快的心情,经常做耳部保健操。

13. 蛇串疮(带状疱疹)

医案 1　湿热蕴结型蛇串疮

歌曰:湿热蕴结蛇串疮,清热利湿化毒疡,梅花针刺加拔罐,药艾悬灸效力彰。

刘某,女,28 岁,工人,于 2001 年 8 月 12 日前来就诊。

主诉:右侧胸背部烧灼疼痛 2 天。

病史:患者右侧胸背部烧灼疼痛 2 天,今日晨起发现原疼痛部位出现红色疱疹散在,大小不等,并且在逐渐增多。伴恶寒,纳差,小便黄,大便可。

检查:体温 37.6 摄氏度,右背第六肋间及其下缘至胸前呈带状鲜红色大小不等疱疹,夹有少数黄豆大小的疱。

中医诊断:蛇串疮(湿热蕴结)。

西医诊断:带状疱疹。

治则:清热利湿,解毒化瘀。

治法:梅花针叩刺 + 局部拔罐 + 艾条悬灸。

操作:有疱疹的部位及其周围皮肤常规消毒,用梅花针叩刺疱疹部位,使局部发红,以其微微出血为度,有小疱的部位,叩破小疱使其疱内液体渗出,然后局部拔罐 3 ~ 5 分钟,使皮肤出血。最后,用艾条悬灸 20 分钟,以局部有灼热感为度。治疗后,嘱患者注意局部保持干燥,并注意卫生。

效果:经治疗 2 次后,患者症状好转,疼痛减轻,而未再出疹,皮肤表面颜色由鲜红变为暗红。再治疗4次后,疱疹表面完全结痂,部分痂已脱落。巩固治疗2次,痊愈。

医案2 瘀血阻络型蛇串疮

歌曰:瘀血阻络蛇串疮,疼痛难忍疱疹起,局部远端穴共取,疹散痛消病痊愈。

范某,女,56岁,于2000年8月21日前来就诊。

主诉:右侧颜面疼痛2月余。

病史:患者于2月前无明显诱因右侧额头、颜面出现大小不等的红色疱疹,成簇状,烧灼疼痛难忍。即往医院皮肤科就诊并住院治疗,给予干扰素等药物(具体不详)治疗,疱疹逐渐消退。但局部皮肤仍有少量散在的小疱疹,并且疼痛难忍,以夜间为甚。夜间疼痛难以入眠或入睡疼痛而醒。

检查:右侧额部及颜面肤色暗红,有少数散在的米粒大小疱疹。舌质黯,苔薄白,脉弦细。

中医诊断:蛇串疮(瘀血阻络)。

西医诊断:带状疱疹。

治则:活血通络,化瘀止痛。以局部配合远端取穴为主。

治法:梅花针叩刺+局部拔罐。

取穴:风池、太阳、攒竹、四白、下关、颊车、合谷、外关。

操作:同医案1。

效果:治疗1疗程后,疱疹消失,夜间能够安静休息。继续治疗2疗程后,症状完全消失,巩固治疗1疗程。1年后随访无复发。

按语:蛇串疮是一种以成簇水疱沿身体单侧呈带状分布,排列宛如蛇形,累累如串珠样的疱疹,疼痛剧烈,痛如火燎为主要表现的急性疱疹性皮肤病。因皮损状如蛇行,故名蛇串疮,因多缠腰而发,故又名缠腰火丹、火带疮、蛇丹、带状疱疹、丹毒、蜘蛛疮等,也有发于胸部、颜面及项背。发于面部者疼痛更加剧烈。本病多发于春秋季,发病前常先有轻度全身不适、低热、局部皮肤刺痛或感觉过敏,继即出现成簇的粟米至绿豆大的丘疹,很快成为水疱,疱壁紧张发亮,周围有红晕。水疱少则一两簇,多则十余簇,常沿神经分布排列成带状,簇与簇间隔以正常皮肤,一般发生在身体一侧。也有无前驱症状而直接发病者,好发部位为肋间神经、颈神经、三叉神经及腰神经分布区域。中医认为本病的形成多由情志不畅、肝气郁结、郁而化火,风火之邪客于少阳、厥阴经脉郁于皮肤;或饮食不节、脾食健运、湿浊内生、郁而化热,湿热内蕴,或起居不慎,卫外功能失调,使风火、湿毒之邪郁于肝胆,肝火脾湿郁结于内,毒邪乘虚侵于外,经络瘀阻于腰腹之间,气血凝滞于肌肤之表,均可导致肌肤之营卫壅滞而发为本病。西医认为是由水痘、带状疱疹病毒引起的急性、炎症性、神经性皮肤病。发病总是沿神经走向,呈条带状,故将本病称为"带状疱疹"。

医案 1 患者为年轻女性,脾胃湿热内蕴,感火邪而客于阳明、太阴经脉而发病。局部皮肤为邪所滞,经筋、皮部受邪侵袭,阻滞不通见疼痛剧烈。湿毒阻于局部发为成簇红色疱疹。治疗以梅花针叩刺,微微出血,以通经活络使邪毒外泄。配合局部拔罐,使湿热之毒随之而出,病邪随之而去,病情很快痊愈。

医案 2 患者为老年女性,其病情已迁延 2 月有余,耗气伤血,皮损表面火热湿毒大部虽已外泄,疱疹多已消退,但余邪仍滞留经络,气血凝滞,局部疼痛不止,夜寐不宁。皮损发于面部,主要损及手、足三阳经。取局部太阳、攒竹、四白、下关、颊车以通局部经脉,少阳经之风池以疏风清热解毒,配合外关、合谷共同达到益气活血、通络止痛的目的。

治疗本病的方法虽然多种多样,但针灸是治疗本病的最有效途径。清热利湿解毒、舒筋活络止痛作用显著。患者如采用针灸治疗,可明显减少神经痛的发生,尤其对发病早期患者,可缩短病程,大多可 1 周内痊愈,疗效彻底、痊愈后不留后遗神经痛。且治疗方法简单,经济实用,不受环境等因素的影响。在治疗本病期间,应当注意饮食的调理,饮食宜清淡,勿食辛辣、鱼虾及牛羊肉等食物。

第二节 常见杂病医案

1.感冒

医案1 风寒性感冒

歌曰:风寒入侵袭肺卫,咳嗽鼻塞流清涕,大椎拔罐祛寒邪,针灸兼使病得愈。

刘某,男,45 岁,干部,于 2002 年 11 月 5 日前来就诊。

主诉:感冒 3 天。

病史:患者感冒 3 天,自服"强力银翘片",症状无缓解。鼻塞流清涕,咳嗽有痰,痰清稀色白,恶风寒,无发热,无头痛、咽喉疼痛及全身酸痛,纳差,二便自调,夜休可。

检查:体温 36.6 摄氏度,鼻塞流清涕,咳嗽有痰,咽不红,扁桃体不大,舌质红,苔白,脉弦滑。

中医诊断:感冒(风寒型)。

西医诊断:急性上呼吸道感染。

治则:祛风散寒、宣肺解表。

治法:针刺＋悬灸法。

取穴:大椎、足三里、曲池、外关、迎香。

操作:先针大椎,得气后不留针,起针后用悬灸法灸 5 分钟。其他穴位用平补平泻手法,留针 20 分钟。

疗效:针刺 2 次后基本痊愈,巩固治疗 2 次,彻底治愈。

医案2 风热型感冒

歌曰:风热感冒头身痛,疏风解表肺风门,大椎风池与合谷,针刺以泻病立轻。

张某,女,34 岁,工人,于 2001 年 3 月 6 日前来就诊。

主诉:头痛、发热、咳嗽、鼻塞 3 天。

病史:患者头痛、发热、咳嗽、鼻塞、全身酸痛已 3 天。休息后症状无缓解。

检查:体温 37.8 摄氏度,咽红,舌质红,苔薄黄微腻,脉滑数。

中医诊断:感冒(风热型)。

西医诊断:急性上呼吸道感染。

治则:疏风清热解表。

治法:针刺治疗。

取穴:大椎、风池、风门、肺俞、合谷。

操作:诸穴以泻法为主。

疗效:治疗 1 次后症状减轻,2 次后痊愈。

按语:感冒是临床常见的呼吸道疾病。系因外感风、寒、热及暑湿之邪,客于肺卫所致,以鼻塞、流涕、咳嗽、恶寒、发热、头身疼痛为主要临床表现的病症。临床有风寒、风热之分。寒邪束肺,肺气不宣,阳气郁阻,腠理闭塞则为风寒之邪所致;热邪灼肺,腠理疏松,肺失清肃,则为热邪阻闭。针灸治疗本病的效果显著,但在治疗过程中,当分清寒热,对症治疗,以取得更好的疗效。

①风寒性感冒:恶寒发热(或不发热),头疼,无汗,鼻流清涕,苔薄白,脉浮紧。治宜祛风散寒,宣肺解表。②风热型感冒:发热恶风,头疼,鼻流黄涕,咽红,咳嗽有汗,舌尖边红,苔薄黄,脉弦数,治宜疏风清热解表。

医案 1 为中年男性,感受风寒之邪,寒邪客于肌表,肺卫不固,肺气失宣而致鼻塞流涕等。大椎主一身之阳气,又是诸阳之会,取之宣阳和阴,解表退热,振奋全身之阳气。曲池为大肠经之合穴,与肺经相表里,能疏风解表。胃经合穴足三里,有健脾胃,强壮益气之效,增强抗病能力,促进气血运行和机能的恢复。外关为手少阳三焦经络穴,能疏风解表。取鼻旁迎香穴以宣肺气、利鼻窍。共同使肺气得宣,风寒得散,感冒得愈。

医案2为年轻女性,系风热外袭,犯于肺卫,正邪相搏而见发热。风热之邪为阳邪,热蒸肌表腠理疏泄,风热上扰故而头痛。肺失肃降则咳嗽。大椎为手足六阳经及督脉之交会穴,具有解表通阳,清脑宁神,退热的作用。风门,为督脉与足太阳经的交会穴,功能疏风宣肺,调气泄热。配用风池,其祛风解表之功倍增。肺俞能清金肃肺配合谷以发汗解表。诸穴合用,各奏其效,病当自愈。

感冒一病,临床多见,有普通感冒,也有流行性感冒,初起症状相似,但流感则出现易感人群感染发作,临床要注意流行病史调查,中医则根据病因症状和脉、舌进行辨证施治,也要注意预防。平时特别是气候变化比较大的时候应当注意保持室内通风,坚持室外活动和体育锻炼来增强防御外邪的能力。对于体质较差的老年人及儿童应当根据气候变化及时增减衣物,在感冒流行季节作好预防工作。自我预防的方法:每日按摩迎香、合谷,每次3～5分钟,以局部有酸胀感为度。

2. 咳嗽(慢性支气管炎)

医案1 痰湿犯肺型咳嗽

歌曰:痰湿犯肺见咳嗽,缠绵难愈易反复,手法到位取穴准,针刺治疗效果优。

方某,女,68岁,农民,于2001年10月28日前来就诊。

主诉:咳嗽咳痰间断反复发作10余年,近期加重,咳嗽咳白色黏痰,咳痰不爽。

病史:患者10年前受寒后即咳嗽咳痰,鼻塞声重,恶寒无发热,肢体酸楚疼痛好转,咳嗽、咳白色黏痰较前减轻,未予继续治疗,后咳嗽持续约2个月,天气转暖后好转。此后每年天气寒冷时或受凉后咳嗽再发,持续时间2～3月,咳白色黏痰,每天早晨或食后咳甚,痰多,伴胸脘部憋闷不适,全身乏力,纳差,二便自调,夜休欠佳。曾服用中医药物治疗,效果不佳,特来求治。

检查:一般情况可,咽红,扁桃体不大。气管居中,胸廓对称无畸形,双肺呼吸音粗,未闻及干湿鸣及啰音。心界不大,心率每分钟76次,律齐,各瓣膜听诊区未闻及病理性杂音。腹部无异常。胸片显示:双肺纹理增粗,尤以肺门处明显。舌苔白腻,脉象濡滑。

中医诊断:咳嗽(痰湿犯肺)。

西医诊断:慢性支气管炎。

治则:健脾燥湿,止咳化痰。

治法:针刺 + 局部拔罐

取穴:天突、膻中、肺俞、定喘、足三里、丰隆、三阴交。

操作:膻中、肺俞、定喘斜刺,与皮肤呈 30 度角,天突先直刺,进入皮下后针尖向下,针柄紧贴颈部皮肤,沿胸骨后缘刺入,这样容易得气,也较安全。足三里、丰隆、三阴交均直刺。平补平泻,留针 30 分钟。取针后,双侧肺俞拔罐,留罐 5~10 分钟。

效果:连续治疗 6 次后,症状有所缓解。继续治疗 10 次后,咳嗽等症状、体征均消失,病情痊愈。半年后随访无复发。

医案2　肺阴亏虚型咳嗽

歌曰:干咳少痰肺阴虚,午后发热痰带血,太阴肺经穴为主,滋阴润燥兼止咳。

赵某,男,35 岁,于 2000 年 12 月 5 日前来就诊。

主诉:反复干咳、少痰 2 月余。

病史:患者 2 月前,无明显诱因出现干咳、少痰,以午后咳甚,痰中带有血丝,口干,午后烦热,夜间盗汗明显。两月来曾静脉滴注消炎药物(具体不详),口服中西药物,症状无明显缓解。

检查:面色无华,听诊:心肺(-),舌红,苔薄黄,脉细数。

中医诊断:咳嗽(肺阴亏虚)。

西医诊断:慢性支气管炎。

治则：清肺润燥、止咳，以手太阴肺经穴为主。

治法：针刺治疗，外、泻法兼用。

取穴：太渊、太溪、鱼际、阴陵泉。

操作：泻鱼际，补太渊、太溪、阴陵泉。

效果：治疗3次后症状缓解，坚持治疗10次症状完全消失。

按语：咳嗽是指肺气清，失于宣肃，上逆作声而引起的咳嗽为其证候特征。咳嗽咳痰是本证的主要症状。有声无痰为咳，有痰无声为嗽。咳在肺，嗽在脾，咳嗽一病一年四季发作，尤以冬春多见，外界气候冷热变化，常直接影响肺气宣肃，造成咳嗽。《素问·咳论》曰："皮毛者，肺之合也，皮毛先受邪气，邪气以从其合也。"肺气外合皮毛，上通口鼻，易受邪而致肺失宣降。祖国医学认为本病的发生、发展与外邪的侵袭以及与肺、脾、肾三脏的功能失调有关，可因脾虚失运，痰湿逗留，上凌于肺而致，或久咳伤肺，肾不纳气，肺失肃降而缓慢发病。咳嗽在临床有外感与内伤之分。外感咳嗽属于邪实，多因肺卫不固、风寒、风热之外邪乘虚侵袭肺卫，以致肺气不宣，清肃失常而致。内伤咳嗽属邪实与正虚并见。多因咳嗽反复发作，肺气久伤及脾，脾虚生湿化痰，痰湿上侵于肺致肺气不降或因肝火上逆于肺而致咳嗽等。病理因素主要为"痰"与"火"。但痰有寒热之别，火有虚实之分；痰可郁而化火，火能炼液灼津为痰。如肝火犯肺每见气火耗伤肺津，炼液为痰。痰湿独肺者，多因脾失健运，水谷不能化为精微上输以养肺，肺气窒塞，上逆为咳。若病久，肺脾两虚，气不化津，则痰浊更易滋生，此即"脾为生痰之源，肺为贮痰之器"的道理。如痰湿蕴肺，遇外感而引触，转从热化，则可表现为痰热咳嗽；若转从寒化，则可表现为寒痰咳嗽。至于肺脏自病的咳嗽则多因虚实致实。如肺阴不足每致阴虚火旺，灼津为痰，肺失濡润，气逆作咳，或肺气亏虚，肃降无权，气不化津，津聚成痰，气逆于上，引起咳嗽。

医案1 患者为老年女性,病情迁延已10年有余,脾阳不足,健运失常,聚湿生痰,痰湿上壅于肺,脾为痰湿所困,全身乏力,纳差。方中取足太阴脾之三阴交以健脾化湿,脾胃为相表里之脏腑,取足阳明胃之足三里、丰隆以助健脾化痰之功。天突、膻中、肺俞、定喘理气化痰平喘。因咳喘患者有的并发肺气肿等其他疾病,针刺不慎易造成气胸,背部拔罐既安全,祛痰、止咳、平喘效果又显著。针天突时一定要注意进针后,沿胸骨后缘,切不可偏离,以免造成其他不必要的损伤。

医案2 患者为青年男性,病程虽只有2月余,但其反复咳嗽,伤及肺阴,肺失滋润,肺气上逆,故而咳嗽少痰。伤及肺络痰中带有血丝。治疗取手太阴经之输土穴太渊以"培土生金",为"虚则补之"之意。泻手太阴之荥穴鱼际以清肺经之热。肾主纳气,故又取足少阴之腧穴太溪以补益肾阴。刺足太阴脾之阴陵泉以加强脾之传输功能。脾能散精,肺能输布,则津液自复,内热可除,咳嗽自止。

本病的发病与气候、饮食、情志等有关,所以平时一定要注意锻炼,增强体质,防寒保暖,并注意防止有害气体、酸雾和粉尘吸入,注意休息,忌食辛辣厚味,戒烟酒,调畅情志。

3. 哮喘(支气管哮喘)

歌曰:脾肾阳虚之哮喘,肺脾肾俞气海灸,气海照海公孙针,咳嗽气喘自然瘳。

苏某,女,56岁,退休工人,于1998年11月16日前来就诊。

病史:患支气管哮喘8年余,逢劳累及受寒即发作,发作时,喘息抬肩,不能平卧,喉中如水鸣,气息短促,下肢微肿。此次发作3天,因他方治疗效果不显,故要求针灸治疗。

检查:患者张口抬肩,胸闷气急,端坐呼吸,喉中如水鸣,双肺哮鸣音明显。舌质淡,舌体胖有齿痕,苔腻,脉沉细。

中医诊断:哮喘(脾肾阳虚)。

西医诊断:支气管哮喘。

治则:健脾补肾、纳气平喘。以足太阴脾经及足少阴肾经穴为主。

治法:针刺+艾灸。

取穴:照海、公孙、气海、脾俞、肾俞、肺俞。

操作:照海、公孙、气海各穴均直刺,以提插捻转补法为主,留针30分钟,其间行针3次。取针后按摩针孔1分钟。然后取艾炷,脾肺肾俞穴及气海各灸3次,注意不要烫伤皮肤。治疗隔日1次,5次为1疗程,疗程间休息5日。

效果:治疗2个疗程,哮喘完全平息,整个冬天未再复发,精神状态良好,并能从事轻微家务劳动。此后,又巩固治疗2个疗程,1年后随访无复发。

按语:哮喘是一种发作性的痰鸣气喘疾患,以喉中哮鸣有声、呼吸急促困难为特征。其发病主要在于痰,而痰的产生责之于肺不能布散津液,脾不能运输精微,肾不能蒸化水液,以至津液凝聚成痰,伏藏于肺,而遇诱因则发病。如《病因脉证·哮病》所云:"哮病之因,痰饮留伏,结成窠臼,潜伏于内,偶遇七情之犯,饮食之伤,或外有时令之风寒束其肌表,则哮喘之症作矣。"其发作为"伏痰"遇感引触,痰随气升,气因痰阻,相互搏结,壅阻气道,肺管狭窄,通畅不利,肺气宣降失常,引动停积之痰,而致痰鸣如吼,气息喘促。病情迁延,可伤及脾肾。

古有哮分冷热,喘分虚实之说。故哮喘的辨证应分实喘和虚喘。实喘是邪气壅肺,肺失宣降,治宜祛邪利气,宣肺散寒,虚喘是精气不足,肺肾摄纳失养,又分肺虚、肾虚。肺虚应补肺益气养阴;肾虚应培补摄纳。

本例患者为老年女性,8年来病情迁延反复发作,影响其正常的日常生活和工作。其咳喘不能平卧,喉中水鸣,气短,下肢微肿,舌淡,苔腻,脉沉细乃为脾肾阳虚,精微、水液不能正常运化及蒸发聚而成痰所发。故而治疗则宜健脾补肾,纳气平喘。照海温肾敛冲纳气,兼利咽喉气道。公孙穴为足太阴脾经穴位,又为八脉交会穴,与冲脉交会于胃心胸,针灸并施以温脾益气敛冲;气海振奋元阳,益肾平喘;肺、脾、肾三背俞穴灸之,以温补肺、脾、肾三脏之元气,以助平喘之功。

哮喘为临床常见的病症,多突然发病,发作时呼吸困难,张口抬肩,气急不舒或喉间声如电锯,痰鸣作响;端坐呼吸;不能平卧,口唇发绀。其往往反复发作,又难以根治,严重影响患者的正常工作和生活。所以对于哮喘患者"未发宜扶正气为主,既发以攻邪为主",在平时宜适当加强体育锻炼,增强抗病能力,避免接触诱因,并重视缓解期的巩固治疗。如喘促不解、汗出肢冷面青、肢肿、烦躁昏昧、心阳欲脱者,需及时抢救。

4. 头痛

歌曰:气滞血瘀头项痛,补气活血可疏通,风池率谷太阳泻,合谷外关列缺灵。

刘某,女,45 岁,工人,于 1998 年 3 月 15 日前来就诊。

主诉:头颈部抽痛 3 天。3 天前患者因卧床看电视时间较久,而感右侧头颈部抽胀痛,伴双目胀闷痛。自服氟桂利嗪等,效果不佳,今特来本科求治。

检查:C3～5 椎体右侧压痛,右风池穴压痛明显,且向右侧偏头部放射,舌质红,苔薄白,脉弦。

中医诊断:头痛(气滞血瘀型)。

西医诊断:神经性头痛。

治则:以行气活血,和解少阳为原则,针刺以手少阳经穴为主。

治法:针刺治疗。

取穴:风池、率谷、太阳、外关、列缺、合谷、三阴交、阿是穴。

操作:除合谷用补法外,其余穴位均可用泻法,每日 1 次,留针

30分钟。

疗效:针刺治疗1次后疼痛即缓解,针2次后,颈项头部疼痛及双目发胀感消失。

按语:头痛,是以自觉头部疼痛为主要临床表现的一种常见疾病。头痛的原因非常复杂,不易鉴别,常见的头痛原因为:①局部疾病。如颅内脑实质、脑血管、脑膜等疾病;颅腔邻近器官如眼部、耳部、鼻部等疾病。②感染中毒性疾病。如流感、伤寒及一氧化碳中毒等。③心血管系统疾病。如高血压、动脉硬化症等。④功能性疾病。如神经衰弱、癔症等。临床上,首当辨头痛之属外感或内伤。一般说来,外感头痛,起病较急,常伴有外邪束表或犯肺的症状,应区别风、寒、湿、热之不同。《类证治裁·头痛》云:"因风者恶风,因寒者恶寒,因湿者头重,……因火者齿痛,因郁热者烦心,因伏暑者口干"。内伤头痛,有肝阳头痛、痰浊头痛、血虚头痛、瘀血头痛等。其痛反复发作,时轻时重,应分辨气虚、血虚、肾虚、肝阳、痰浊、瘀血之异。气虚者脉大,血虚者脉芤,肾虚者腰膝酸软,肝阳亢者惊惕肢麻,痰浊者头眩恶心,瘀血者痛如锥刺。次当辨头痛的所属部位,本人认为此乃针灸治疗头痛辨证的关键,因头为诸阳之会,手足阳经均循于头面,厥阴经亦上会于巅顶。由于脏腑经络受邪的不同,头痛的部位亦异。大凡太阳头痛,多在头后部,下连于项;阳明头痛,多在前额及眉棱等处;少阳头痛,多在头的两侧,并连及耳部;厥阴头痛,则在巅顶部位或连于目系。

外感头痛针刺时常用取穴有:风池、合谷、列缺。以近部取穴为主,远部取穴为辅。远部取穴以循经辨证为主,如前头痛加上星、阳白;头顶痛加百会、前顶;后头痛加天柱、后顶;侧头痛加率谷、太阳。此类穴位均有活血通脉之功,配合风池以和解少阳;合谷、以清泄阳明;列缺疏散风寒;远近相配,相得益彰,使络脉和顺,气血通畅,则头痛而止。

内伤头痛亦以近部取穴为主,以疏通局部经脉。远部取穴为辅,以治病求本。如属肝阴头痛,加太冲、太溪以育阴潜阳;如属痰浊头痛加中脘、丰隆以健运脾胃,降浊化痰;如属血虚头痛当加足三里、血海以补脾健胃,益气养血使气血充沛,髓海得以濡养;如属瘀血头痛可补合谷以行气,泻三阳交以活血。本例患者辨证属气滞血瘀之头痛,属少阳经,故而取风池、外关、率谷、太阳、阿是穴以疏通少阳经脉之气血,补合谷以行气,泻三阴交、列缺以活血,诸穴相伍,使气血和顺,经络达通。

我们认为:如属阴虚失眠者加太溪、太冲以滋阴平肝潜阳;如属胃腑不和者,可取中脘、丰隆以和胃化痰;并加厉兑、隐白以调整阴阳。因阳明根于厉兑,太阴根于隐白,二穴同用,主治失眠多梦。

中医学对头痛一症的病因、症状及治疗等已有较详细的记载,如《医学心悟》载:"头为诸阳之会,清阳不升,则邪气乘之,致令头痛。然有内伤外感之异,外感风寒者宜散之……热邪传入胃腑,热气上攻者宜清之……寒气上逼者宜温之"。针灸治疗头痛,历代中医文献多有论述,已经积累了丰富的经验。实践证明,针灸治疗非器质性疾病引起的头痛效果良好,远期疗效也令人满意。对器质性疾病引起的头痛,有一定的止痛作用,但止痛是暂时的。因此对于针刺后仅有临时止痛作用的患者,应做其他方面的检查,以免耽误病情。

5. 不寐　(失眠)

医案 1　心脾两虚型不寐

歌曰:"心脾两虚不得眠,益气养血是真传,脾俞心俞及神门,三阴交补太溪痊。"

梁某,女,47 岁,于 2001 年 10 月前来就诊。

主诉:失眠多梦 2 月余。

病史:患者 2 月前由于过度劳累逐渐出现失眠,夜间不能入睡,睡后易醒,多梦、神疲乏力,头昏有空闷感,心慌,突然汗出,旋即又止。每晚能睡 1~2 小时,偶有耳堵现象,无明显耳鸣、耳聋,无盗汗,纳差,二便自调,经期错后,量少色淡。

检查:神志清,精神萎靡,神情倦怠,面色少华,心肺腹等检查未见异常,舌质淡,苔薄,脉细。

中医诊断:不寐(心脾两虚)。

西医诊断:失眠。

治则:补气养血,宁心安神。

治法:体针+耳针。

取穴:脾俞、心俞、神门、三阴交、太溪。

操作:针以补法为主。配合耳穴心、脾、神门、皮质下,轻刺激,每日1次,两耳交替,留针30分钟。10次为1疗程。

疗效:治疗1疗程症状明显缓解,每晚能睡3~4小时,2疗程后,休息可在5小时以上,巩固治疗1疗程后痊愈。

按语:不寐又称失眠,是指经常不能获得正常睡眠为特征的一种病症。轻者入寐困难,有寐而易醒,醒后不能再寐,时寐时醒,严重者彻夜不寐。《素问·逆调论》:"胃不和则卧不安。"《金匮要略·血痹虚劳》:"虚劳虚烦不得卧。"《景岳全书·不寐》:"神安则寐,神不安则不寐。"不寐可单独出现,也可与头痛、眩晕、心悸、健忘同时出现。本病的病位主要在心。大多由于思虑过度,劳逸失调,损伤心脾,气血虚弱,或素体不足,或病后体虚,以及饮食不节、脾胃不和等引起,临床有虚实之分,亦有虚实夹杂之证。虚证主要为心脾不足、心胆气虚,多见于老年、素体不佳,病后体虚患者;实证主要为脾胃受损,肝火扰心,痰热上扰心神;虚实夹杂证主要为脏腑功能失调,导致心肾不交证。治疗当以补虚泻实,调整阴阳为原则。实证则泻其有余,虚证则补其不足,并在此基础上安神定志。本例患者由于劳心思虑,心脾两虚,心失所养,神不守舍故而失眠,夜间不能入睡,睡后易醒。脾胃为生化之源,脾虚不能健运,故饮食减少,气血生化不足,面色欠润,头晕,易汗,血少气虚,舌淡脉细。治疗取脾俞、三阴交,健脾、益气养血;心俞、神门养心、安神定悸,补太溪滋肾阴。配合耳针诸穴,共助宁心安神之功。

医案 2　肝气郁结、心脾两虚型不寐

歌曰:肝气郁结气血亏,夜间心烦难入睡,行间三阴交上星,心脾二俞及神门。

陈某,女,30岁,于2003年10月2日前来就诊。

主诉:夜间不能入睡3月余。

病史:3月前患者因与人争吵后即心情郁闷,夜间不能入睡,伴头昏而闷,反应迟钝,不思饮食,健忘,神疲,经口服"安定片"及中西药物治疗,可入睡1~2小时,但疗效不佳,今来求治。

检查:神志清,面色无华,表情淡漠,心情郁闷,少言寡语,舌质淡,苔薄白,脉细弱。心肺腹未见明显阳性体征。

中医诊断:不寐(肝气郁结,心脾两虚)。

西医诊断:失眠。

辨证:肝气郁结,心脾两虚。

治则:疏肝理气,补气养血,以取手少阴、足太阴、足厥阴经穴及背俞穴为主。

治法:体针+耳针。

取穴:脾俞、心俞、神门、三阴交、行间、上星。

操作:脾俞、心俞、神门、三阴交用补法;行间、上星用泻法。每日针刺1次,留针30分钟,10次为1疗程,间隔3天进行下一疗程。

疗效:经针刺治疗3次,患者即可短暂入睡约30分钟,醒后即有疲乏感,每日夜间可反复3~4次入睡,疲乏感略有减轻。继续遵法治疗10次,患者每晚可间断入睡4~5小时,精神较前明显好转,言语增多,记忆力较前提高,食纳增加,休息3天后,继续治疗1疗程,患者已恢复如常。

按语:不寐症,轻者不易入睡,或入睡并不困难,但易于觉醒。重者则通宵达旦不能成寐。本病多因情感所伤,思虑忧愁,损伤心脾,气血亏虚,心神失养;或因房劳伤肾,肾阴亏虚,阴虚火旺,心肾不交;或因饮食所伤,脾胃不和,湿盛生痰,痰郁生热,痰热上扰心

神;或抑郁恼怒,肝火上扰,心神不安等,均可导致不寐。本病患者为肝气郁滞,郁而化火,上扰心神,不思饮食,健忘神疲等。舌淡、苔薄白、脉弦细弱、为肝气郁结、心脾两虚之症。其病虚实夹杂,当以补虚泻实,故取脾俞、三阴交健脾益气养血;心俞、神门养心安神定悸,使气能化血,血能养心;取行间平肝理气,神门以宁心安神,上星为十三鬼穴之一,可镇静安神,以治头昏。诸穴相配,使肝气得解,气血充盈,心神得宁。

针灸治疗不寐,效果良好,但需标本兼治。另外,现代医学的更年期综合征、神经症、慢性消化道疾病、贫血等均属此范畴,可参照进行治疗。除治疗以外,还应注意患者精神因素,解除烦恼,消除思想顾虑,避免情绪刺激,睡前忌吸烟、喝酒、吃茶、适当增加体力劳动、体育锻炼,养成良好的生活习惯。

6.胁痛(肋间神经痛)

医案1　肝郁血滞型胁痛

歌曰:肝郁血滞胁肋痛,刺痛走窜卧不宁,疏肝解郁兼活血,厥阴少阳肝胆经。

苏某,女,56岁,退休干部,于1998年5月13日前来就诊。

主诉:间断性右侧胁下疼痛1月余。

病史:患者1月前无明显诱因突然出现右侧胁下疼痛难忍,以右侧乳房下、腋下及腋后疼痛为主,为刺痛走窜疼痛,呈不定期间断性发作。发作时不能做深呼吸,一触则疼痛加重。发作间隙无明显不适。曾在本单位医院口服止痛药物(具体不详),症状无明显缓解,疼痛以夜间为甚,特来就诊。

检查:患者右侧锁骨中线第5肋间,腋前线,腋中线,腋后线第5、第6肋间疼痛,不敢触摸,疼痛走窜,疼痛部位在体表,而表皮无红肿。双肺呼吸音清,未闻及干湿鸣及啰音。腹软,无压痛,肝脾肋下未及。舌黯,苔薄,脉沉。

中医诊断:胁痛(肝气郁结,瘀血阻滞)。

西医诊断:肋间神经痛。

治则:疏肝解郁,活血止痛。以足厥阴肝经、足少阳胆经穴为主。

治法:针刺治疗。

取穴:支沟、阳陵泉、足三里、太冲、肝俞、皮三针。

操作:先取最痛点皮肤常规消毒,针具消毒后,以 1.5 寸针沿肋骨与皮肤呈 30 度角方向进针,此进针点两侧旁开各 1 寸处与之平行各刺 1 针,即皮三针,针用泻法,留针嘱患者慢慢活动,3 分钟后疼痛有所缓解,留针 10 分钟,疼痛明显缓解。患者卧位取支沟、阳陵泉、太冲,以泻法为主,足三里、肝俞平补平泻。留针 30 分钟,其间行针 2 次。针刺每日 1 次,10 次 1 疗程,疗程间休息 3 天。并嘱患者治疗期间注意调节饮食,调畅情志,避免感受风寒。

效果:治疗 1 次,患者即感胸胁部舒畅,疼痛明显缓解,全身感轻松自如。但回家后,疼痛又反复发作。连续治疗 10 次后,疼痛基本控制。巩固治疗 6 次后,疼痛消失,半年后随访无复发。

医案 2　肝郁气滞型胁痛

歌曰:肝郁气滞之胁痛,疏肝理气是关键,乳根支沟冲阳陵,针罐并用显效验。

程某,女,45 岁,于 1999 年 10 月 20 日前来就诊。

主诉:因与家人生气后突发右侧胁肋部疼痛难忍 1 天,咳嗽,转侧加重,烦躁不安,头昏,胸闷,气短,嗳气。纳差,二便自调,夜休差。

检查:一般情况可,心肺无异常。腹软无压痛,肝脾肋下未及。右侧腋前线第 4、第 5 肋间及周围有压痛,局部皮肤无红肿,舌红、苔薄。

中医诊断:胁痛(肝郁气滞)。

西医诊断:肋间神经痛。

治则:疏肝解郁,理气止痛。

治法:针刺 + 拔火罐。

取穴:乳根、支沟、太冲、阳陵泉。

操作:乳根拔火罐,留罐3分钟。支沟、太冲、阳陵泉用28号针强刺激,泻法,每隔5分钟提插捻转1次。留针30分钟。

效果:经针刺2次后症状完全消失。

按语:胁痛是指以一侧或两侧胁肋部疼痛为主要临床表现的病证。胁,是指侧胸部,是腋下至第12肋骨部的总称。中医认为胁痛是由于肝胆气血运行不畅,经络痹阻所致。肝位于胁部,其经脉"夹胃旁,属于肝,散络于胆;向上通过膈肌,分布于胁肋部。"胸胁亦为足少阳胆经之分野,经云:"胆足少阳之脉,……从缺盆下腋,循胸,过季胁"。故本病的发病及治疗都与肝胆关系极为密切。病因多为情志不遂、肝气郁结,肝失条达;或跌仆闪挫,气滞血瘀,痹阻胁络;或饮食不节,损伤脾胃,湿热蕴结肝胆,疏泄失常;或外感湿热之邪,郁结少阳,枢机不利;或久病体虚肝,阴不足,络脉失养等,最终导致胁痛。

因引起胁痛的原因很多,故临床辨证时首先要辨其病变在气在血;其次要辨其病情属虚属实。大抵气郁者多为胀痛,且疼痛游走不定,时轻时重,其症状轻重与情绪变化有关;瘀血者多为刺痛,疼痛固定不移,疼痛持续不已,局部拒按,夜间尤甚;而病程短,病情急,疼痛剧烈而拒按,脉实者多为实证,以气滞、血瘀、湿热为主;症见隐隐作痛,绵绵不休,病程长,病情缓。脉虚弱者为虚证,以肝阴不足为主。故治疗均以疏理肝胆气机为主。

医案1 患者为老年女性,发病突然,但病情已迁延月余。肝气郁结日久,气血运行失于调畅,气为血帅,血为气母,气血不能正常运行,瘀于脉中,致瘀血停滞,经络痹阻而致右侧胁肋刺痛,以夜间为甚。舌质暗,苔薄,脉弦。皮三针,在局部痛点取之,直接刺于病灶,以疏通局部痹阻的经脉,使局部气血运行流畅,而疼痛自止。胁肋为肝胆二经分野,阳陵泉为足少阳之合穴,太冲为足厥阴俞穴,二穴相配以疏理肝胆经气,使气血通畅,奏通络止痛之功。支沟为少阳经穴,"肋间支沟求"为治胁痛之效穴。足三里与肝俞共助其活血、疏肝理气、止痛之效。

医案2 患者有明显的情志不畅病史,治疗宜疏理肝胆气机,通络止痛。治疗取支沟、阳陵泉、太冲,以疏理肝胆气机,通经活络。辅以乳根拔罐,畅达局部气血瘀滞,气机通畅,瘀滞疏调,则痛自除。

针灸治疗胁痛,临床效果较好,能够迅速止痛。但在针刺时应准确取穴,注意针刺手法的正确运用,局部不可刺之过深,以免损伤内脏。同时,要嘱患者保持舒畅的心情、充足的睡眠,饮食宜清淡,切忌过于油腻、辛辣。

7. 胃脘痛

歌曰:饮食不当胃脘痛,治当和胃又消食,胃经诸穴皆泻法,耳针相配效更殊。

李某,女,26 岁,工人,于 1996 年 7 月 18 日前来就诊。

主诉:胃脘部胀痛不适 1 天,患者昨晚吃火锅后,突然出现胃脘部胀痛不适,恶心,未吐,疼痛拒按,口中吐酸水。自服"吗丁啉",症状无明显缓解。纳差,小便自调,大便未解。

检查:神清,精神差,面色少华,痛苦面容。剑下胃脘部压痛明显,肝脾肋下未及,下腹部无压痛,肠鸣音每分钟约 3 次。舌质红,苔厚腻,脉滑。

中医诊断:胃脘痛(饮食停滞)。

西医诊断:功能性消化不良。

治则:消食导滞,和胃止痛。以足阳明胃经穴为主。

治法:针刺治疗。

取穴:天枢、足三里、内关、下脘、阴陵泉。

操作:针用泻法。以 1.5～2 寸针灸针及针刺局部常规消毒后,直接针足三里、天枢,以提插、捻转泻法为主,行针 3～5 分钟。因恶心明显针刺内关,平补平泻。再针下脘及阴陵泉,以泻法为主。留针30分钟。

效果:取针后疼痛明显缓解,稍后疼痛消失,恢复正常。

按语:胃脘痛是指自觉剑突下的上腹部位疼痛的症状。胃脘痛分为虚实两类。虚证多见脾胃虚弱,胃阴不足;实证多见于寒邪客胃,饮食伤胃,肝气犯胃。胃脘痛多由情志不畅、饮食不节、劳累、受寒等导致胃气郁滞,气血不畅或胃腑失于温煦和滋养所致。如《医学正传·胃脘痛》曰:"致病之由,多由恣肆口腹,喜好辛酸,恣饮烈酒煎博,复餐寒饮生冷,朝伤暮损,日积月深,故胃脘痛。"胃为水谷之海,又为后天之本,五脏六腑之大源,主受纳腐熟水谷,胃以降为和。饮食不节等各种原因致脾胃升降失司则出现胃脘疼痛。即寒凝而痛,食积而痛,气滞而痛,阳虚胃失温养而痛,阴虚胃失濡养而痛。故临床治疗,应审证求因,辨证施治。对胃脘的治疗实证以祛邪为主,虚证以养正为先。各类证型并非单独,往往虚实夹杂,寒热并见。故治疗应邪正兼顾,寒热并调。治疗的同时要求患者要配合饮食的调节,防止饥饱失常或寒热不适,保持精神乐观,要忌恼怒,戒烟酒,定时定量饮食,切勿贪食生冷、辛辣、肥甘厚味之品。胃脘痛的治疗,饮食调节非常重要。"治病不忌口,坏了大夫手"即是此意。

本案患者由于过食辛辣之品,致宿食停滞于胃脘部,使胃中气机阻滞,故见胃脘部胀痛不适。宿食不化,胃腑之气不能正常下降,浊腐之气上逆,而见恶心欲吐,口中吐酸,舌质红,苔厚腻,脉滑。"合治内腑",故取足阳明胃经之下合穴足三里来健胃消积,推陈导滞,通调胃肠功能。足阳明胃经之穴天枢,为大肠经之募穴,刺之可通调胃肠之腑气,使食滞下行。内关为手厥阴心包经穴,取其宽胸利膈,降逆止呕之功。下脘可助三里、天枢消食导滞。足太阴脾经合穴阴陵泉以运中焦,化湿滞。"耳为宗脉之所聚",手足三阳经都联系耳部,足阳明胃经上耳前,同时耳针有奏效快,镇痛效果好的特点,故在体针治疗效果不佳,或疼痛较剧烈的情况下,配合耳针的胃、脾、交感、神门等穴,以增强疗效。

胃脘痛在临床较为多见,多由平素不注意饮食起居等所致。病程往往迁延日久,其治疗也非常复杂,对急性期西医治疗效果较好,慢性迁延期中医治疗效果显著。特别是针灸治疗可以说是独树一帜。针灸不但对胃脘痛的急性期和胃止痛的效果非常好,而且长期慢性胃脘痛通过对胃肠功能的调节,配合良好的饮食生活习惯,可以达到其他疗法所达不到的奇特效果。

8.腹泻(慢性结肠炎)

歌曰:脾肾阳虚常腹泻,肝气乘脾便多稀,阳明胃肠诸穴用,针刺艾灸功效奇。

王某,男,45岁,于1990年10月16日前来就诊。

主诉:腹泻6年余。

病史:患者于6年前因野外工作、饮食不慎而感腹痛、腹泻,泻下黄色稀软便,日泻3~5次,无里急后重,无脓血便,自服"氟哌酸",症状缓解,但此后每因饮食油腻或辛辣、生冷食物后腹泻再发,且黎明时伴腹痛,曾多处求医,经中西医药物治疗,效果不佳,经人介绍,特来求治。

检查:神疲乏力,形体消瘦,面色萎黄,左下腹有轻压痛,无反跳痛,肠鸣音正常,舌质淡红,边有齿痕,苔薄白,脉沉细。大便常规检查为阴性。

中医诊断:腹泻(脾肾阳虚,水湿不运)。

西医诊断:慢性结肠炎。

治则:健脾温肾,利水化湿。

治法:针刺+艾灸。

取穴:天枢(双)、足三里、上巨虚、三阴交、关元(灸)。

操作:诸穴均用直刺,补法,关元穴加灸,留针约30分钟。10次为1疗程,间隔3天进行下1疗程。

效果:经治疗 5 次后,患者腹泻次数由原来每日 3～5 次减少为 2 次,且晨起腹痛减轻。经 1 疗程治疗,泻下次数为每日 1 次,渐成形,又治疗 1 疗程,大便已恢复正常。嘱忌食生冷、辛辣、油腻之品,调畅情志。随访 3 年未再复发。

按语:腹泻又名泄泻,泄为大便稀薄,泻为大便如水。腹泻是指大便次数增多,粪便稀薄,如稀水样或脓血样的病症。主要表现为大便次数增多,粪便稀薄,如稀水样或脓血样。现代医学中的急慢性结肠炎、肠结核、肠功能紊乱、溃疡性结肠炎、肠激惹综合征等均属腹泻范畴。中医学认为腹泻一症与脾、大肠和小肠有关。脾主运化,运化不健可致湿胜,湿胜则泻;又小肠主受盛化物,分别清浊,大肠主传导变化,输送糟粕,故大小肠功能失常,亦能引起腹泻。本病多因外感寒热湿邪、内伤饮食、情志不畅、脏腑功能失调和肠道功能失调,脾虚运化所致。本病分急性和慢性两类。急性者多为感受外邪和饮食所伤,实证、热证居多;慢性者多为脾胃虚弱,肝木侮土,或肾阳衰微,虚证、寒证居多。急性延时误治可转为慢性,而慢性也可因感染而急发成为虚实夹杂。本病治疗一般以健脾和胃,温肾壮阳,疏肝理气为治则,然而临床所见,多寒热虚实错杂相兼,因此治疗不可拘执一端,夹寒者宜温,有热者则清,虚者应补,实者应消,虚实夹杂者以补消并施。

针灸治疗腹泻疗效甚好,针刺以取足阳明胃经、足太阴脾经为主,"六腑之病取其合","合治内腑",故治疗取大肠募穴天枢、下合穴上巨墟为主穴,调理脾胃气机,泌别清浊;关元艾灸温阳固肠、益气升阳,三阴交健脾益气;如肝气乘脾可加太冲疏肝理气;脾胃虚弱加脾俞以固后天之本,调气血,补益其虚。

9. 消渴(糖尿病)

歌曰:三多一少消渴病,阴虚燥热自当辨,太溪复溜补肾阴,胰俞治之功必见。

万某,男,70 岁,退休工人,于 1996 年 4 月 25 日前来就诊。

主诉:小便量多而频 2 月余,加重伴双手指麻木 2 周。

病史:患者于 2 个月前无明显原因感口干舌燥,口渴欲饮,五心烦热,小便量多而频,大便干燥,曾先后在多处求治,经中西药物治疗无效,近 2 周上症有所加重,且伴双手指麻木无力,特来求治。

检查:神清,形体消瘦,颅神经(-),心肺腹(-),四肢脊柱无畸形,四肢肌力、肌张力均正常,双肱二头肌、三头肌肌腱反射减弱,病理反射未引出,双手腕关节以下痛觉减退,舌质红,少苔,脉细数,查空腹血糖 8.9 毫摩尔/升,尿糖 + + +。

中医诊断:消渴(肾阴亏虚,虚火妄动)。

西医诊断:糖尿病。

治则:补肾益阴,固摄下元。

治法:针刺 + 放血。

取穴:肾俞、太溪、复溜、三阴交、胰俞、外关、合谷、中渚、十宣。

操作:针刺用补法,每日 1 次,留针 30 分钟,10 次为 1 疗程,疗程间隔 5 天。十宣放血,隔日 1 次。嘱患者每日饮食控制在 250 ~ 300 克,加强体育锻炼。

效果:经治疗 5 次,患者感双手麻木有所减轻,用上法继续治疗 15 天后,双手麻木大有好转,唯指尖尚感麻木。经十宣放血 5 次后,诸症消除,又巩固治疗 1 疗程,复查空腹血糖为 5.8 毫摩尔/升,尿糖(-)。

按语:消渴是以多饮、多食,多尿、消瘦为主症的疾病。其发生是由于体内胰岛素分泌减少,或相对不足而引起的糖代谢紊乱为主的疾病。中医学对此早有认识,2000 多年前的《黄帝内经》中就有消渴病名的记载,早于西方 1000 多年。在《黄帝内经》一书中,不仅对消渴的症状有较详细的描述,对其病因也有了正确的认识。如《素问·奇病论》云:“甘美肥胖,易患消渴。”又如《灵枢·五变》云:“情绪紧张,引致消瘅。”其后历代医家对本病之临床表现、病因病机、并发症及治疗方法,都有详细记载和阐述。如唐玉涛在《外台秘要》中云:"消渴者原其发病,此则肾虚所致,每发则小便至甜。""虽能食多,小便多,渐消瘦。"《古今灵验》更进一步指出:"消渴病有三:①渴而饮水多,小便数……似麦片甜者,皆是消渴病也;②吃食多,不甚渴,小便少,似有油而数者,此是消中病也;③渴饮水,不能多,但腿肿,脚先瘦小,阴萎弱,数小便者,此是肾消毒也"。古人对消渴的并发症也有了一定的认识,如《千金方》云:"消渴之人,愈与未愈,常须虑患大痈。"在治疗方面也认识到,禁酒,控制饮食以及精神修养等方面的重要性。如《外台秘要》中云:"才不逮而强思之,伤也,悲哀憔悴,伤也。"中医将消渴分为上消、中消、下消。上消属肺,多因肺热津伤所致,中消属胃,多因胃热火盛所致,下消属肾,多因肾阴亏虚所致。其病机主要是阴虚燥热。阴虚为本,燥热为标,二者互为因果。故治疗时当以标本兼顾。本例患者辨证为肾阴亏虚,虚火妄动,治疗以补肾益阴,固摄下元为法,针刺以取足少阴经腧穴及背俞穴、手三阳经穴为主。方中肾俞、太溪、复溜、三阴交诸穴合用能补肾益阴,肾气得复则膀胱气化功能自然恢复,胰俞是经外奇穴,为治疗消渴之有效验穴,具有调节胰腺功能作用。取外关,合谷,中渚,十宣放血可活血通络,诸穴合用,既可治标,又可治本,使标本兼顾,疾病得复。故此认为如属肺热津伤者,可加太溪、鱼际、廉泉;如属胃热炽盛者可加内庭、足三里、胃俞;如属阳虚畏寒者加命门、关元加灸法以温补命门之火。

针灸治疗消渴,历代中医文献均有记载,近代更不乏报道。有关研究表明,针灸能降低消渴患者的血糖和尿糖,并使胰岛素的含量得到调整。胰岛素是体内能降低血糖的一种激素,血糖的高低与胰岛素含量多少有密切的关系。通过针灸治疗使胰岛素含量得到调整,加强了胰岛素对糖的合成、酵解和被组织利用的功用,从而起到降低血糖的作用。针灸能使血液中甲状腺素含量降低,减少了对糖对代谢的影响,有利于血糖的下降。另外,针灸能使机体的阴阳失调现象得到调整,对提高机体的免疫功能,改善临床症状有着重要的意义。临床实践也进一步证明,针灸治疗糖尿病,可提高疗效,缩短疗程。特别对并发症的控制和治疗,针灸有其独特的疗效。从上述医案也可以看出,糖尿病早期单用针灸治疗,也可收到显著效果。

10.腰痛

医案 1　寒湿凝滞型腰痛

歌曰:腰部冷痛难转侧,重着如坠累不得,阴雨寒湿病加重,散寒除湿温经络。

杜某,女,46 岁,农民,于 1996 年秋前来就诊。

主诉:腰痛 3 年。

病史:患者 3 年前因腰部受寒湿而致腰痛,局部发凉,遇寒、劳累则加重,得热则减,多方医治疗效不佳,随来针灸治疗。

检查:腰部沉重发凉,腰脊部痛甚,按压亦痛,劳累加重。舌淡,苔白腻,脉沉弦。

中医诊断:腰痛(寒湿凝滞)。

西医诊断:腰肌劳损。

治则:散寒除湿,温经通络。

治法:针刺 + 艾灸。

取穴:脾俞、肾俞、腰俞、腰阳关、委中、昆仑、阴陵泉。

操作:针用平补平泻,并灸肾俞、腰阳关。每日 1 次,10 次为 1 疗程,疗程间隔 2～3 天。

效果:连续治疗 3 个疗程,痛消,活动自如。

按语:腰痛是指腰部一侧或两侧疼痛,重则不能俯仰转侧。腰为肾之府,故痛多责之于肾。致使腰痛病因很多,而本例以感寒湿之邪留而不去,阻滞经络,气血运行不利,而发腰痛,故得热舒,遇寒湿重,而冷痛重浊更是湿困于脾,又伤肾阳,脾肾阳虚,更使湿滞,阴雨寒湿时阳气更衰,阴寒更甚,疼痛加剧。苔白、脉沉亦是寒湿停聚之象,本方以肾俞、脾俞补肾壮阳利湿,腰俞、腰阳关以利腰部气血运行,委中、阴陵泉、昆仑以疏通下焦,强壮腰膝,加灸肾俞、腰阳关以振奋阳气,温通经脉,故取壮腰除痛之效。

医案 2 肾虚劳损型腰痛

歌曰:腰痛隐隐晨起重,劳作损伤气血凝,肾俞膈俞腰阳关,志室水沟委中平。

李某,男,50岁,工人,于1998年3月12日前来就诊。

主诉:腰痛反复发作2年。

病史:患者两年前因劳作腰痛,每遇劳累时加重,晨起较重,活动后可减轻,为持续性疼痛。有时向臀部、大腿及膝外侧放射。弯腰活动尚可。

检查:第三腰椎横突处有明显压痛,局部可触及一软而韧的结节,腰第2、第3椎旁有麻木感,无明显外伤史。舌淡,苔薄,脉沉缓而弱。

中医诊断:腰痛(肾虚劳损)。

西医诊断:腰三横突综合征。

治则:补肾壮腰,调气活血。

治法:针刺治疗。

取穴:肾俞、委中、志室、腰阳关、膈俞,均取双侧。

操作:针刺以补为主。留针30分钟,每日1次,10次为1疗程,疗程间隔2~3天。

效果:治疗1个疗程疼痛减轻,活动功能改善。第2疗程加刺水沟不留针,环跳深刺留针后疼痛基本消除。治疗期间嘱其忌劳累和房事,并配以食补猪腰子两对,加盐蒸熟吃。30天后痊愈。

按语:劳损腰痛多为常年劳作,腰部肌肉慢性损伤,究其原因亦责之于肾精亏虚,腰府失养。加之劳累损伤,气血运行不利,随发腰痛。每遇劳累加重,休息减轻。腰三横突是腰肌运动支点,常年劳作,肌附着处产生慢性牵拉性损伤,导致气血内阻,经隧不利,不通则痛。针肾俞、志室以补肾强腰,委中疏通足太阳经气,腰阳关助阳散寒,膈俞以活血化瘀,又加水沟通督脉,诸穴相伍,则共奏补肾强腰,调气活血之功。

腰痛是常见症状之一,许多病能引起腰痛。临床上常见的腰痛原因有:①脊柱关节病变,如风湿样脊柱炎、风湿样骶髂关节炎、增生性脊柱炎等。②脊柱附近的肌肉、肌腱、筋膜疾患,如急性扭伤、腰肌纤维组织炎。③慢性腰肌劳损等。脊柱病变引起的腰痛,以腰骶椎部位为重,有时可向下肢放射,弯腰等活动受限明显;急性扭腰多有扭伤史或诱因,常表现为突然腰痛;腰肌劳损多为持续性酸痛,腰肌纤维组织炎多半晨起后疼痛,勉强活动可消失,休息后又加重。疼痛轻重多与气候变化,如寒冷、潮湿等有关。

11. 痿证

医案 1　末梢神经炎

歌曰:痿证日久肝肾虚,下肢麻软难行立,髀关三里三阴交,阳陵悬钟与太溪。

刘某,女,48 岁,农民,于 1997 年 8 月 4 日前来就诊。

主诉:双下肢麻木无力 8 月余。

病史:患者 8 个月前无明显诱因出现双下肢末端麻木、无力,并逐渐向上发展至膝关节,双腿软弱无力,行走不能。曾在当地医院就诊,口服中药(具体不详)。症状略有减轻,但下肢仍不能行走,偶有胀痛、发凉感。

检查:双下肢无畸形,肢体痿软无力,肌肉消瘦,轻度肌萎缩,运动无力,时有头晕、心慌,血压 130/90 毫米汞柱。舌淡,胖嫩,边有齿痕,脉沉弦。

中医诊断:痿证(肝肾亏虚)。

西医诊断:末梢神经炎。

治则:益肝肾,调气血。

治法:针刺 + 远红外理疗 + 中药虎潜丸汤剂。

取穴:主穴:肝俞、肾俞、悬钟、阳陵泉、三阴交、太溪。

配穴：髀关、梁丘、足三里、解溪。

操作：以补为主，烧山火手法。每日 1 次，留针 30 分钟，10 次 1 疗程，疗程间隔 3 天。同时配合远红外理疗，每日 1 次。

效果：1 疗程后症状减轻，2 疗程后，麻木、无力感至踝部，下肢无力减轻，可扶杖行走。3 疗程后，能独立行走，但仍有无力感。为巩固疗效，加服虎潜丸汤剂，每日 1 剂，水煎口服。针灸再坚持 1 个疗程，基本恢复正常。

按语：痿证是指肢体筋脉迟缓，手足痿软无力，日久因不能随意运动而致肌肉萎缩的一种病证，以下肢不能随意运动及行走较为多见。轻者感觉失灵，重则肌肉消瘦，运动无力，终成瘫痪。中医对痿证早在 2000 年前即有较深刻的认识。《黄帝内经》设《痿证》专篇，对痿证的病因病机做了较为系统详细的描述，提出了"肺热叶焦"为主要病机的观点和"治痿独取阳明"的基本大法，并根据病因影响脏腑的不同，分为脉痿、肉痿、骨痿、筋痿、皮痿等五痿，并认为痿证病变部位在筋脉肌肉，但根于五脏虚损。肺主皮毛，脾主肌肉，肝主筋，肾主骨，心主血脉，五脏病变，皆能致痿。这些基本原则直到今天仍然对临床有着重要的指导意义。在这个基础上，历代医家做了更为详尽的发挥和完善，使痿证在诊断与治疗上形成了一个比较完整的理论体系。现代医学对本证的认识相对较晚，西医治疗本症尚无特效药物，所以目前一般提倡使用中医针灸来预防和治疗。现代医学中末梢神经炎、周期性麻痹、运动神经元疾病、脊髓病变、重症肌无力等均属痿证范畴，可参照痿证辨证论治。

本案患者病 8 月余，虽经医治，但疗效不佳。患病日久，肝肾亏虚，气血不足，筋肉失濡，渐成痿疾。针灸取阳明经穴，调补气血，足少阴、厥阴经穴调益肝肾、壮筋骨。针以补法，配合远红外热疗，则气血通，经脉调顺，更配虎潜丸以善后，则麻木痿弱悉除。

医案 2　周期性麻痹

歌曰：痿证瘫痪年年发，下肢无力酸困麻，反复服药效不佳，针灸 10 次病根拔。

黄某,男,30 岁,农民,于 2002 年 5 月 13 日前来就诊。

主诉:间断性双下肢瘫痪 6 年余,再发加重 10 天。

病史:患者 6 年前因劳累过度,突然出现双下肢痿软无力,麻木酸困,步履艰难。经治疗卧床休息 10 余天后,逐渐恢复正常。此后,每逢劳累或受凉后反复发作。近半年来,反复发作 3 次,本次发病在 10 天前,过劳汗出后受凉,病情再发,四肢出现痿软无力,不能站立,手不能执笔写字,头昏、乏力、腰酸、气短、食欲不振。曾在当地医院治疗(具体不详),效果不显,特来针灸治疗。

检查:慢性消瘦病容,面色无华,精神萎靡。体温 36.5 摄氏度,血压 100/60 毫米汞柱。双下肢瘫软,上肢痿软无力,肌张力减弱,腱反射消失,病理反射未引出,痛温觉尚可。电解质检查无明显异常。舌淡,边有齿痕,苔薄白。

中医诊断:痿证(肺脾虚弱,肝肾亏虚)。

西医诊断:周期性麻痹。

治则:补脾肺,益肝肾,调养气血。以手足阳明经穴为主。

治法:针刺 + 艾灸。

取穴:肩髃、曲池、合谷、足三里、三阴交、太溪、阳陵泉并配以脾俞、胃俞、肾俞、肺俞。

操作:以补为主,平补平泻,加用艾灸,每日 1 次,10 次 1 疗程。

效果:经针灸治疗 3 次后即可站立,6 次后可缓步行走,并可执笔写字。1 疗程后,四肢活动自如,一切恢复正常。2 年后随访,疗效巩固,未再复发。

按语:此例患者乃脾胃功能失常,气血津液化源不足,肌肉筋脉失其濡养所致。故治疗依"治痿首取阳明"之说,采用补益后天之本的治疗原则。《素问·痿论》指出:"阳明者,五脏六腑之海,主润宗筋,宗筋主束骨而利机关也。"肺为五脏六腑之华盖,布津液而润总筋,而肺的津液来源于脾胃,肝肾的精血也有赖于后天的补养。所以此例采用的腧穴和针刺手法,可以健脾养胃,调理肝肾,补益气血,荣润筋脉。使脾胃功能健旺,饮食得增,气血津液充足,脏腑功能恢复,筋脉得以濡养,则诸证悉除,病告痊愈。

痿证的发生常与居住湿地,感受温热湿邪有关,因此,避居湿地,防御外邪侵袭,有助于痿证的预防和康复。对瘫痪患者,应注意患肢保暖,保持肢体功能体位,防止肢体挛缩和关节僵硬,有利于日后功能恢复。由于肢体麻木,知觉障碍,在日常生活与护理中,应避免冻伤或烫伤。注意精神、饮食调养,进行适当体育锻炼,生活规律,饮食宜清淡富有营养,忌油腻辛辣,对促进痿证亦很有帮助。

12. 落枕

歌曰:落枕本是伤筋痛,颈项强痛为主症,疏风散寒通经络,风池落枕穴肩井。

陈某,女,35 岁,本院职工,于 2003 年 5 月 8 日前来就诊。

主诉:颈部疼痛、活动受限 1 天。

病史:患者前日因睡姿不当,起床后即感颈部疼痛,转侧屈伸受限,尤以头向右转时较甚,休息后未见好转,特来诊治。

检查:左侧斜方肌及与胸锁乳突肌交点处(即风池)压痛明显,颈部转侧受限,舌质淡红,苔薄白,脉滑。

中医诊断:落枕(气血阻滞,筋脉不通)。

西医诊断:颈部伤筋。

治则:理气活血,通经活络。

治法:针刺＋远红外照射。

取穴:风池(左)、肩井(左)、落枕穴。

操作:针用泻法,风池穴针尖指向右鼻翼,肩井穴向后下刺入 0.5～0.8 寸,落枕穴用直刺,使针感沿手臂向上传导,每日 1 次,留针 30 分钟,同时配合远红外照射。

效果:针刺 1 次后,患者颈部疼痛已明显减轻,转侧略受限,针刺 2 次,即告痊愈。

按语:落枕是指急性单纯性颈项强痛、活动受限的一种病症,又称颈部伤筋。多因睡眠时颈部位置不当,枕头高低不适,引起颈部气血不和,筋脉拘急而发病;或由于颈肌劳损,风邪外袭,气血运行受阻,或颈部扭伤,气机不得疏通所致。落枕一病,中医学对本病的病因、症状及治疗等已有论述。如《灵枢·经筋》载:"足少阳之筋……颈维筋急"。又《灵枢·杂病》载:"项痛不可俯仰,刺足太阳,不可以顾,刺手太阳也。"治疗当以调气活血,舒筋活络为佳。因颈项部为手三阳经脉所过,故针刺以取手三阳经穴为主,如风池、肩井,均为疏风散寒、调气和血之要穴,落枕穴为治落枕之经验穴,可疏利经输,行气活血,诸穴相配,相得益彰。针灸治疗落枕效果显著,一般 1~3 次即愈。

13. 牙痛

歌曰:阳明腑实热牙痛,肾阴虚火灼齿中,颊车下关疏气血,合谷内庭实火通。

李某,男,36 岁,工人,于 2002 年 7 月 20 日前来就诊。

主诉:右侧牙痛两天。

病史:患者两天前因天气炎热,外出干活回来后即感右侧牙痛剧烈,抽及耳根疼痛,吃饭时痛甚,冷敷后略有减轻,自服"黄连上清丸"后症状无明显减轻,特来求治。

检查:表情痛苦,右手抚面,右下第三磨牙龈肿胀,局部发红,疼痛,无流脓,无局部溃疡,恶热喜冷,口干渴,舌质红,苔薄黄,脉浮数。

中医诊断:牙痛(风热外袭)。

西医诊断:急性牙龈炎。

治则:疏风清热止痛。

治法:针刺治疗。

取穴:颊车、下关、合谷。

操作:颊车、下关取右侧,合谷取左侧,针用泻法,颊车用斜刺,针尖方向对准病所,针刺得气后留针 30 分钟,留针期间每 8~10 分钟行针1次。

效果:经针刺约10分钟后疼痛已明显减轻,30分钟后即告痛止,此后未再复发。

按语:牙痛是指牙齿因各种原因引起的疼痛,是口腔疾病中的常见症状。大多是因阳明腑热偏盛,感受风热之邪,引动经络之火,火邪循经上炎;或肾阴不足,虚火上冲,灼烁于齿而牙痛。本病有虚实之分、寒热之别。实证多因胃热、风火引起;虚证多由肾阴不足引起,也有气虚牙痛,临床当细辨其证。风火牙痛,牙痛而龈肿,形寒身热,舌苔薄白,脉浮数;实火牙痛,牙痛甚剧,口臭口渴、便秘、苔黄、脉弦;虚火牙痛,牙痛隐隐,时作时止,牙齿浮动,口不臭,舌红脉细;虚寒牙痛,牙痛瘾瘾,遇寒剧,得热减,牙龈不肿,口不渴,舌淡脉沉弦;气虚牙痛,属反复发作型,不红不肿,时疼时止,面色㿠白,气短懒言,口淡不渴,寒热刺激均痛。治疗分别给清泄阳明实火、滋阴降火;温中散寒止痛、益气散寒止痛。针灸治疗以主方清泄阳明,疏经止痛,风池外关,疏风止痛,内庭泻胃火,清心热,清三焦之热,小肠经热。因手阳明之脉入下齿中,足阳明之脉入上齿中;肾主骨,齿为骨之余。故取位于牙关部的颊车、下关,二穴同属足阳明经,能清泻阳明经之火,舒调局部气血,合谷为手阳明经之原穴,针之可调阳明经气,泻阳明经之热,如属上牙痛者加内庭;如属肾阴亏虚,虚火上炎所致加太溪,因太溪为足少阴肾经的原穴,能滋养肾阴,喻其"壮水之主,以制阳光"而疗虚火,诸穴相配,可清热泻火,滋阴降火而止痛。针灸治疗牙痛,疗效显著,大多1次可治愈。但牙痛发生的原因很多,应针对原发病进行治疗。患者平时应注意口腔卫生,避免过冷、过热及酸、甜食物刺激。

14.咽喉肿痛

歌曰:风热袭肺咽喉痛,清泻肺与大肠经,阴液不足虚火灼,太溪照海显奇功。

医案 1

孙某,女,30 岁,工人,于 1999 年 8 月 10 日前来就诊。

主诉:咽喉肿痛两天。

病史:患者两天前冒着烈日外出干活,回家后即感口干舌燥,咽喉干痛,声音嘶哑,干咳,饮水并含服"西瓜霜含片"后症状无明显改善,遂来求诊。

检查:咽红,扁桃体 I°肿大。舌红而干,苔薄黄,脉浮数。

中医诊断:咽喉肿痛(风热袭肺)。

西医诊断:急性扁桃体炎。

治则:疏风清热,肃肺利咽。

治法:针刺治疗 + 点刺放血。

取穴:少商、列缺、合谷、曲池、鱼际。

操作:少商点刺放血。其余穴位均用泻法,每日 1 次。留针 30 分钟。间隔 8~10 分钟捻转行针 1 次。

效果:经针刺治疗 1 次后,咽喉肿痛已明显好转。用同法治疗 3 次,咽喉肿痛已告痊愈。

医案 2

张某,男,21 岁,实习学生,于 1998 年 5 月 12 日前来就诊。

主诉:咽喉干痒痛不适 3 年余。

病史:患者 3 年前因感冒后即感咽部干痒痛,微咳,恶寒发热,体温 38.7 摄氏度,全身酸困不适,自服"速效伤风胶囊"后病情有所减轻,但此后每因受热后即感咽部疼痛,干痒不适,尤以晨起刷牙时恶心、干呕。

检查:咽微红,咽后壁有细小的滤泡,扁桃体不大,舌尖红,苔薄白,脉略细数。

中医诊断:咽喉肿痛(虚火灼咽)。

西医诊断:慢性咽喉炎。

治则:滋阴降火利咽。

治法:针刺治疗。

取穴:太溪、照海、鱼际。

操作:太溪、照海均用补法,鱼际用平补平泻法。每日 1 次,每次留针 20 ~ 30 分钟。

效果:经针刺 5 次后,患者感咽部干痒痛明显减轻,晨起刷牙恶心、干呕感好转。又针刺治疗 10 次,诸证已完全消失。

按语:咽喉肿痛是咽喉疾患中的常见症状,属于喉痹、乳蛾的范畴,相当于现代医学的急、慢性咽喉炎,急、慢性扁桃体炎,咽后壁疱疹等。《诸病源候论》说:"脏腑冷热不调,气上下哽涩,结博于喉间,舌吐不利,或塞,或痛,故言咽喉不利。"咽为胃系所属,与胃相近,喉为肺系所属,与肺相通,风热邪毒从口鼻而入,侵犯肺系,咽喉首先受之,或过食辛热,引动胃火,灼津成痰,痰火蕴结,搏结于喉;或久病体虚,热病后伤阴,阴津不能上承咽喉,而致肺肾两虚,虚火上炎,灼于咽喉所致。本病常因外感风热之邪或食入辛辣香燥之品而诱发。病位在咽喉,涉及肺、胃、肝、肾等脏腑。

医案 1 患者是因外感风热邪毒,从口鼻而入,侵犯肺系,咽喉受之,热灼津伤,肺失清肃,故见咽喉干痒而痛,口干舌燥,声音嘶哑,干咳、舌红、苔薄黄、脉浮数等风热袭肺之证。治疗当以疏风清热,肃肺利咽。方中取少商,为手太阴井穴,浅刺出血可清泄肺热;列缺、鱼际可解表清热而利咽喉;合谷配曲池疏风清热。诸穴相配,可使肺热得清,咽喉得利。如属胃火上灼所致者,可加内庭以清泄胃热。

医案 2 患者为外感后热邪伤阴,阴津不能上承于咽喉,虚火上炎而致咽喉肿痛,因未能彻底治疗,故每因受热后再伤阴液,而见咽部干痒而痛;咽为胃系所属,如虚火移于胃,胃失和降,故见刺激后恶心、干呕,舌尖红,苔薄白,脉略细数,为阴虚灼咽之症。治疗以滋阴降火利咽为原则。方中取太溪、照海以滋阴降火,取鱼际以清泻肺经虚火;三穴相配,补泻兼施,共奏滋阴降火利咽之效。

针灸治疗咽喉肿痛疗效较好,但应注意对原发病的治疗,嘱患者平时注意防寒保暖,避免有害气体的不良刺激,忌食辛辣刺激的食物,少食油腻、煎炸之品,不吸烟,保持口腔清洁卫生。

15. 痛经

医案 1　寒湿凝滞型痛经

歌曰:寒湿凝滞经来痛,散寒除湿经络通,任脉脾经诸穴刺,疼痛消除月事行。

王某,女,17 岁,学生,于 1996 年 3 月 27 日前来就诊。

主诉:月经来潮前后小腹疼痛 3 年余。

病史:患者 3 年前因淋大雨后月经来潮,伴少腹痛,得热痛减,遇寒加重。月经量少,色黯有块,怕冷,周期较长,30～50 天。3 年来,曾口服中草药等,服药后症状略有缓解,停药后疼痛又加剧。慕名来诊。

检查:面色苍白,小腹部压痛,局部发凉,四肢不温,舌质淡红,苔薄白,脉沉紧。

中医诊断:痛经(寒湿凝滞)。

西医诊断:原发性痛经。

治则:散寒除湿,温经止痛。以任脉、足太阴脾经穴位为主。

治法:针刺 + 艾灸。

取穴:气海、关元、血海、三阴交、地机。

操作:气海、关元行补法,使针感向小腹部两侧扩散,下达至阴部。血海、三阴交、地机平补平泻,并在针柄上套 1 寸长的艾条进行温针灸。每于月经后 1 周开始治疗,隔日 1 次,6 次为 1 疗程。

效果:经上法治疗 1 次,患者感觉小腹疼痛明显减轻,2 次疼痛消除,血块明显减少,治疗 4 次后诸症好转,治疗 3 个疗程后诸症消除。2 年后随访无复发。

医案2 肝郁气滞型痛经

歌曰:经来胀痛肝气结,经少腹痛连两胁,针取肝脾两经穴,疏肝理气又解郁。

孙某,女,32岁,干部,于1997年3月12日前来就诊。

主诉:经少腹痛3月。

病史:患者14岁月经来潮,色、量、周期均正常。3月前因故与家人吵架后,情志不畅,胸胁胀满不适。后经行则小腹疼痛,乳房胀痛不适,月经量少、色黯。纳差,二便自调,夜休差。特来就诊。

检查:形体如常,两乳房胀而触痛明显,面色少华,腹部无压痛。舌红,苔薄,脉弦。

中医诊断:痛经(肝郁气滞)。

西医诊断:原发性痛经。

治则:疏肝理气止痛,以足厥阴肝经、足太阴脾经穴为主。

治法:针刺治疗。

取穴:公孙、列缺、中极、太冲、三阴交。

操作:公孙、太冲用提插捻转泻法,列缺、中极、三阴交平补平泻。留针30分钟,每10分钟行针1次。10次1疗程。

效果:针刺治疗6次后,月经来潮时疼痛减轻。下次月经前1周开始治疗,连续治疗2个周期,疼痛消失,痊愈。

按语:痛经又称为"经行腹痛",是指女性经期或行经前后发现的周期性小腹疼痛,是常见的妇科病之一,多见于青年女性。祖国医学认为痛经多因肝气郁结、血行受阻或经期受寒,饮冷以至寒湿客于胞宫,气血运行不畅或因气血虚弱、肝肾亏虚而致胞脉失其所养,引起小腹疼痛。如《诸病源候论》载:"妇人月水来腹痛者,由内伤气血,以致体虚,风冷客于胞络,损伤冲任之脉。"《丹溪心法》载:"临行时腰腹疼痛,乃是郁滞,有瘀血。"临床上一般可分为原发性痛经和继发性痛经两大类。其中生殖器官无明显异常者称原发性痛经,生殖器官有明显病变者为继发性痛经。还可分为"虚寒型""实热型"和"血瘀气滞型"等。

医案 1 患者淋雨后月经来潮,寒湿之邪客于胞宫,血与寒结,冲任阻滞,经血流行不畅,少腹冷痛。热能胜寒,得热则寒凝之气散,瘀滞通故而痛减。血得寒则凝,经量少,色黯而有块。气海、关元为任脉之穴,气海为任脉之脉气所发,元气之海,有通下焦之功;关元为小肠募穴,足三阴与任脉之会。通过针刺与艾灸能起到温经散寒、祛瘀通络、和调冲任的作用。血海为足太阴脾经治疗血证的要穴,有活血止痛之效。三阴交是足三阴经的三经交会穴,地机为足太阴脾经穴,两者合用以健脾除湿、调经止痛。"寒则温之",重灸关元、气海,使胞宫得暖,寒凝得散,而痛经得愈。

医案 2 患者病起情志不畅,肝气郁结,经行不畅。经前、经期腹痛。足厥阴肝经布两胁,肝气郁结,故经行伴有两胁及乳房胀痛。公孙为八脉交会穴,通于冲脉,可理气活血,调理冲任达到行瘀止痛功效。八脉交会穴列缺通于任脉,沟通胞宫,两穴合用,效更显著。太冲为肝经原穴,有疏肝解郁、调理气血的作用。中极属任脉经穴,通于胞宫,可调理冲任,疏通胞脉。三阴交调经活血止痛。

痛经的治疗在经前 3~5 天开始,可起到预防作用。针灸治疗本病是根据"通则不痛"的理论,采用"寒者温之""热者寒之""虚则补之""实则泻之"的原则辨证取穴施治。针灸治疗原发性痛经疗效较好,对妇女痛经腹痛、积寒痼冷及血瘀气滞等均有疗效,值得推广。对继发性痛经,应明确诊断原发病,进行综合治疗。患者在月经期应注意卫生,避免过度劳累及精神刺激,宜保暖,忌食生冷食物。

16. 面瘫(周围性面神经炎)

歌曰:风寒袭络患面瘫,祛风散寒是关键;地仓颊车四白穴,阳白人中风池选;合谷内庭足三里,早期轻刺针宜浅。

李某,男,26 岁,干部,于 2002 年 3 月 5 日前来就诊。

主诉:右侧面部不适,口眼歪斜,露睛流泪两日。

病史:患者前日因乘车时被风所吹,继则出现右侧面部不适,口眼歪斜,面部沉紧,露睛流泪,吃饭时夹食漏饮,耳后、耳前无明显不适。无耳心疼痛,无头痛、头晕等症,食纳可,二便自调。

检查:右侧面部表情肌痿软无力,额纹消失,闭目眼裂增宽约3毫米,右侧鼻唇沟变浅,口角歪向左侧,人中沟歪向左侧,左侧口角下垂,不能露齿、鼓腮漏气,耳后无明显压痛。舌质红,苔薄白,脉浮紧。

中医诊断:面瘫(风寒袭络)。

西医诊断:周围性面神经炎。

治则:祛风散寒,疏通经气。以阳明经穴为主,辅以督脉经穴。

取穴:风池、合谷、地仓、颊车、四白、人中、足三里、内庭、阳白。

操作:早期宜浅刺,刺激量宜轻。除合谷外,均取患侧。每日1次,10次1疗程。

效果:治疗1疗程后,患者症状明显好转,两疗程后症状完全消失。两月后随访无复发。

按语:面瘫是以口眼歪斜为主要症状的一种疾病,是由于支配面部肌肉的神经、神经核以及核上的神经传导出现了问题,而导致的面部肌肉瘫痪症状。男女及任何年龄均可发病,但以青壮年为多见。祖国医学对面瘫的认识很早,从最早的经典著作《黄帝内经》伊始,历代医家对面瘫的病名、病因病机及治疗有众多论述。中医认为本病多由正气不足,络脉空虚,风寒或风热之邪乘虚侵袭,以致阳明、少阳之脉经气阻滞,经筋失养,筋肉纵缓不收而致口眼歪斜。或因素体阳盛,或因胆、胃二经积热,风热之邪侵袭,易于郁而化热,热邪侵淫而影响气血运行,致使筋脉肌肉弛纵不收而致口眼歪斜,从经脉循环来看,面瘫主要与阳明经、太阳经病变密切相关。如《诸病源候论》所云:"风邪入于足阳明、手太阳之经,遇寒则筋急引颊,故使口㖞僻,言语不正,而目不能平视。""夜卧,……风入耳中,喜令口咽"。外邪致面部经气阻滞,经脉失于濡养,导致纵缓不收而发病。现代医学的周围性面神经炎属此范畴。

本案患者感受风寒之邪,致面部经脉纵缓不收,故治疗局部取地仓、颊车、阳白、四白、人中以祛风散寒,疏通局部经气,调和气血,使经脉得濡润温煦,则面瘫自可痊愈。取风池、翳风以疏解风邪。面部属足阳明经脉所及之处,故配合谷、内庭、足三里,以疏通阳明经经气,为远端取穴。局部与远端配合以达到标本兼治,相得益彰的效果。

针灸治疗面瘫,疗效很好,可作为治疗首选。早期抓紧时机越早治疗效果越好,宜多针浅刺,轻刺激。同时要做好治疗中对局部的护理工作,注意局部保暖及用眼卫生等。忌当风而眠,以防再受风寒,避免劳累,减少外出,外出时应戴口罩、太阳镜。

17.乳癖(乳腺囊性增生病)

医案 1　痰湿凝结型乳癖

歌曰:形体偏胖多痰湿,脾失健运乳络阻,行气化痰是关键,软坚散结乳癖除。

李某,女,38岁,干部,于1997年5月16日前来就诊。

主诉:双侧乳房胀痛3年余。

病史:患者3年前无明显诱因出现双侧乳房胀痛,经行前后较明显,未引起患者注意。今年3月单位体检时发现双侧乳腺增生,曾在乳腺科就诊,诊为"双侧乳腺囊性增生",给口服逍遥丸、乳康片等药物,症状无明显缓解。

检查:右侧乳房有大小不等圆形、质韧的结节,有压痛。左侧外上向线有一结节,压痛不明显。患者形体偏胖,易疲劳,纳差,二便自调。舌苔腻,脉滑。

中医诊断:乳癖(痰湿凝结)。

西医诊断:乳腺囊性增生。

治则:行气化痰,理气止痛。以足太阴脾经、足阳明胃经穴为主。

治法:针刺+远红外照射。

取穴:膻中、乳根、膺窗、丰隆、中脘。

操作:膻中、乳根、膺窗均沿皮刺,丰隆、中脘直刺,并配合局部远红外照射。

效果:治疗4次后症状好转,15次后症状全部消失。巩固治疗5次。半年后随访无复发。

医案2 气滞血瘀型乳癖

歌曰:妇女进入中年期,情志不畅诸病起,气血瘀滞双乳痛,理气活血乳癖愈。

程某,女,45岁,干部,于1998年10月12日前来就诊。

主诉:间断性右侧乳房疼痛10余年,再发加重2天。

病史:患者10年前无明显诱因出现经行前后乳房疼痛,曾经妇科检查诊为:"乳腺增生",口服药物及理疗(具体不详),症状缓解。10年来症状无明显加重,也未坚持系统治疗。本次由于近来情志不畅,经行前五六日即感右侧乳房刺痛,有硬块,乳房胀硬,疼痛,胸胁胀满不适而前来就诊。

检查:右侧乳房有如指尖、黄豆大小不等的硬块,乳房胀硬,触之疼痛剧烈,胸胁胀满。舌质黯,苔薄白,脉弦。

中医诊断:乳癖(气滞血瘀)。

西医诊断:乳腺增生。

治则:疏肝理气,活血止痛。

治法:针刺治疗。

取穴:太冲、足临泣、膻中、内关、足三里、三阴交。

操作:太冲、足临泣2穴直刺提插捻转泻法,膻中沿皮向下平刺0.8寸,内关、足三里、三阴交直刺,平补平泻。留针30分钟,其间行针3~4次。

效果:以上法治疗 3 次后症状减轻,10 次后症状基本消失。再巩固治疗 10 次,症状完全消失。1 年后随访无复发。

按语:乳癖是以妇女乳房出现慢性肿块、胀痛为主要临床表现的病症。乳癖初起,乳房发生一个或多个大小不等的肿块,表面光滑,可以移动,一般不常见疼痛,少数患者亦有轻微肿痛,肿块与皮肤不粘连,皮色不变,亦不发热,不溃破,遇喜怒情绪波动、月经来潮时有消、长的现象。其早期症状轻微,不为患者所重视,但严重者可影响日常工作和生活。祖国医学认为乳癖多由思虑过度、肝失条达、心脾郁结、气滞血瘀、痰湿阻滞、乳络闭塞所致,若久病或房事不节,会累及肝肾,阴虚血少,经络失其所养而成痼疾。现代医学认为其原因可能与卵巢功能失调,体内雌激素和黄体素的不平衡有关,表现为乳腺间质或小叶实质发生非炎症性的、散在的结节样良性增生病变。目前临床上中医,特别是针灸辨证治疗本病效果较好。

医案 1 患者素体较胖,为多痰、多湿之体,病初双侧乳房有胀痛,并未引起患者的注意。久之则脾失健运,不能运化水湿,湿聚成痰,痰湿阻滞乳络,闭阻不通则乳房胀痛。膻中为气之大会,可疏解胸中之气郁。乳根、膺窗为足阳明胃经之穴,而足阳明胃经循行于乳房,取之可解乳络之壅滞。丰隆为足阳明胃经之络穴,行气化痰。中脘健脾和中化痰通络。

医案 2 患者为中年女性,病发已 10 年有余,本次由于情志不畅,郁怒伤肝,肝气郁结,气机不畅,经脉壅滞而出现乳房疼痛而硬。情志内伤,肝气郁结,日久及血,血瘀脉中,瘀血内停,经脉瘀阻不通则乳房疼痛剧烈,为刺痛、舌黯、苔白、脉弦。足厥阴肝经走乳头、胸胁,太冲为肝经之原穴,足临泣为胆经腧穴,针泻两穴以疏肝解郁,通络止痛。内关乃手厥阴心包经穴,又是八脉交会穴,治疗心、胸、胃之疾,取之能理气宽胸。膻中为任脉经穴,为气之会,能调气机,疏瘀滞,以通乳络。足三里与三阴交配合以理气活血,通经止痛。

针灸治疗本病方法简便,经济安全,疗效显著,患者乐于接受。

但是本病少数病例有恶变的可能,因此应注意追踪观察,必要时进行组织切片诊断。

18. 遗尿

医案1　肾阳亏虚型遗尿

歌曰:膀胱失约肾阳虚,梦中遗尿被褥湿,百会三阴交灸补,关元中极与肾俞。

王某,男,13岁,于1995年2月13日前来就诊。

家长代诉:患儿自幼遗尿至今。

病史:该患儿自幼遗尿,从未间断,每晚1次,有时两次以上,多在梦中排尿,平时夜间熟睡不醒,唤之亦神识昏糊朦胧。为此,晚间不敢喝稀饭和水,怕尿床量多,遭到家长打骂。长期以来,患儿食欲不振,肌肤消瘦,记忆力减退,曾经中西医检查治疗,效果不佳。

检查:患儿面色无华,精神萎靡,四肢不温,脉象沉细而缓,舌质淡,苔薄白。

中医诊断:尿床(肾阳亏虚,膀胱失约)。

西医诊断:原发性遗尿。

治则:温阳补肾,固摄膀胱。

治法:针刺+艾灸+穴位注射维生素 B_{12} 或 B_1。

取穴:关元、中极、肾俞、三阴交、百会。

操作:补法,多灸。腹部穴位应使针感至阴部,三阴交穴捻转补法,针感直至病所,百会温针灸,关元、中极温和灸,或用远红外照射腰腹部诸穴。出针后可交替选取肾俞、关元、中极注射维生素 B_{12} 或 B_1,每次选用1对穴,每穴注射0.5~1毫升。针灸每日1次,留针20~30分钟,6次1疗程,疗程间隔3~5天,以后疗程为间日1次。

效果:经3次治疗,夜尿已有间断,精神好转。经1疗程(6次)的治疗,夜间唤之即醒,能起床小便,食欲增加,精神振作。第2疗程只针灸3次,则遗尿停止,未再复发。

医案 2　脾肾气虚型遗尿

歌曰:脾肾气虚脬不固,健脾益气温肾督,关元三里夜尿点,百会肺脾肾膀俞。

李某,男,11 岁,于 1996 年 2 月 12 日前来就诊。

家属代诉:患儿夜间尿床已 5 年余。

病史:患儿自幼不遗尿,5 年前因患肺炎后,一直神疲乏力,食欲不振,常自汗出,睡中遗尿,醒后方觉,小便频量少,时有酸胀,大便溏。经用中西药治疗,它症见好,唯遗尿如故。几乎每天夜间都有 1 至数次,四季皆然。

检查:患者神志清,神情胆怯,身材偏瘦,面色无华,脉象细缓,舌淡红,苔薄白,微腻。

中医诊断:尿床(肺脾气虚,肾元不固)。

西医诊断:继发性遗尿。

治则:健脾益气,温肾固脬。

治法:针刺 + 艾灸 + 穴位注射黄芪注射液。

取穴:①关元、中极、足三里、三阴交、夜尿点。②肾俞、肺俞、脾俞、膀胱俞、百会。

操作:补法,或平补平泻,多灸。上列两组穴位,交替针刺。关元、中极、足三里、三阴交,采用提插捻转补泻法,腰腹部的穴位除针刺外,可加用艾条(炷)灸,或用远红外照射,百会温针灸,夜尿点用 30 号 0.5 寸毫针,直刺捻转手法,局部酸胀感。出针后,可交替选用足三里、中极、关元等穴,注射黄芪注射液,每次选用 1 对穴,每穴注射 0.5～1 毫升。针灸每日 1 次,留针 20～30 分钟,6 次 1 疗程。第 2 疗程起间日 1 次。

效果:针 1 次后当晚唤之可醒,睡后复尿。治疗 5 次后做梦减少,食欲增进,夜间偶然遗尿。10 次后不再尿床,针治 12 次(2 疗程)终获痊愈。

按语:遗尿亦称尿床,是指没有器质性疾病的 3 周岁以上的儿童,在夜间睡眠中经常出现的无意识排尿,醒后方觉的一种病症,多为 3 ~ 12 岁小孩的疾病。自幼从来未能控制睡后排尿者,称为原发性遗尿症,若患儿出生后,有一阶段已能控制排尿,其后又因种种原因出现遗尿者,称继发性遗尿。

现代医学认为遗尿是由于大脑皮层及皮层下中枢的功能失调而引起的功能性遗尿,或由于局部刺激如包皮过长、肠寄生虫病、消化系统疾病等原因,导致排尿功能异常兴奋、膀胱括约肌松弛等引起。个别患儿与家族遗传有关。

祖国医学认为本病的发生与肾、脾、肺、膀胱的功能失调有关。肾主封藏,开窍于二阴,又司二便;脾在中焦,主后天之气;膀胱有贮藏和排泄小便的作用。《黄帝内经》有"膀胱不约为遗溺"的记载,《诸病源候论》也说:"遗尿者,此由膀胱虚冷不能约于水故也,肾与膀胱相表里,肾主水,小便者水液之余也;膀胱为津液之府,府既虚冷,不能约于水,故令遗尿。"说明膀胱虚弱为其致病的主要原因。若脾、肾气虚,膀胱功能失调,不能约束小便,故溺不自禁。肾气足则能制约膀胱,约束水道。若小儿禀赋虚弱,肾气不足,下元虚寒,闭藏失职,膀胱气化失调,不能制约水道或因肺脾气虚(肺主一身之气,脾主后天之气),上虚不能制下,下虚不能承上,水道无权约束,均能引起本病。

医案 1 证属下元虚寒,肾气不固,则膀胱不约而遗尿。肾为先天之本,又主元气,肾气未充,又因后天失养,肾阳亏虚,则膀胱气化不利,固摄无权;肾主水属阴,阳虚不能坚阴,故夜间遗尿频作。中极为膀胱的募穴,是足三阴经与任脉之会;关元为小肠募穴,手太阳小肠与足太阳膀胱二经相接,经气共济,针灸之以温补肾阳,固摄膀胱。更有肾俞补肾培元,三阴交健脾补肾调气,百会益气醒脑调神,诸穴相配,共奏温补肾阳,固摄下元,膀胱气化得充,而遗尿得以控制。

医案 2 系发于大病之后,脾肺气虚,肾气虚寒,下元不固,膀胱失约而致遗尿。《直指方》曰："水之本在肾,其末在肺,则知天一之水,自上而下,互相贯通也。"《金匮翼》曰:"肺脾气虚,不能约束水液而病不禁者。"本案患儿出生后,有一阶段(6岁以前)已能控制排尿,而后由于患肺炎之后,又因种种原因而出现遗尿症,亦属于继发性遗尿症。本案患者,脾肾不足,脾属土,为肺金之母,肺虚而肾更虚,膀胱与肾相表里,肾虚则膀胱固摄无权,而遗尿之症作矣。故针灸脾俞、肺俞、肾俞、膀胱俞,即所以温补肺、脾、肾、膀胱之气。补关元以益肾气,补足三里以健脾胃,使能滋生肺子,补三阴交以益三阴之阳气,以约束下焦,夜尿点是手针新穴,在手小指末节横纹中点,是治疗夜尿症的特效穴而得名。灸百会以醒神升阳,灸中极以固州都。诸穴相配,使脾气能升,肺气能降,膀胱得以制约,遗尿可止,病获痊愈。

针灸治疗小儿遗尿症效果较好,但也需家长积极配合。家长要让患儿养成良好的生活习惯,按时作息,注意控制睡前饮水,对孩子要耐心,不要打骂、讥讽、处罚孩子,减轻患儿的心理负担。如因包皮过长、肠寄生虫病、消化系统疾病等原因导致遗尿,要积极治疗原发病。

19. 粉刺(寻常痤疮)

医案1 肺胃蕴热型粉刺

歌曰:肺胃蕴热痤疮起,清热泻火湿毒驱,曲池合谷肺俞上,耳穴肺大内分泌,肾上腺皮质加睾丸,局部散点病根祛。

刘某,男,20岁,学生,于1998年7月13日前来就诊。

主诉:面颊部痤疮2年。

病史:患者2年前发现两侧面颊部有散在性粉刺疙瘩,继后逐渐增多,此起彼伏,新疮不断继发,颈、胸、背部也有痤疮出现,食辛辣肥甘之物(尤其是鸡、鱼、羊肉)后症状加重。患者面颊部有黑头粉刺,囊性结节,脓疱,暗红斑集簇成片,因而经常心情烦闷,影响学习和生活。曾经多处求治用抗生素、维生素、中药及皮肤外用药等治疗,均无明显效果。后经人介绍,特利用暑假来求针灸治疗。患者形体较胖,平时喜食辛辣肥甘食物,经常便秘。

检查:患者面颊部有黑头粉刺,囊性结节,脓包、暗红斑集簇成片,脉象滑数,舌尖红,苔黄白微腻。

中医诊断:粉刺(肺胃郁热,上蒸于面而发)。

西医诊断:痤疮。

治则:清热泻火,解毒除湿(利便)。

治法:针刺+局部散刺、点刺+耳穴贴压。

取穴:①体穴:曲池、合谷、肺俞、天枢、上巨虚。②耳穴贴压:肺、内分泌、肾上腺、皮质下、脾、大肠、睾丸。③局部散刺、点刺阿是点及病灶周围。

操作:体穴均取双侧,皆用泻法。留针30分钟,每日针刺1次,10次1疗程,疗程间隔3~5天。耳穴贴压:患者洗净耳廓,将王不留行籽用胶布贴与耳穴上,两耳交替贴压,每周2次,6次1疗程。患者每日须按压耳穴3次,每次2分钟,压至耳部充血,局部发胀,略有痛感为度。局部散(点)刺法:于患者面部局部取穴,在粉刺、结节、脓疱等处下缘取之。局部常规消毒后,用1寸毫针在粉刺、结节、脓疱的下缘0.4厘米左右刺入,针尖向其根部刺,针刺取穴点视病情而定,一般针刺在6~8点之间,强刺激不留针,出针不闭其孔,以泻热邪。每周刺3次。若遇顽固较大的丘疹、结节,可将其逐一脱碘消毒,用小三棱针挑破出血数滴,再压迫止血消毒(不贴纱布)。

效果:用上法治疗1次,自觉痤疮减轻,嘱其在治疗期间按时饮食,少吃高脂和糖类食物,避免饮酒及食用其他辛辣刺激性食物(尤其是羊、鸡、鱼类等)。经治疗两周后,偶有丘疹出现,原来的硬结斑迹明显见好。继续治疗到8月14日,面部痤疮基本消失,面现光润,再继续治疗10天,则痤疮痊愈,随访未复发。

医案 2 肺经风热型粉刺

歌曰:肺经风热起痤疮,月经先期红多量,曲合三阴肺膈俞,肾上皮下卵巢乡,肺心脾与内分泌,灵台挑治切莫忘。

李某,女,19岁,学生,于1998年7月21日前来就诊。

主诉:面部痤疮2年。

病史:患者2年前面颊部出现丘疹性粉刺,每至经前经期及食用辛辣食物或遇风吹日晒上火,症状加重,颧部尤为明显,新疹继发,反复出现,集簇成片。月经先期而行,色红量多有血块,经常头昏、心烦、多梦,影响学习和生活。曾经某医院皮肤科用中西药内服、孕酮注射及皮肤外用方等治疗,见效不显。经其他患者引荐来求针治。

检查:患者面颊部有丘疹性粉刺,集簇成片,脉象弦数,舌尖红,苔薄黄。

中医诊断:粉刺(肺经风热,郁结于面而发)。

西医诊断:痤疮。

治则:清热凉血,疏风解郁通络。

治法:针刺+穴位挑治+耳穴贴压。

取穴:①体穴:曲池、合谷、三阴交、肺俞、膈俞。②耳穴:肺、内分泌、肾上腺、皮质下、卵巢、心、脾。③灵台穴挑治。

操作:体穴皆取双侧,曲池、合谷、三阴交用泻法,肺俞、膈俞用平补平泻法,留针30分钟,每日针刺1次,10次1疗程,疗程间休息3~5天。耳穴用耳压贴治方法同例1。灵台穴挑治:常规法消毒,患者惧痛者,可先用1%的利多卡因浸润麻醉,医者左手按压施术部位的两侧,使其皮肤固定,用小三棱针挑破挑断穴位内部分纤维组织,然后局部消毒覆盖敷料,胶布固定(也可用创可贴代之)每周1次。嘱其治疗期间停用任何药物及其他疗法。注意饮食清淡,忌食辛辣刺激食物,勿用手挤压患处,避免风吹日晒。

效果:经用上法治疗1周后,患者面部暗红色丘疹粉刺变淡减少,未见新疹出现,继续用前方治疗两周后,面部皮肤较前有光泽,经治疗至8月24日,面部皮损全部消失,皮肤光泽恢复正常。嘱其继续戒食刺激食物100天,以巩固疗效。半年后遇见,诉自上次治愈后,未再复发。

按语:粉刺亦称痤疮、寻常痤疮或青年痤疮,因多发生在男、女青年期,故又称青春痘、青春蕾。粉刺是指一种毛囊、皮脂腺的慢性炎症引起的皮肤病,好发于颜面、胸背部,可形成黑头粉刺、丘疹、脓疱、囊肿和结节等损害。初起为针头大小的皮色或红色丘疹,黑头或白头粉刺,继之呈脓疱状,甚则伴有结节、囊肿,伴有疼痛。若反复发作可留有凹凸不平的瘢痕和色素沉着。根据粉刺皮损的形态、炎症和轻重及发生的部位,临床上一般将粉刺分为4级:Ⅰ级为黑头粉刺,炎症性丘疹,散发;Ⅱ级为Ⅰ级加浅在性脓疱,炎症性皮疹数目增多,限于颈面部;Ⅲ级为Ⅱ级加深性炎症丘疹,发生于面、颈及胸背部;Ⅳ级为Ⅲ级加囊肿,易形成瘢痕,发生于上半身,祖国医学认为,此病是由于心、肺、胃肠等脏腑积热,嗜酒肥甘辛辣等食物,湿热内蕴,气血凝滞,毒邪外发,溢于肌表而发病。多由内分泌代谢功能紊乱、皮脂腺分泌机能旺盛而引起。与痤疮棒状杆菌、游离脂肪酸过多及螨虫感染等有关。

医案1因平时喜食辛辣肥甘食物,致脾胃积热,气血凝滞,蕴热上蒸,毒邪外发,溢于肌表而成,用过多种疗法而未见效。粉刺、脓疱集壅成片,故治则本着热则寒之、盛则泻之、菀陈则除之的原则,采用曲池、合谷、天枢、上巨虚等体穴,针刺用泻法,以清泻胃肠积热,疏通阳明经气。耳穴贴治,首选肺穴以宣发肺气,开泻皮毛;内分泌、肾上腺、皮质下调节内环境,疏通气血,平衡阴阳。脾、胃、肠点,能调理胃肠的功能,促进新陈代谢,疏通壅滞之气血。局部散刺、点刺法,清泄血中之瘀热、疏通面部之络脉,以泻热解毒、消肿。全方共奏清热解毒、凉血活血、除湿化痰、清热利便的功效,可使气血通达,内分泌功能协调,达到治愈疾病的目的。

医案2为肺经风热,血热瘀结,上蒸于面而发的暗红色丘疹结节,布壅成片,经前、经期和食用辛辣食物症状加重。本病既与毒热、瘀血于肺或肺经(因肺主皮毛之故)等关系密切,故治疗应以清热凉血,疏风祛瘀通络为主。曲池、合谷、三阴交用泻法可清泄风热。肺与大肠相表里,生理上相互联系,病理上互相影响,治疗上彼此协调。又曲池为手阳明大肠经之合穴,穴性走而不守,善祛风热表邪,与肺俞相配可加大其清解作用。膈俞为八会(血会膈俞)之一,又能沟通上中下三焦,"气有余便是火",刺膈俞可导气下行,泻人体之火,并排出体外。三阴交与合谷一阴一阳,一气一血,合谷清气分热,三阴交滋血中阴,二穴相配,善调血热而治其月经先期量多,诸穴合用,诸症皆愈。灵台穴隶属于督脉(督脉总督一身之阳气),能清热解毒,是治疗面部疮疡的要穴,古人早有明训。挑刺之法,能活血化瘀散结,所以挑刺灵台穴是从本病病因病机出发,而采取的治病求本的治疗方法。加之耳穴贴治,加大其清热凉血,疏风通络,活血化瘀,行气开泄,抗菌消炎的功效,可使脏腑功能得复,气血得通,内分泌得调,而病得除的目的。

粉刺是一种容易反复发作的皮肤病,又因其病因错杂,故在治疗方法上最好内治与外治相结合。针灸治疗粉刺,古代文献早有记载,取穴与近代大同小异。对粉刺的治疗,贵在一个"早"字,早期表现为丘疹状粉刺,一般较易治愈。若皮癣密布且出现脓疱状粉刺,这时治疗比较困难,容易留下色素沉着或瘢痕。治疗期间,要嘱患者注意饮食清淡,忌食辛辣刺激性食物,多吃新鲜的蔬菜水果,心情稳定,生活规律,保持足够的睡眠,保持大便通畅,勿用手触摸挤压患处,避免风吹日晒,忌用碱性强的肥皂,经常保持面部皮肤清洁。

20.腰椎间盘突出症

歌曰:腰椎间盘突出症,不能行走且抽痛,针刺、电针红光照,恢复健康乐盈盈。

张某,女,40岁,于2011年11月1日前来就诊。

主诉:"腰及左下肢抽痛6天"。

病史:患者6天前因长时间坐车后,出现左腰部及左下肢后侧抽痛,受寒加重,活动后加重,转侧俯仰受阻,不能站立行走,经按摩治疗未见减轻。查腰部 MRI 示:腰第 4、第 5 椎间盘突出,被家人搀扶前来就诊。

检查:左直腿抬高试验阳性,腰第 4、第 5 棘突下均有压痛,椎旁左侧压痛,腰部膀胱经左侧腰第 4、第 5 椎旁第一侧线有压痛。脉弦紧,舌质暗,苔薄白微腻。

中医诊断:腰痛(肾督亏虚,寒湿痹阻)。

西医诊断:腰椎间盘突出症。

治则:散寒除湿,通经活络。

治法:针刺 + 电针 + 远红外照射。

取穴:督脉压痛点、椎旁压痛点、腰部足太阳膀胱经压痛点、秩边、殷门、合阳、承山。

操作:腰部椎旁压痛点直刺 0.5 ~ 1 寸,平补平泻,提插捻转法,秩边,殷门直刺 2 ~ 3 寸,捻转泻法,并使针感向下肢传导,达患处腿足部,余穴采用常规针刺法,直刺 1.5 ~ 2 寸。针灸每日 1 次,配合使用电针治疗,腰部疼痛部位配合远红外照射,留针 30 分钟,10 次 1 疗程。

效果:治疗 1 次后,疼痛大减,略觉腰部及左下肢轻微疼痛,可自行缓慢下床行走,但腰部转侧俯仰仍受限,次日同法治疗完毕,患者腰部可直起,活动约 5 分钟后站立恢复正常,行走轻度受限。治疗 10 次(1 疗程)后,诸症消失,又巩固治疗 1 疗程,MPI 示:突出部分基本回纳,经随访 1 年未再复发。

按语:腰椎间盘突出症是指腰椎间盘发生退行性病变后,在外力的作用下,椎间盘的纤维环破裂,髓核突出刺激或压迫神经根或脊髓等组织,导致腰部疼痛,伴下肢放射性疼痛、腰部活动受限、麻木等为特征的一种疾病,是临床常见病、多发病,属祖国医学的"痹证""腰痛"范畴。中医认为该病多因肝肾亏虚、筋脉失养,复感寒邪,或负重、外力伤害等,致局部经脉阻滞,气血运行不畅,不通则痛。《灵枢·经脉》说:"膀胱足太阳之脉……挟脊抵腰中,入循膂……从腰中,下挟脊,贯臀,入腘中"。其病候有"项、背、腰、尻、腘、踹、脚皆痛,小趾不用。"足少阳胆经循行"循髀阳,出膝外廉,下外辅骨之前,直下抵绝谷之端,下出外踝之前,循足跗上,入小趾次趾之间"。其病变则"髀膝外至胫绝谷外踝前及诸节皆痛,小趾次趾不用"。可见足太阳经脉与足少阳经脉的循行与腰及坐骨神经循环有密切关系,两经的病候也与腰椎间盘突出症的症状相符。本人在长期的临床实践中,运用经络辨证、经筋理论,结合中医整体辨证施治和循经取穴治疗,疗效明显,深受患者赞誉。

该患者系中年女性,肝肾亏虚,不能濡养腰部筋脉,加之劳累后致足太阳经脉阻滞,气血运行不畅,不通则痛,故感腰部酸困疼痛,转侧俯仰受限,且伴左下肢后侧麻木疼痛,不能站立行走,足太阳经脉循环所过腧穴,压痛明显;劳则伤筋,寒性收引,寒则凝滞,故腰痛常因劳累、受寒后发作;舌质暗瘀,苔薄白微腻,脉弦紧,为肾虚,寒湿痹阻之症。治疗以温阳补肾,散寒除湿,通经活络为法,针刺以取腰部督脉压痛点、椎旁压痛点、腰部足太阳膀胱经压痛点,并配合辨经,取患侧足太阳膀胱经穴秩边、殷门、委中、承山,旨在疏通督脉、足太阳膀胱经之经气,使经脉通,气血运行通畅,疼痛缓解。腰为肾之府,肾虚则转摇不能,故取肾俞用补法以补肾温阳;取腰阳关用补法以温阳散寒;使用远红外照射以温经散寒,通经活络,诸穴相配,共同达到行气活血、通经活络之效,使经络通,疼痛止。

针灸治疗腰椎间盘突出症疗效较好,但如因肿瘤、脊柱结核等引起的腰痛则疗效不佳。患者应注意卧硬板床休息,避免负重和长期弯腰劳动,加强腰肌锻炼,避免腰部受寒,睡卧寒冷、潮湿之地。注意坐姿,轻坐轻起,以免对腰椎间盘造成大的压力,节制性生活,不过度饮酒,以免饮酒过量产生湿滞。

21. 肥胖症

歌曰:针灸治疗肥胖症,体针耳针配合用,祛痰化湿调冲任,饮食锻炼相对应。

刘某,女,45 岁,干部,于 2001 年 9 月 12 日前来就诊。

主诉:体重增加、腰腹部肥胖 8 年余。

病史:患者 8 年来食欲较好,喜食厚味甜腻之品,平时活动量较小,月经不调,体重逐年递增,腰腹部胖大松弛。

检查:患者身高 162 厘米,体重 74 千克,腹围 92 厘米,腹臀部胖大松弛,舌质淡,苔腻,脉弦滑。

中医诊断:肥胖症(痰浊阻滞、冲任不和)。

西医诊断:肥胖病。

治则:祛痰化湿,调和冲任。

治法:体针 + 耳穴贴敷王不留行籽。

取穴:体针:天枢、足三里、大横、关元、气海、中脘、丰隆、三阴交。

耳穴:胃、脾、内分泌、神门、三焦、大肠、小肠。

操作:针刺每 2 日 1 次,体针采取直刺,耳穴用王不留行籽贴敷,每日按压 3 ~ 4 次,针刺 10 次为 1 疗程,并嘱患者进行适当的体育锻炼。

效果:治疗 1 疗程后,患者体重下降 3 千克,腹围减少 4 厘米,食欲有所下降,饥饿感减轻,食量明显减少。连续治疗 4 疗程后,患者体重共下降 13 千克,腹围减小了 8 厘米,达到正常体重标准的要求。嘱患者继续注意调整饮食,坚持锻炼。1 年后随访,患者体重无明显增加。

按语:肥胖症是由于多种原因导致的人体脂肪堆积过多,体重异常增加的慢性代谢性疾病。临床分为单纯性肥胖和继发性肥胖。单纯性肥胖是指并非由于其他疾病或自身的原因,仅仅是由于能量

摄入超过能量消耗而引起的实际体重超过标准体重的 20% 以上的
一类疾患。继发性肥胖是指由于内分泌、下丘脑、遗传和药物等因
素所引起的肥胖,在我国古代医籍中记载较少。因为古人没有肥胖
的困扰,在那个年代,只有生活水平高的人才有可能肥胖,故有人认
为肥胖是"福相",无需减肥。因此,肥胖病是现代富贵病。除一部
分因内分泌紊乱或其他病引起者外,99% 为吃出来的单纯性肥胖。
本治疗指的均为单纯性肥胖。肥胖还有虚实之别。痰实内蕴肥胖
为实,多因饮食失调,或食欲亢进,偏食膏粱厚味、甘美甜腻食品,使
脾运失健,助湿成痰,痰湿流注肌肤,而成肥胖。气虚肥胖者,多由
劳倦伤气,或饮食不节,脾气受损,徒见形体肥胖,实则元气已虚。
本病发生总的原因是由于多吃、贪睡、少动,与肺、肝、脾、胃、肾等诸
多脏腑的功能失调有关。①肺气不宣,腠理闭塞,汗无以出,炼而成
痰。②肝气郁结,克伐脾胃,运化受损,郁而产肥。③脾胃运化、运
动功能失常,虚则水湿内停,痰湿痹阻;实则胃肠腑热,食欲偏旺,消
谷善饥,多食而生浊脂。④肾阳不足,气不化水,二便排泄无力,水
湿内停而致肌肤肿胀。上述诸多因素导致痰湿浊脂滞留肌肤而成
肥胖。随着人们生活水平的不断提高,肥胖的患者越来越多,而肥
胖对人体健康的危害也日益突出。高脂血、高血压、糖尿病、脂肪
肝、骨性关节炎等疾病与肥胖有着密不可分的关系,由于肥胖带来
了一系列的社会问题,尤其是肥胖对人体的伤害已成为人们的共
识,加之人们对自身外在的形体完美的要求越来越高,所以对肥胖
症的临床治疗显得尤为重要,减肥被医学界提上了议事日程,各种
减肥方法相继而生。针灸减肥可以说是我国的又一个创造发明。
有人认为针灸减肥是目前世界上最好的减肥方法,大量的实践证明
针灸减肥有一定的治疗效果,针灸减肥安全有效(有效率为 73% ~
89%),无毒副作用,操作简便,价格便宜,稳定率达 50% 左右,针灸
减肥是通过针灸刺激相应的穴位,疏通经络,调和阴阳明气血,协调

脏腑功能,调理内分泌,达到扶正祛邪的目的。

本案患者喜食甘美肥腻之品,日久脾运失健,痰湿内蕴,注于肌肤,而见体重渐增,活动减少,故而腹臀部胖大、松弛。治疗以足阳明胃经、足太阴脾经及任脉经穴为主,共奏健脾运湿之功。配合耳穴按压以增强疗效。其减肥效应主要是通过针刺调整下丘脑的饥饿信息,抑制饥饿感,控制胃的蠕动,减少摄食,同时,调整机体的各种代谢功能,促进脂肪分解,促使新陈代谢加快,能量不断消耗,达到降脂减肥的目的。针灸可纠正自主神经功能紊乱,抑制交感神经的兴奋性,从而使自主神经功能接近或达到正常人的水平。使下丘脑垂体、甲状腺轴的机能促进甲状腺分泌,从而提高患者基础代谢率,增加能量消耗。同时,配合耳穴贴敷按压脾胃、内分泌等穴位可调节脾胃功能,增加健脾运湿的功能。耳廓有丰富的神经,刺激迷走神经可调节人体的内分泌系统及内脏系统的功能,影响胰岛的分泌,从而抑制食欲。同时,适当的运动,可以直接消耗能量,有助于分解脂肪,减轻体重,从而达到减肥的目的。

在针刺减肥过程中,笔者有以下几点体会:①临床实践证明,超过标准体重越多,针灸减肥的效果越明显,反之越差;另外,软脂肪减得快而明显,硬脂肪效果较差。②减肥过程是机体的调整过程,况且每个人对针灸的反应不尽相同,因此需坚持治疗,不要追求速效,一般需 1~3 个月的持续治疗。③不强调过分的控制饮食,不应采用"饥饿疗法",过分的节食则可导致厌食症,造成消化系统的功能障碍,产生不良后果,轻则造成人体代谢功能降低,而代谢功能降低是进一步致肥的潜在因素,一旦恢复饮食,体重会很快反弹。④针灸减肥者是成年后肥胖者,20~60 岁年龄效果最好。⑤单纯性肥胖患者减肥期间应注意限制饮食的总热量,应摄取碳水化合物和低脂肪食品,应坚持适当的体育活动,增加热量消耗,以减少脂肪积聚。⑥由于各种疾病造成的症状性肥胖,应首先治疗原发病症。⑦部分减肥患者疗效不稳定,有反弹现象,有待进一步研究和提高疗效。

第三节　疑难病医案

1. 食亦证

歌曰:日食六斤犹觉饥,检查正常甚为奇;中药甘露(饮)和针刺,病者痊愈笑嘻嘻。

李某,男,34 岁,宝鸡桥梁厂工人,于 1984 年 4 月 2 日初诊。

主诉:多食易饥 1 年余。

病史:患者 1 年前发现食多难饱,日进食五六顿,还常有饥饿感,每于夜间醒来还要加餐,一昼夜由原来进食 1 千克增至 3 千克,体重却渐减。大便干,常日有恐慌感,不愿和人交流,工作无信心。曾在宝鸡、西安市几家医院检查和治疗,排除了糖尿病和甲状腺功能亢进以及脑垂体肿瘤等。西医未能确诊,而开出的模糊诊断"多食症",让国家粮行每月补助其 15 千克粮,让其单位加以关照,就这样,中、西医治疗近 1 年,见效不显,特来求针灸治疗。

检查:患者身矮体瘦,面色略灰暗,舌质略红,苔黄、薄白、脉弦后而细,尿微黄、大便干结。

中医诊断:食亦证。

西医诊断:神经性贪食。

治则:清胃润肠,佐以利胆。

治法:中药甘露饮化裁 + 针刺治疗。

处方:生地 12 克,熟地 12 克,天冬 10 克,麦冬 10 克,黄芩 9 克,枇杷叶 9 克,枳壳 12 克,茵陈 12 克。每日 1 剂,水煎服。

取穴:邱墟。

操作:中药甘露饮化裁,每日 1 剂,水煎服,5 天 1 个疗程。其间针刺双侧邱墟穴。

复诊(4 月 8 日):服上药期间,饥饿感稍减轻,大便转润,精神较前好转。

三诊(4月20日):服上药10剂,诸症渐减,精神较前大好转,可以维持一般性工作,唯劳累后自感气短乏力。

四诊(4月30日):上方连用总计28剂,在此中间加针刺(邱墟1穴,两侧针),诸症逐渐消除、脉弦缓、舌淡红、苔薄黄白,而每日食量1千克,也不感觉饿了,即日便恢复其原来的锻工工作。此病治疗后,患者及家人欢欣鼓舞,兴奋异常,就连其厂家(单位)也赞叹不已。此事一时轰动了宝鸡医林,奔走相告。经随访多年工作生活如常。

按语:食亦证是一种多食而形体消瘦之证。由肠胃和胆有热所致。因为胃肠及胆腑湿热,肝脾不合,运化传导异常,食物经胃肠移易而过,食虽多而不生肌肉,以发作性多食为主症,但检查无特殊改变的脾系疾病。《素问·气厥论》云:"大肠移热于胃,善食而瘦,谓之食亦。胃热移于胆,亦称食亦。"乃胃受热邪消烁,谷气不能复化精血,故善食而瘦也。又胃热移于胆,以胆为阳木,热气乘之,则烁土而消谷,而形体反瘦,亦名食亦。食亦证,临床极为少见,历代也很少有报道。从其症状表现,多食易饥,身体消瘦,颇似现代医学之糖尿病及甲状腺功能亢进症,但经各项检查,血糖、尿糖、基础代谢皆在正常范围,难于确诊,从而也无从下手治疗。即使去医院看中医,也茫然不知何病,而治疗亦无措。

综观其证表现,大致有以下特点:食欲旺盛,多食易饥,身体消瘦,大便多干结。《黄帝内经·气厥论》中有"大肠移热于胃","胃热移于胆"为病机之论述,认为胃肠之热、胃热熏蒸,故多食易饥,大肠因热壅则大便干结,是其明显之证,也是此病标实之端。然此病尚有本虚(脾虚)之机,也不可忽视,因脾居中属土,功主运化,布散精微,而今脾不能化其精微,致肌肉肢体失养而反消瘦。所以说"脾虚胃热"是其辨证之要点。又胃热移于胆,亦名食亦,以胆为阳木,热气乘之,则烁土而消谷。

该证之治,当以泻胃利胆为大法,故采用甘露饮化裁,恰合上法,但只限于本案型,尚不能用此方治其他各证型。

这正是,食亦皆因胃热乘,虽能纳谷瘦难胜,慈云若肯垂甘露(饮),营卫缊缊气上腾。

2.痫证(癫痫)

医案1

歌曰:痫症发时猪羊鸣,突然昏仆人不省,醒后如常体无力,风痰上蒙清窍中。熄风定痫鸠(尾)(风)府内(关),太冲三阴交丰隆。

杨某,男 38 岁,农民,于 1999 年 8 月 9 日前来就诊。

主诉:患癫痫病 10 余年。

病史:患者年少时高烧后抽风,未彻底治愈,后一遇感冒、高热即发抽风,始则轻,后病情加重,且出现昏仆,口吐白沫,牙关紧闭,四肢强直抽搐,双目上视,呼之不应,小便失禁,约 3 分钟后抽搐止,继之熟睡数小时。醒后疲乏无力,头痛、肌肉酸痛,对发作情况无记忆。自服苯巴比妥、苯妥英钠,症状即可缓解,后服丙戊酸钠,还可控制半月,但每因劳累、受凉、生气而复发。辗转 10 余年,缠绵难愈。经人介绍来院针灸。

检查:其人面目浮肿,形体不胖,少语寡言,精神不振,舌淡,苔薄白腻,脉弦滑缓。

中医诊断:痫证(肝肾阴虚,痰虚阻瘀)。

西医诊断:癫痫。

治则:熄风化痰,开窍宁神。

治法:针刺治疗 + 中药。

处方:中药涤痰汤合白金丸加减。

取穴:①足三里、三阴交、丰隆、太冲、内关、鸠尾、身柱、大椎。

②风池、风府、心俞、肝俞、脾俞、膈俞。

操作:第 1、2 疗程,用第 1 组穴位,每两日针 1 次,10 次为 1 疗程。第 3 疗程加用第 2 组穴位,每次选 4~5 穴,间日交替针刺。

效果：针刺治疗2个疗程，近50天未发病。第3疗程加刺风池、风府，配心俞、肝俞、脾俞、膈俞，每次选4～5穴，间日交替针刺，患者精神状况明显好转，可干一般轻农活。从治疗开始3月内未再发，停针后改服中药，涤痰汤合白金丸加减，每服5克，每日2次，开水送服，2月后随访未再复发。

按语：痫证，又称癫痫，癫者昏仆、抽风，痫者间歇发作，是一种发作性神经异常性疾病。俗称"羊痫风"。发病时患者精神恍惚，突然昏仆，不省人事，口吐白沫，牙关紧闭，双目上视，四肢抽搐，小便失禁，患者惊吓如猪羊叫声，发作过后又如常人。癫痫发作是由于脑部神经元的异常放电而引起的阵发性大脑功能紊乱，临床有的是以抽搐为主，也有以感觉、意识、行为等障碍的方式表现。按其病因分为原发性癫痫和继发性癫痫两大类。原发性癫痫原因尚不清楚，可能与脑组织代谢障碍或遗传因素有关，多在青少年时发病。继发性癫痫则是由于多种原因致脑部病损和代谢障碍所引起。痫证病因很多，如各种脑炎、脑膜炎、高血压、脑外伤等。强烈的精神刺激、惊恐、郁怒、过度疲劳、脾湿生痰或气郁化火，炼湿为痰，气火夹痰，横窜经络，上蒙清窍，阴阳失颇，都会成为其诱因，致一时性逆乱而发病。

本案患者虽少年发病，但父母无癫痫病史，系小时候高烧抽风未彻底治愈，辗转引发而成。中医辨证分析，乃脾虚失运，风痰上蒙清窍，故针刺取风池、太冲、丰隆、以熄风化痰，取鸠尾、身柱、内关以解痉镇静，更配心俞、脾俞补火生土，益气健脾，两日1针以取缓效，疗程中间未见复发，更配化痰开窍、熄风镇惊之中药，以巩固疗效，历经5月，顽疾获愈。

医案2

歌曰：神明被扰痫证发，急治其标缓治本，诸穴配伍是关键，坚持治疗去病根。

李某,女,农民,19岁,于1987年9月21日前来就诊。

主诉:患癫痫病3年余。

病史:患者3年前在坡地劳动被雨淋滑倒受惊后,当晚发热寒战,经治疗热退,而精神萎靡不振,数天后突然仆倒,昏不知人,四肢抽搐,两眼上翻,口吐白沫,遗尿,抽止醒后嗜睡。继后经常发作,曾经某医院神经科检查诊为癫痫,脑电图示:癫痫波形。服用大伦丁等西药及中药汤剂治疗,病情好转,但停药后又反复发作。在经期前后、情志不畅及受凉时易发病。近几个月来发作频繁,每次发作持续3~5分钟,但抽搐强度减弱,家长想进一步加强治疗,故来门诊要求针灸治疗。

检查:患者头晕、倦怠、记忆力差、心烦、多梦,脉象弦细,舌质淡暗尖红,苔薄黄白。

中医诊断:痫证(肝脾肾亏,血虚风动,上扰神明而发)。

西医诊断:癫痫。

治则:根据急则治其标,缓则治其本的原则,治在癫痫证的间歇期。治以滋养肝肾,健脾益气,养血熄风,化痰定痫。

治法:针刺治疗。

取穴:①脾俞、肾俞、肝俞、心俞、风府、腰奇、神门。②鸠尾、中脘、足三里、百会、间使、三阴交。

操作:补法。上列两组穴位交替使用,每日1次,10次1疗程,疗程间隔5天,第2疗程则间日1次。

效果:经治疗1周后,头晕好转,夜梦减少。1疗程后,食欲、精神明显好转,心烦缓解,嘱其缓慢减药。第2疗程开始前1天,痫证发作1次(可能与减药停针有关),但时间缩短,症状减轻。针刺20次时,一直未发作。继续治疗停药观察到12月5日,已针刺30次(3疗程),已近2月未发。虽月经来潮前后或天冷阴雨,仅感心里烦闷而已。此后又间断治疗并嘱其避免惊恐怒等刺激,注意饮食冷暖。直到第二年4月已间隔半年,复查脑电图未见异常波出现。1年后随访无复发。

按语：祖国医学对癫痫病的发作症状、治疗等有着较详细的记载。在病因方面如：《临证指南》曰："痫证或因惊恐，或因饮食不节，或由母腹中受惊，以致脏气不平，经久失调，一触积痰，厥气内风，卒焉暴逆莫能禁止，待其气反然后已。"认为痫证的产生与精神因素有关，如惊恐恼怒，饮食不节及先天因素造成脏腑功能失调，积痰内风所致。

总之，本病是由风痰引起，和心、肝、脾、肾四脏有关，肾藏精，肝藏血，精血互生。若因母体精气耗伤而肾亏，损及胎气或素体阴不足时，则精不化血，血不养肝，可引起肝风；若大惊大恐，气机逆乱，损伤脏腑，肝肾受损，则易致阴不敛阳而生热生风；脾胃受伤则易致精液不布，痰浊内聚。故多七情所伤，饮食过饱，劳累过度，使脏腑功能失调，肝风挟痰，随气上逆，蒙闭清窍而发病。

症状方面，《医碥》中说："痫者，发则昏不知人，卒倒无知，口噤牙紧，将醒时吐涎沫，甚则手足抽搐，口眼相引，目睛上视，口作六畜之声，醒后饮食起居皆若常人。"《千金方》曰："一曰阴痫，发作如死人，遗溺，有倾乃解。"以上两书详细描述了癫痫发作的症状，与现代医学描述的癫痫大发作时的症状完全相同。

针灸治疗癫痫，历代医家也有很多记载。关于针灸治疗本病如《扁鹊心书》载："痫证，中脘灸 5 壮。"《济阴纲目》载："痫证，鸠尾、后溪、涌泉、心俞、阳交、足三里、太冲、间使、上脘。"《针灸大成》载："痫证，涌泉、心俞、三里、鸠尾、中脘、少商、巨阙。"《常用新疗法手册》载："痫证，主穴：风池、风府；配穴：通里、三阴交、内关、太冲。"每天针一个主穴，两个配穴，用强刺激手法，10 天为 1 疗程，疗程间隔 3 天。发作时，针人中、涌泉。

本案患者，系因劳累、淋雨摔倒惊恐后数天，突发仆倒，昏不知人，经用中西药未能控制，后渐发作较频，伴头昏、心烦、梦多，属肝脾肾亏虚，血虚风动上扰神明，久发不愈的痫疾。用滋补肝肾、健脾益气、养血熄风定痫的两组穴位,在间歇期调理脏腑以治本为主。

根据癫痫发作后醒如常人的特点,遵《素问·阴阳应象大论》:"其盛者可待衰而已"之经旨,避其邪盛之时,治在间歇期,针灸中脘、脾、肾、肝、心俞穴,以调理脏腑的功能。鸠尾是任脉经的络穴,风府是督脉的经穴,又是阳维脉交会穴,入络于脑,两穴并用具有协调阴阳逆乱、熄风醒脑的作用;间使穴泻则通于手厥阴心包之经气,补则宁心护神;间使穴配腰奇、鸠尾是治疗痫证的经验要穴;足三里调理脾胃,升清降浊,促运化而绝生痰之源;百会醒脑开窍,神门宁心安神,三阴交滋阴养血。诸穴合用,使脏腑功能恢复,阴阳趋于平衡,心宁痰化,风熄窍通,则病邪自退,痫证得平。此外,还可在痫证发作时,采用醒脑开窍,平肝熄风,祛痰镇静,透刺急救穴的合谷透劳宫、太冲透涌泉、百会透前顶、人中透定神等穴,常获得即时效应,还可以延缓和减少本病的发作。在穴位加减应用方面,痫证昼发加申脉,夜发加照海,痰多加丰隆,抽搐较重的加筋缩、阳陵泉;久治不愈的加灸中脘、百会,获得良效。

总之,癫痫病因较多,其临床表现错综复杂,是一个比较难治的顽症之一,此间,虽仅举典型医案两个,亦可引申旁通。对于治疗前一直服用抗癫痫药物的患者,在治疗期间一旦病情好转,应逐渐将药物停掉,以免药物反跳,再度痫证发作。本病患者平时应注意饮食、生活、劳逸、冷热及情志变化等,不宜从事驾驶、高空、水上作业,不宜骑自行车、不宜高山、沟壑、路边行走,发作时除去义齿,保护舌头。

3. 痹证(滑膜炎)

歌曰:双膝关节滑膜炎,僵硬肿胀痛难言,健脾化湿补肾水,针灸治疗奇效显。

别某,男,46岁,甘肃两当县人,果农,于2017年11月8日前来就诊。

主诉:双膝关节疼痛、肿胀4年,加重1月。

病史：患者4年前劳作后常出现膝关节疼痛，不能下蹲。疼痛，僵硬，逐渐出现膝关节肿胀，曾进行玻璃酸钠膝关节注射，关节腔积液穿刺术等治疗，开始疗效较好。近1年来，关节肿痛明显，以上治疗效果不佳，1月前加重，行走困难，无发热，汗出，无头晕，饮食减少，大小便可，夜休差。

检查：患者神志清，精神差。双膝关节肿大，膝眼消失，皮肤色暗，皮温略低，压痛阳性。双膝浮髌试验阳性，膝关节活动受限。舌质淡，苔白，中略黄。脉沉细。

中医诊断：痹证（脾肾两虚，水湿不利）。

西医诊断：滑膜炎。

治则：健脾化湿，补肾利水。

治法：针刺治疗＋远红外照射＋中成药。

取穴：血海、阴陵泉、阳陵泉、足三里、太溪、三阴交（双侧）。

操作：血海上1寸，梁丘上1寸，均用2.5寸针，分别沿着足太阴脾经、足阳明胃经斜向上刺，平补平泻；阴陵泉、阳陵泉，2寸针，直刺，用泻法；足三里、太溪、三阴交，2寸针，补法。以上主穴，得气后，留针30分钟，配合远红外线，每日1次。

效果：治疗3次后疼痛明显减轻，但仍肿胀，考虑病久入络。清《血证论》云："又有瘀血流注，亦发肿胀者，乃血变成水之证。"加膈俞，活血化瘀。治疗5次，肿胀消失无痛感，疗效奇特，患者很满意。后口服我院通痹胶囊2月，随访未见复发。

按语：膝关节滑膜炎是指膝关节滑膜受到刺激产生炎症，造成膝关节滑膜层损伤、组织水肿、充血、渗出液增多，关节腔内大量积液、积血为主的一种关节病变疾患。属中医学"痹病"范畴，又称膝关节肿痛。早在《黄帝内经》中就有论述，《灵枢·经脉》中胃足阳明之脉的所生病就载有"膝膑肿痛"症，究其病因多因肝肾不足，经络气血亏损，筋膜失养，阴寒湿邪侵袭凝滞；或外伤瘀血，气血运行不畅而发生积液肿胀疼痛。临床上分为急性创伤型和慢性劳损型两种,可发生于任何年龄。急性创伤型多见于青年人,慢性劳损型多见于中年人。因不良的生活习惯,近几年有低龄化趋势,肥胖者、大个子更多见。患者往往在早期因外伤、膝关节不适、肿胀、疼痛,功能障碍而就诊,影像学科排除骨异常后,不重视急性期的有效治疗,不注重临床康复治疗的早期介入,治疗不系统,致使急性转为慢性。慢性劳损反复发作,积液会导致滑膜肥厚、粘连,最终影响关节的正常功能,不但肢体痛苦,还影响日常生活。

一般认为,膝关节滑膜炎,多由于外感风、寒、湿邪,或创伤,劳损等,致膝部脉络受损,血不循经,溢于脉外,以成瘀血;瘀血阻络,津液不利,聚而成湿,故肿胀、僵硬。但湿邪是主要原因,湿邪黏滞、重浊,缠绵,易于阻碍气机,滞留膝部,和寒邪、瘀血、热邪相互作用,使膝关节疼痛、肿胀、僵硬。

膝关节滑膜炎关节积液,肿胀,主要与湿、与水相关。脾主运化,输布津液,为水之中州。"诸湿肿满,皆属于脾"。足太阴脾经,足阳明胃经均属土,循行于膝关节内外侧,在血海、梁丘上各1寸,循经取穴,进行针刺,可培土治水。《素问·逆调论》:"肾者水脏,主津液。"《九针十二原》:"肾也,其原出于太溪穴。"太溪穴,为足少阴肾经原穴,五行属土。故针刺,可通渎利水。我们应用此方法,治疗膝关节滑膜炎,收到了意想不到的疗效。

我们在长期临床过程中,对膝关节滑膜炎应用针刺治疗,有一些独特的治法,即"健脾培土治水之上源,补肾通络开湿之去路。"疗效很确切。膝关节滑膜炎,膝部多肿胀,疼痛明显,而一般治疗,多在局部取穴,如膝眼、犊鼻、血海、梁丘等,这样针刺时,患者疼痛明显,感染概率增加。所以在治疗时,我们依据《针灸大成》"宁失其穴,勿失其经"的宗旨,避开肿胀部位,在血海、梁丘之上取穴,患者痛苦少,感染概率低,疗效显著。

西医治疗滑膜炎,大多是使用激素、抗生素、镇痛类药物,很容易让人产生抗药性,而且还有很大的副作用,得不偿失。针灸是针法和灸法的合成,主要治疗原理就是调和阴阳、扶正祛邪、疏通经络。采用传统的针灸治疗法治疗本病,活血化瘀、通经活络、消肿止痛,痛苦小、费用低、疗效快、方便易行,患者易接受。所以针灸的临床应用在运动系统尤为重要,加之一定的中药治疗,滑膜炎就能彻底治愈,且不易复发。

4.暴喑症

歌曰:失音失语暴喑症,清热解郁开窍经,心肝肺经气疏通,针刺治疗显神功。

高某,女,19岁,农民,于1998年4月14日前来就诊。

主诉(陪人代诉):不能发音、不能说话3天。

病史:患者由于精神受刺激,而忧闷不乐。3天前下午,随姨母出游市郊,回来路上自感恶寒、喉痛、舌根发硬,随即失音,哑不能言。自服四环素等,喉痛、恶寒消失,但仍不能出声。后在本院五官科检查,声带等无异常,既往也无声嘶失语病史。

检查:患者神识清晰,面目红润而无病容,行动如常。问其病史,用手势答复,并示意不能言语。脉象弦数有力,舌质偏红苔薄黄白。

中医诊断:暴喑症(邪热气闭,暴哑失音)。

西医诊断:急性喉炎。

治则:清热抑肝解郁开闭。

治法:针刺治疗。

取穴:天突、通里、合谷、太冲。

操作:取一般之毫针,直刺天突,先直刺,进针0.2~0.3寸后,改向下横刺,沿胸骨柄后缘、气管前缘刺入,深约1~1.5寸。通里直刺深0.5~1寸。直刺合谷,针0.5~1寸,以不穿透掌心为度。斜刺太冲,深1~1.5寸,可透涌泉。

以上穴位均用泻法,留针约10分钟,在留针过程中不断捻动,当有胀感时,即鼓励患者跟随术者练习发音,先由"一""二"等单音开始,快者3~5分钟,慢者约10分钟,即可由小至大恢复正常。

疗效:采用上述穴位、手法及发音练习,当留针捻动约3分钟后,患者随即能发出声音,5分钟后,问话即能含糊答复,留针约8分钟左右,则言谈自若。当时诊室内在场的患者及亲属均甚惊奇。经一次治疗病愈,随访至今无异常。

按语:暴喑症,也称暴哑失音,是指患者神志清楚,突然失音或声嘶失语等。其病因、症状和针灸治疗方法,在中医文献中早有较详细的记载。如《灵枢·忧恚无言》云:"人之猝然忧恚而无音者,寒气客与厌,则厌不能发,发不能下至,其开阖不至,故无音。"又《黄帝内经》云:"足少阴,上系于舌,络于横骨,终于会厌,而泻其血脉,浊气乃辟。会厌之脉,上络任脉,取之天突,其厌乃发也。"如《针灸甲乙经》云:"暴喑气梗,刺扶突与舌本出血"。"暴喑不能言,喉嗌痛,刺风府"。"暴喑气硬,喉痹咽痛,不得息,食饮不下,天鼎之主"。这些经验至今仍有一定的应用价值。

暴喑一症,其病因为外感和内伤两大因素,与肝、肺、肾三脏关系密切。《黄帝内经》云:"肺开窍于鼻""肺主皮毛"。外感大淫之邪,首先犯肺,肺失宣降,肺主音为声之门,肺气无力,故不能发音。肾为声之本,"肾之脉……从肾上贯肝膈入胸中,循喉咙,挟舌本"。肾水亏虚,肾精不能上承,故可失音。临床所见,暴喑一症可为情志所伤,肝主疏泄,怒气伤肝,疏泄失常,可致脏腑气机逆乱而致失音。由于各种因素造成脏腑经络气机失常,窍道闭塞不通而致本病。本病患者确系因忧恚而起,火郁于内,感邪于外,随致不语。患者年仅19岁,身体素壮,起病不久,属于实症之暴喑,所谓金实不鸣之类。从肝心肺经着手,给以清热解郁开窍,而效如桴鼓。

根据本症多从忧恚(精神刺激)而起,病变在肺、心、肝等经,按照中医理论,结合穴位特性及个人实践,而选取有关经穴。

(1)天突属于任脉,也是任脉和阴维脉的会穴。会穴不仅能治本经病,且可主其交会经脉之病。如《灵枢·忧恚无言》关于针刺治疗卒然失音症就有"取之天突其厌乃发也"。张景岳释为："天突为阴维任脉之会,取之能治暴喑"。根据古今文献记载,天突确是治疗咽喉病的要穴。《针灸聚英》载有天突主治"喑不能言"。而上海《针灸学》更推其能"宣肺调气,清咽开音"和"暴喑(嘶哑)",故首先选用本穴。

(2)通里属于心经。手少阴心经"起于心中……从心系上挟咽"。通里为心经之络穴,有开窍利咽、调心气之用,是主治暴喑之要穴。如马丹阳《十二穴主治杂病歌》上有"通里腕侧后……欲言声不出……暴喑面无容"。

(3)合谷属于大肠经。手阳明大肠经"其支者,从缺盆上颈贯颊,入下齿中。"合谷为大肠经的原穴,原穴是脏腑之气输注于经络之穴位,故"五脏之病,皆取其原"。合谷有清热泻火、通窍利咽之用,是主治面口(包括喉咙)病之总穴(面口合谷收)。《铜人腧穴图经》说可治"喑不能言"。

(4)太冲属于肝经。足厥阴肝经"起于大趾丛毛之际……,循喉咙之后"。太冲为肝经之原穴,有开郁结、通经络、利关窍及平肝清热、活血之效,可治肝火上冲之喉痹证等,是专治暴喑的辅助穴。

数穴相合,通过针刺治疗,调整了脏腑经络之气,可谓"为针之道,气调而止",心肝肺等经气疏通,自奏哑消音复之效。

5. 不射精症

歌曰:阴虚阳亢不射精,滋阴潜阳调肝肾,主穴配穴交替刺,次年其妻把儿生。

樊某,男,34 岁,工人,于 1986 年 3 月 8 日前来就诊。

主诉:不射精 3 年余。

病史:1983 年结婚后,同房阳举正常,但射精不利,短少而涩,茎中不适,虽房事频繁,但无快意感。渐至射精不出,久举不痿,痛胀不舒。婚后 3 年未育,女方检查正常。本人做性功能检查,勃起正常,前列腺压迫取精液少量,化验正常。同时伴见头晕耳鸣,腰膝酸软,夜寝不宁。

检查:舌质红少津,苔薄,脉弦细数。生殖器官检查正常。精液检查正常。

中医诊断:不射精(阴虚阳亢型)。

西医诊断:不射精症。

治则:调补肝肾,滋阴潜阳,疏利精关。

治法:针刺治疗、补泻兼顾,以泻法为主。

取穴:主穴:肾俞、次髎、曲泉(双)、关元。配穴:太溪、太冲(双)、中极。

操作:取上述主穴、配穴,分两组交替针刺,补泻兼施,以泻法为主。每日针1次。留针20～30分钟,10次为1疗程,疗效间隔5～7天。

效果:经治疗1疗程后,同房时胀痛感消失,且有少量的精液排出,但射精不利,嘱其戒情欲,忌房事。再治2个疗程,病情明显好转,射精利,量亦增多,勃起时间相对缩短。连续治疗4个疗程,性交正常。半年后来告,其妻怀孕。次年生男孩,远期随访未再复发。

按语:不射精症是指男子婚后同房,阴茎能正常勃起和性交,但射精不利或射精不出,短少而涩,茎中不舒,虽房事,但无法达到性高潮和获得性快感的一种疾病,是造成不育的原因之一,属于祖国医学“精闭”范畴。古代虽无相关专题,但也有一定认识。在隋代《诸病源候论》中有“精不射出,但聚于阴头,亦无子”,唐代《千金要方》有“能交接,而不施泻”等论述。本病病因病机较为复杂。祖国医学有“阳强不泄”“肝主疏泄”的记载。肾气盛,精气满,鼓动有力,才能密泄司职,故本病与肾虚开合失司有关。又本病多为患者情怀不畅,抑郁不遂,导致肝的疏泄功能失调,肝气郁结,精液气血输布不利。以上可以看出,肾主闭藏,肝主疏泄。肾封藏异常,肝失疏泄,可引起足厥阴肝之经脉进入阴器不能,气机壅滞,气血不通失养或生殖之精被瘀阻于精道内,肾的精关开合失调,故不射精。所以治疗上当以调益肾气,养肝疏肝为原则,主取足少阴肾、足厥阴肝二经之穴,配伍培元阳、调精宫之任脉穴,相得益彰,取得了好的疗效。

6. 休息痢(慢性阿米巴痢疾)

歌曰:休息痢患22年,多方治疗仍缠绵,天枢中脘足三里,脾俞阴陵病即痊。

万某,男,42岁,教师,于2002年7月前来就诊。

主诉:下痢脓血,时发时止22年。

病史:1980年秋天患痢疾,时发时止,经年不已,曾数次住院治疗,曾做细菌培养,提示:有脓球,包囊。病发治疗时每用药则下痢好转,停药后其病即发。多方治疗未能根治。5天前因食荤腥后而致腹痛,里急后重,粪便中夹有脓血黏液,呈暗红色,下痢每日5~7次。肛门灼热,腹胀纳差,脉象濡滑,舌淡红,苔腻,粪便化验有包囊、脓球。

中医诊断:休息痢(脾胃虚弱,湿热壅滞肠间之休息痢)。

西医诊断:慢性阿米巴痢疾。

治则:健脾益气,清热利湿,化滞固肠。

治法:针刺+远红外照射+艾灸。

取穴:天枢(双)、中脘、足三里(双)、阴陵泉(双)。

操作:平补平泻。诸穴按常规针刺,每日1次,每次留针30分钟,天枢穴处配合远红外照射,足三里加灸。

效果:针5次后,下痢减轻,纳食增。加刺脾俞(双),又针7次,大便日趋正常。粪便化验:未见包囊、脓球。乙状结肠镜检亦未见异常。3年后随访未复发。

按语:休息痢是指痢疾时止时发,久久不愈者。以长期或反复发作的腹痛腹泻,里急后重,粪便中带有黏液脓血为主要特点的痢疾。中医认为其因治疗失宜,或气血虚弱,脾肾不足,以致正虚邪恋、寒热交杂、湿热积滞伏于肠胃而成,常因饮食不当、感受外邪,劳累而发。发作时,大便次数增多,便中带有赤白粘冻,腹痛,里急后重,症状一般不及初痢,暴痢程度重,休止时,常有腹胀食少,倦怠情冷,舌质淡苔腻,脉濡软或虚数,或有营养不良、佝偻病、肠寄生虫病以及平素不注意饮食卫生等多种原因造成。此例患者系痢疾初发治疗不彻,以致湿热积滞,内恋大肠,传导失司,日久不愈,正气渐亏,邪伏肠胃,随致休息痢。治当清热利湿化滞,健脾益气。大肠募穴天枢,手阳明大肠腑气汇聚之处,可调理肠胃气机,化湿导滞;胃之募穴中脘,和胃化浊;脾之合穴阴陵泉,清热利湿,健脾益气;足三里为胃之下合穴,"合治内腑",益气和胃,扶正固本,加灸使补之力益彰;刺脾俞以补后天之本。证治合一,虽选穴少,但功力宏大。临床实践证明,针灸治疗休息痢疾,不但能有效地控制腹痛、下痢、里急后重等症状,而且大便培养也可转阴,其疗效在临床上不亚于目前所用的中西医治痢药物。个人认为,本例的针灸治疗效果,与经络穴位的选择和手法运用得当亦有很大关系。必须强调临床要辨证准确,取穴精当,手法合宜,才能达到相应的效果。针灸治疗休息痢效果良好,在治疗期间,患者也应注意饮食、饮水卫生,搞好个人环境卫生,多以清淡食物为主,注意包含规律,根据医生的建议合理饮食。

7. 睑废(眼肌型、重症肌无力)

歌曰:睑废又称睑下垂,眼外斜肌肌无力,补脾益气兼活血,百会攒竹与头维。更配三里三阴交,提举胞睑功效奇。

张某,男,70岁,某技校退休教师,于1996年4月8日前来就诊。

病史:患者两年前患"腔梗",无肢体不遂,无语言障碍,饮食二便均可,唯右侧上眼睑下垂,不能自然睁开,用力睁眼,只有一条细缝,无法睁大,但咬东西咀嚼时才可半睁,多方治疗无效,后经人介绍来我院要求针灸治疗。经检查,以"睑废"重症肌无力的诊断结果收住入院。

检查:除甘油三酯偏高,头颅CT报告,右额深部腔梗外,余无明显异常。血压 140/90 毫米汞柱,舌淡,苔白微腻,脉缓而弱。

中医诊断:睑废(脾胃虚弱,脉络阻滞)。

西医诊断:眼肌型,重症肌无力。

治则:益气健脾,疏经通络。

治法:针刺+中西药治疗。

取穴:百合、足三里(双)、三阴交(双)、头维、攒竹、丝竹空(右)、合谷(双)。

操作:以补为主,平补平泻,每日 1 次,留针 30 分钟,其间行针 2 次。

效果:针刺 10 次后不用嗑瓜子,右眼可睁开 2 毫米,张某很高兴。第 2 疗程加风池、上星、阳白,其他穴不变,疗法同前。住院期间为治原发病,静点"脑明"注射液,每次 0.5 毫升,同时加服补中益气丸。20 次后,右眼开合自如,能看报看书。以痊愈办理出院。出院后,写来感谢信,后又在《宝鸡日报》上发表了此患者撰写的《右眼得复明,全靠好医生》一文。

按语:睑废又称眼睑下垂,西医称重症肌无力,是一种难治性疾病。此症为上眼睑不能睁开或睁开不全,盖住瞳孔的部分或全部,重者有视力障碍。本症有先天性和后天性 2 种。先天性多因睫上睑肌发育不全,称先天性上睑下垂,多为双眼下垂。有遗传性,下垂程度轻重不同,且伴有上直肌功能不全麻痹,眼球不能上转。后天者多由睫上肌受伤或病损所致,如重症肌无力;或由支配睫上肌的动眼神经或支配上睑功勒肌之交感神经麻痹时,亦出现上眼睑下垂,多为单侧。临床上常见的有动眼神经麻痹、内直肌麻痹及眼肌型重症肌无力等。它是神经肌肉处乙酰胆碱传导障碍,引起的一种慢性、自身免疫性疾病。大多数人有胸腺异常,(胸腺瘤、胸腺肥大)。而胸腺又是自身免疫的重要器官,可维持机体免疫功能。感染、情绪刺激,过度疲劳、创伤、分娩及某些药物(奎宁、巴比妥、奎尼丁)可诱发和加重本病。重症肌无力是骨骼肌运动神经、传出神经末梢,不能释放正常量的乙酰胆碱,作用于运动神经板,受体感觉降低,造成肌肉无力,甚至瘫痪。中医学认为,脾主肌肉,眼睑属脾,当属脾虚,脾主升清,胃主降浊,脾所不足,清气不升,故提睑无力。治疗应大补脾气,使脾健运,清阳上升则睑力可复。

本案患者因脑梗死致发,久治不愈,用祖国医学理论分析属"痿症"范畴,脉舌症一派气虚、下陷,脾不健运,血脉不和之象。故组方以补气健脾为主,取足三里、三阴交;升举下陷取百会、头维、上星;疏经活血取阳白、攒竹、丝竹空。以针灸为主,药物善后,故取效满意。

睑废一症,西医除手术治疗外,尚无理想之疗法,但用针灸和中药治疗可取得显著效果。

8. 视瞻昏渺(视神经萎缩)

歌曰:视力减退眼胀涩,睛明球后眶上穴,肝肾二俞按规刺,针法宜补不宜泻。

卞某,男,54 岁,工人,于 1989 年 8 月 16 日前来就诊。

主诉:双眼干涩,视力减退半年余。

病史:患者于半年前因劳累过度后,突感双眼胀痛干涩,继后则出现视力逐渐减退,视物不清。初起经市某医院眼科诊断为球后视神经炎,曾用中西药治疗数月效果不显。后经检查视力,左眼为0.2,右眼为 0.2 强,双眼视神经乳头苍白,边界稍有模糊,动脉显著变细,黄斑中心凹光消失。诊为视神经萎缩,中医视瞻昏渺。

检查:双眼不红不肿,自觉眼涩有胀痛感,性情急躁,腰膝酸软,多梦,脉弦细,舌尖红,苔薄白微黄。

中医诊断:视瞻昏渺(肝肾阴虚,目窍失养)。

西医诊断:视神经萎缩。

治则:滋水涵木,填精益目。

治法:针刺 + 中药治疗。

取穴:睛明、球后、眶上穴、肾俞、肝俞。

操作:补法。睛明穴以指将眼球轻推于外侧固定,直刺进针1.2~1.5寸深,眼眶局部有酸胀感;球后穴,用拇指指腹将眼球轻向上推固定,进针1.2~1.5寸,眼球有较强酸胀感;眶上穴(即眶上内1/3与外2/3交点处),用指将眼球轻向下推固定,沿眶上壁向视神经孔方向刺入1.2~1.5寸深,有酸胀感传至眼部(偶有触电感出现)。眼区周围针刺不提插,可轻捻转或向下轻刮针柄,穴有微热感为好。眼部针刺时务求进针缓慢,采取轻捻送针法,出针后按压针孔片刻,以防出血。本人针刺眼部穴时有口诀要求:"进针慢,出针慢,不提插,轻捻转,出了针一压迫",即"两慢一压迫",肝肾俞常规补法,均留针30分钟。

效果:用上法治疗5次后,眼干涩胀痛大好转,视力亦稍好,1疗程(10次)后,视力渐增,2疗程后视力由0.2恢复到0.5,3疗程后双眼视力0.8,其他症状也随之好转,接近4疗程时,左眼视力0.8,右眼视力1.0,双眼视乳头色淡,边界清楚。患者因工作原因而停止针刺治疗。嘱其畅情志,注意保护眼睛,间断服用杞菊地黄丸以巩固疗效。半年后随访,病情稳定。13年后(2002年)相遇,卞某还赞不绝口道:"若非当年针灸治疗及时,眼睛早瞎地看不见人了,您的针法就是好"。

按语:视瞻昏渺属于视神经萎缩范畴,是多种原因损害视神经,视神经发生变性和传导功能障碍而致的视力减退,甚至失明的慢性眼病。其特点是视力逐渐下降,视神经乳头苍白。本病可分为原发性和继发性两类。原发性者,常因球后视神经炎、遗传性视神经病变(Leber病)、颅内肿物或眶内肿瘤压迫、外伤、神经毒素等原因所致。继发性者,常见于视神经乳头炎和乳头水肿、视网膜脉络膜炎、视网膜色素变性、视网膜中央动脉阻塞、奎宁中毒、缺血性视神经乳头病变、青光眼等。中医认为本病一是由于先天禀赋不足,精血亏少,目系发育受损,或肝肾阴虚,心营亏损,或劳欲过度,脾肾阳虚,精气不能上荣,目窍失养,或七窍郁结,玄府阻闭,气血凝滞,精气不能上运于目等原因,而致视力丧失。在初期自觉视物昏渺,蒙昧不清者,称为"视瞻昏渺",若日久失治,不辨人物,不分明暗者,称为"青盲"。如《外台秘要》云:"病青盲者,谓眼本无异,瞳子黑白分明,直不见物耳。"《黄帝内经》云:"目得血而能视,失则盲。"本病治疗一般比较困难,但早期采用针灸治疗,可以促进尚未死亡的细胞之功能复苏,可获一定程度的视力恢复。该病虽涉及多个脏腑,但其病位在眼,局部症状突出,且以局部经气亏虚、目失所养、气血凝滞、经络不通为病机关键。因此取穴多以局部为主,再根据病变所在及脏腑虚实差异可适当加减。针刺可增强组织代谢,活跃微循环,改善视神经缺氧缺血状态,有利于视神经细胞功能的恢复。

视神经萎缩多为虚证,治疗时针行补法,眼区采用了 32 号细针深刺,用刮针法,不用提插,而不伤眼睛,并可取得针感强,得气快,保留时间长,导气至病所,以发挥治疗作用,提高视力治愈疾病的目的。本病系一种退行性病变,务必坚持长时间的治疗,方能收到好的效果。

9. 斜颈(小儿肌性斜颈)

歌曰:内有肝风发斜颈,筋脉失利气血凝,治当熄风通筋络,二风二太和翳风。

陈某,男,10 岁,于 2000 年 3 月 10 日前来就诊。

主诉:右颈部活动受限 1 年。

病史:1 年前其母发现患儿头部向右侧偏斜、前倾,向右侧偏斜时颈部活动受限,常伴夜间啼哭,纳差,大便干燥,曾在多处求医,经中西药物治疗效果不佳,特慕名来诊。

检查:神志清,形体消瘦,右胸锁乳突肌按之紧张,患者头向右偏斜、前倾,余体证(-),舌质淡红,苔薄白,指纹青紫。

中医诊断:斜颈(肝风内动,筋脉失利)。

西医诊断:小儿肌性斜颈。

治则:镇肝熄风,通经活络。

治法:针刺+局部推拿。

取穴:太冲、太溪、风池、风府、翳风。

操作:除太溪用补法外,诸穴均用泻法,不留针,每日1次,10次为1个疗程,间隔5天进行下1个疗程。每日针刺完后给患者局部施以按法、揉法、推法、摩法、拿法,同时配合颈部伸、扳、拉等手法,每次15~20分钟。

效果:经针刺治疗6次,患儿右胸锁乳突肌紧张感有所减轻。继续治疗10次后,患儿头部向右偏斜、前倾明显好转,又巩固治疗5次,患者痊愈。

按语:小儿斜颈是指以头向患侧倾斜、前倾,颜面旋向健侧的一种疾病。其主要病理是患侧胸锁乳突肌发生纤维性挛缩,起初可见纤维细胞增生和肌纤维变性,最终为结缔组织所代替。其病因尚未完全肯定,目前多认为与分娩时受伤或胎位不正有关。如臀位生产或胎位不正,均可导致患侧颈部胸锁乳突肌受压,继之血管受压缺血,胸锁乳突肌的动脉管腔栓塞不通,而致肌肉发育不良,或胸锁乳突肌水肿、炎症使肌细胞退化,导致肌纤维变性,最终被结缔组织所代替,而发生挛缩。系肝脉失养,气滞血瘀,脉络阻滞,筋脉失养所致。该患者属肝风内动型,治则以镇肝熄风,通经活络为主,针刺以取足少阴肾经、足厥阴肝经、手足少阳经为主,方中太溪有"滋水涵木"之功,太冲以泻肝火,风池、风府不但有近治作用,可通经活络,而且可熄风解痉,配合局部推揉及拿捏等手法,行气活血能舒筋活血,改善局部血液供给,缓解肌肉痉挛,伸展扳拉患侧胸锁乳突肌,能改善和恢复颈部活动功能。针刺、推拿相结合,效果明显,病情得以恢复。

在治疗本病时,应注意以下几点:

(1)本病需与先天性脊柱畸形、代偿性头位相鉴别。

(2)嘱患儿及家长,可在日常生活中采用与头颈畸形相反方向的动作加以矫正,如平时看书写字或玩耍时,将头向健侧偏斜,以帮助矫正斜颈,并可在患儿睡眠时,在头部两侧各放置一个沙袋,以纠正头部姿势。

(3)本病需及早治疗。针灸、推拿治疗对于患儿有较好的疗效,如不及时矫正治疗,就会出现患侧面部相对萎缩,颜面明显小于健侧,个别患者甚至颈椎是上胸椎可见固定性脊柱侧弯等畸形。

10. 白驳风(白癜风)

歌曰:情志不畅复感风,气血阻滞络不通,疏风清热兼活血,肌肤得养白斑宁。

王某,男,32岁,工人,于1999年9月5日前来就诊。

主诉:全身多处白斑3年,加重4个月。

病史:患者3年前由于外出劳累上火,加之精神紧张,感寒发烧,经用西药治疗烧退后,自感周身皮肤轻微瘙痒不适,数天后发现双侧面颊和颈项部有散在的大小不等圆形点片状白斑,并且逐渐漫延发展,遇热和日晒有轻度皮痒。3年来,曾多方求医,较长时间服用复合维生素B类、烟酸、白驳片,外涂外擦剂等,亦经中医内服外涂治疗罔效。近4个月来,由于炎热,病情加重,经人介绍来本科试图针灸治疗。

检查:面部白斑面积约3厘米×5厘米,颈项处约5厘米×7厘米,臀骶部约10厘米×20厘米,除片状圆形白斑外,尚呈现散布于胸腹部的零星白点。受侵部位皮肤白斑色淡,毛色正常,面色不华,精神不振,头昏。患此病后有阳痿现象出现,脉弦缓稍数,舌尖红、苔薄白微黄。根据其病情诊为白驳风。

中医诊断:白驳风(气滞血瘀,外感风热,气血不和,肌肤失养)。

西医诊断:白癜风。

治则:调和气血,疏风清热,营养肌肤。

治法:针刺+耳穴贴籽+中药。

处方:(1)体针取穴:曲池、合谷、足三里、血海、三阴交、关元、阿是穴。

（2）耳穴贴籽：肺、肾上腺、内分泌、心、膈、枕、皮质下、肝、脾。

（3）中药验方"黑白散"：旱莲草 90 克，白芷 60 克，首乌 60 克，沙苑蒺藜 60 克，刺蒺藜 60 克，重楼 30 克，丹参 30 克，苍术 24 克，苦参 30 克，紫草 30 克。上药共研细末，收贮勿泄气。

操作：体穴均取双侧，除关元穴、足三里、三阴交用补法，余穴均用泻法。并以短毫针围刺病灶处约 1 厘米 1 针，留针 30 分钟，每日（或间日）1 次，10 次为 1 疗程，疗程间隔 5～7 天。耳穴贴籽：患者洗净耳朵，将王不留行籽用胶布贴于耳穴上，两耳交替贴压，每周 2～3 次。患者每日须按压耳穴 2 次，每次 1 分钟，压至耳部充血发胀，略有痛感为度。七星针叩打病灶部，每日（或间日）1 次。中药"黑白散"每天 3 次，每次服 6 克，开水送下。

效果：用上方治疗 10 天后，白斑范围日渐缩小，1 个月后，皮肤颜色逐渐变深。嘱其戒食辛辣（羊肉、鸡、鱼、虾）等。治疗 2 个月后，皮肤颜色基本正常。而阳痿症也随之恢复如常。

按语：白驳风又称白癜风、白斑病。它是一种原发性色素脱失性皮肤病，是一种由于皮肤黑色素细胞被破坏，导致皮肤因黑色素缺乏而出现白斑的疾病。临床上见皮肤出现边缘清楚、大小不等的白色斑块，发无定处，多见于青壮年，可单发，也可泛发，周围皮肤较深，斑内毛发变白，表面光滑，不痛不痒，发病经过缓慢，偶有自行消退者，而绝大多数患者若失治、误治则逐渐蔓延发展，由一处发展到多处，且白色斑块由小到大扩散。中医认为：该病是由于七情内伤，肝气郁结，气机不畅以及复感外邪，侵犯于皮肤，袭入毛孔，以致气血瘀滞，毛窍闭塞，血不荣肤而成。现代医学认为，是因皮肤的黑色素细胞内的酪氨酸酶系统功能丧失，不能把酪氨酸氧化成二羟基苯丙氨酸，而不能形成黑色素，是后天性局限性色素代谢失调的皮肤病。本病的病因可能与精神因素，神经功能障碍、遗传、内分泌失调、自体免疫有关。其首要的病因是偏食、情绪不良、居住环境潮湿，与阳光照射也有关系。临床上应与白化病、花斑病继发白斑、贫血痣及黏膜白斑相鉴别。

本案患者是因精神紧张、疲劳外感、气血不和、肌肤失养而发病。故治以养血疏风、调和气血、荣养肌肤为准则。肺主皮毛、主白色、皮肤发生白癜风,为肺经病变。肺与大肠相表里,故选取大肠之合穴曲池,原穴合谷,泄热祛风,疏通经脉;血海既可清血热,又可利湿;足三里,健脾和胃,强身补体,增强免疫;三阴交健脾化湿,补气养血,调和气血;关元培元固本,以补肾气;阿是穴局部围针叩刺,以促进病变部位血液循环而养肤排毒。再加奇效的耳穴压籽,可调节内分泌,增强抗过敏作用;更兼有祛风活血、除湿清热、补益肝肾之中药验方配合,其效益彰。

白驳风是皮肤科的一种疑难顽疾,多治疗困难,但某些发现早、病损范围小的,采用中药针灸内服外治还是有一定疗效的,可控制发展蔓延,减轻和消除病损,使邪毒清、气血调,肌肤得以润养,则白斑得愈。白斑是疑难病症,针灸治疗白驳风是一条新的途径,应坚持治疗,以保证疗效。当然,如加紫外线照射效果更佳,日光下晒太阳也有助于黑色素游离到脱失处,有利于对本病的治疗。

11. 瘾疹(顽固性荨麻疹)

歌曰:疹块隐现为瘾疹,寒湿侵袭是病因,曲(池)外(关)三里神阙灸,血海阴交风市寻。

冯某,女,43 岁,于 1997 年 9 月 14 日前来就诊。

主诉:全身起风疹块,瘙痒一年余,加重一月。

病史:患者于 1996 年 8 月下旬患瘾疹,发病前有淋雨史,始见肘膝以下有散在性风团,疹块高出皮肤,色淡红而痒,继则发展到颈部和臀部,皮疹时隐时现,遇风、冷、潮则加重。曾在市某医院皮肤科用西药氯苯那敏、苯海拉明、异丙嗪、葡萄糖酸钙等治疗,症状明显减轻,但停药后即发,再继续用药,效果甚微,以致疹块遍及全身,瘙痒不堪。后又到数家医院用中西药内服、外擦熏洗等治疗 1 年,未能制止发作。近 1 月来,全身皮疹瘙痒难忍,且每发常伴有腹微痛、便稀等交替出现。

检查:患者四肢及躯干均见大小不等、形状不一的白色风团块,脉象弦缓而细,舌淡,苔薄白稍腻。

中医诊断:瘾疹(寒湿兼虚风型)。

西医诊断:顽固性荨麻疹。

治则:温寒除湿,祛风养血。

治法:针刺 + 艾灸(或拔罐)。

取穴:曲池、外关、足三里、血海、三阴交、风市、神阙。

操作:除足三里、三阴交用补的手法外,其余穴位均采用平补平泻法,并在神阙穴施以艾灸(或拔罐)。留针 30 分钟,每天 1 次。

效果:经针灸 1 次,即见疹块稍退,痒感减轻,腹泻有所好转。照上法治疗 10 次,全身疹块和瘙痒基本消失,腹痛、腹泻止。为了巩固疗效,改为间日针灸 1 次,又连续治疗 6 次,诸症痊愈。随访 3 年未再复发。

按语:瘾疹是以皮肤突发风团,时隐时现,瘙痒剧烈为特征的一种急性病症,俗称"风疹块"或"风疙瘩",是临床常见的瘙痒性过敏性皮肤病。《证治要诀》载:"瘾疹,非特分寒热……有人一生不可食鸡肉及獐鱼动风等物,才食则丹随发"。又《诸病源候论》载:"邪气客于肌肤,复逢风寒相折,则起风瘙瘾疹……白疹得天阴雨冷则剧出,风中亦剧,得晴暖则灭,着衣身暖亦瘥也"。本病可发生于任何年龄、季节。发病突然,皮损可发生于身体的任何部位,先有皮肤瘙痒,随即出现风团、呈鲜红苍白或正常肤色,少数患者也可仅有水肿性红斑。风团的大小形状不一,可因搔抓刺激而扩大,增多,风团逐渐蔓延,可互相融合成片,风团一般迅速消退,不留痕迹,以后又不断成批发生,时隐时现,可相互融合成片,也可侵犯胃肠道黏膜及喉头黏膜,引起腹痛、腹泻、呕吐、呼吸困难等症状。急性者数小时或一周内即可消退,慢性者反复发作,缠绵难治,迁延数月,甚至数年。

本案患者素体偏湿(较胖),复感风、寒、湿邪(淋雨)侵袭,则内不得疏泄,外不得透达,郁于皮肤腠理而得。由于湿盛则缠绵,故用中西药等治疗年余,未能控制其发作,后期又出现腹痛、泄泻等,此系风寒扰于外,湿侵于内,脾土虚而湿从内生,外风、内湿同时致病,治疹治泻必须兼顾,风宜疏散,湿宜培土,不能拘泥于疏风、清热、凉血法。取曲池、外关以外泄风邪,风市能散风,主周身瘙痒;针刺足三里、三阴交以补脾、健胃、燥湿;神阙艾灸、拔罐能温阳固本,扶正祛邪;血海以活血、养血、祛风,即所谓"治风先活血,血行风自灭"之意。

中医学认为,本证急性发病是因风热、风寒之邪,客于肌肤皮毛腠理之间,致营卫不和而发病;或可因禀赋不耐,过食膏粱厚味及鱼虾之类,蕴积肠胃,生湿生热,复感风邪,内不得疏泄,外不得透达而发为瘾疹慢性者,则由情志不遂,肝郁不舒,郁久化火,耗伤阴血;或由脾虚气弱、湿热虫积;或因慢性久病、耗气伤血等,均可导致营血不足,生风生燥,肌肤失养所致。

现代医学称本证为荨麻疹,认为大多是抗原和抗体相互作用,有肥大细胞和嗜碱性粒细胞释放的组织胺导致和某些因素直接使反应血管扩张,而产生的荨麻疹。引起本病的病因很多,主要有:①食物类:鱼、虾、蟹、牛奶、蛋等动物蛋白食物。②药物:抗生素、药菌异种血清、输血。③动物及植物:如昆虫叮咬或吸入花粉、烟尘、灰尘、羽毛、皮屑等。④感染:寄生虫、病毒、细菌、真菌。⑤接触:皮肤与某种化学品、藻类接触。⑥物理:日光、寒冷、摩擦。⑦精神因素:运动、神经因素、紧张。⑧疾病:胃肠疾病、肝炎、风湿热、系统性红斑狼疮、内分泌障碍等疾病。但其主要因素是体制敏感性增强,皮肤真皮表面毛细血管炎性病变、出血和水肿所致。

本病的治疗主要是探求过敏原因,并祛除之。中医针灸是治疗本病的有效疗法,许多方面效果优于西药治疗,疗效可靠,不易复发。

12. 斑秃

歌曰:突发斑状脱头发,精神紧张是病因,肝肾亏虚肤失荣,养血润燥更祛风。

尤某,男,29岁,工人,于1999年7月前来就诊。

主诉:头顶多处出现斑秃,上有零星毛发,患处有瘙痒感2月余。

病史:患者2月前因婚姻事致精神抑郁,情怀不畅,头顶两处出现2.0厘米×1.2厘米大小斑秃,上有零星毛发,患处有痒感,为此更加心情沉重。2月间,斑秃范围逐渐扩大,并由2处扩大至3处,当地诊所和厂医院诊治无效,经人介绍来求针灸治疗。

检查:患者左颞部见2.3厘米×2.4厘米、左顶部见1.8厘米×1.5厘米、后枕上部见1.2厘米×2.3厘米3处斑秃,患处有少数稀疏短毛发。患者面色晦暗,天庭不明亮,精神差,夜休息差,舌淡苔薄,脉细而缓。

中医诊断:鬼剃头(肝郁血虚风燥型)。

西医诊断:斑秃。

治则:疏肝解郁养血。

治法:七星针叩刺+体针+鲜生姜外搽。

取穴:肝俞、行间、膈俞、足三里、三阴交。

操作:体针取肝俞、行间、膈俞、足三里、三阴交,以补为主,平补平泻,每日1次,10次为1疗程。:患处局部常规消毒,用七星针轻轻叩刺,以见星点出血为度,然后用鲜生姜断面(水分饱满)外搽,每日1次,10次为1疗程。

效果:治疗20次,斑秃上毛发疏渐增多增长,患者也有信心配合,治疗28天,秃处逐渐变小,上面毛发变密变长,色泽变深变黑。后又治疗半月后,斑秃消退,毛发基本覆盖,以痊愈停止治疗。

按语:斑秃俗称"鬼剃头",属于中医文献记载的"油风"范畴。是指头部突然发生的边界清楚的斑片状脱发,脱发区无瘢痕,无类症反应,是一种常见的非瘢痕性脱发。本病多见于青年人,首发秃发斑,可发生在任何部位,但常在头部,也可发生在其他部位,如眉毛、胡须等处。秃发区边缘的头发松动,易拔出,拔出时可见发于近端萎缩,呈上粗下细的"!"样。斑秃的病程可持续数月至数年,多能自愈,但也有反复发作或边长边脱的现象,可发展为全秃甚至普秃。中医学认为,本病多因精神不快,致肝气郁结,肝肾虚亏,气滞血瘀,气行不畅,血不荣发;或因惊吓操劳,血不归经,血气为母,血虚气虚,腠理不固,毛孔开张,风邪乘虚而入,风盛血燥而发,发失所养,则发脱落。现代医学认为,斑秃的病因与自身免疫、遗传、情绪紧张和内分泌等因素有关。此例患者乃肝郁气结、血虚风燥型,故取肝俞、行间以疏肝解郁,膈俞以活血化瘀,足三里、三阴交以调脾健胃,以助气血化生。梅花针叩刺患部,以疏导局部气血,促进头发新生。鲜生姜汁辛温走窜、发汗、通利毛窍。故能取桴鼓之效。初效之后患者精神转爽,情怀舒畅,更起相辅相成功效之因。

针灸治疗斑秃,疗效甚好,但在治疗期间,患者应积极配合。①治疗前应首先寻找病因,消除精神紧张、恐惧不安和慌虑状态。②秃发区原则上不要烫发、染发及剃发,避免损伤毛干,使脱发范围扩大。③适当的洗发仍应正常进行,不要因为害怕脱发而不敢洗发,但不要次数过勤。④保持精神愉快、乐观,生活有规律,注意劳逸结合。

13. 头面一侧多汗症(自主神经功能紊乱)

歌曰:头面一侧多汗症,风挟湿热上熏蒸,合谷风池外关泻,太阳百会补能平。

韩某,男,41岁,干部,于1992年3月22日前来就诊。

主诉:右侧头面部出汗,伴头昏、纳差8月余。

病史:1991年7月,天气闷热,患者贪凉夜卧水泥地板。翌日,即感右侧头面部出汗,以后每因吃饭、干活、风吹、气温升高或情绪紧张,则右侧头面部汗出不止,左侧汗少。曾在市某医院就诊,诊为自主神经功能紊乱。8个月来,曾辗转数家医院用中西药治疗,效果不佳,来年春天诸证加重,经人介绍来求针治。

检查:右侧头面自汗出,左侧不甚潮润,伴头晕、纳差、乏力、面色少华,脉象濡而微数,舌尖红,苔白腻微黄。

中医诊断:头面一侧多汗症。

西医诊断:自主神经功能紊乱。

治则:疏风通络,清热祛湿。

治法:针刺治疗,泻法、补法兼用。

取穴:风池(双)、右太阳、合谷(双)、右外关、百会。

操作:泻法,百会用补法。每日 1 次,留针 20～30 分钟,10 次 1 疗程。

效果:经针刺 3 次,症见好转。干活、遇风吹而出汗已少,精神体力渐增。经 10 次(1 疗程)治疗后,诸症悉愈。1 年后随访未见复发。

按语:多汗是指汗液多于正常而言。头部一侧出汗,而另一侧则无汗,称为"偏头汗"。中医认为多因气血偏虚,夹湿痰阻滞头面经络所致。现代医学认为是自主神经功能紊乱,内分泌失调所致,其原因总属阴阳偏盛及气血不和。在正常情况下,全身汗腺每日可分泌汗液 500～1000 毫升,汗液中 98% 是水分,其余有尿酸、尿素、乳酸、无机盐等。汗与人体的生理、病理都有着密切的关系,某些疾病的预后,也可根据汗液来判断,西医学也证实,无汗或汗出不正常都是疾病的一种表现。单纯的偏头出汗,而其他部位则少汗或无汗,不伴其他症状,不属病态表现。但若重症患者突然额汗不止,为病情恶化之先兆,应提高警惕。

本案患者发病系因天暑地湿,湿热交蒸,风邪挟湿挟热上壅少阳、阳明经络留而不去,湿热熏蒸于里,邪热不得外出而上越,迫津外泄,故而头面一侧出汗。加之春木当令,玄府不固,故汗出加剧。治当因势利导,疏风通络,清热利湿。泻合谷、风池、外关,疏风清热以祛湿;泻太阳疏通局部经络,通达内外;补百会益气升阳以驱邪外出。合而用之,使风邪出,热邪泄,湿邪除,营卫和,则汗出自愈。

14. 头面一侧无汗症

歌曰:头面一侧无汗症,病因湿邪外感风,合谷翳风足三里,外关风池率谷灵。

王某,女,28岁,工人,于1995年6月29日前来就诊。

主诉:右侧头面部无汗8年,加重3年。

病史:患者8年前一次受风寒后即感头昏,右侧头面部拘胀不舒。继而右侧不出汗,天热亦然,屡用中、西药治疗效果不佳。近3年加重。伴头晕头重如裹,乏力,纳差。

检查:右侧头面部拘胀不舒,头晕头重如裹,乏力,纳差,二便调,脉象缓而濡,舌淡红边有齿痕,苔白滑。

中医诊断:头面一侧无汗症(外感风邪,内有脾湿)。

西医诊断:自主神经功能紊乱。

治则:祛风散寒除湿。

治法:针刺治疗。

取穴:右风池、右率谷、合谷(双)、右翳风1、足三里(双)。

操作:率谷、翳风用平补平泻法,风池用泻法,留针20分钟,每日1次,10次为1疗程。

效果:经治3次头昏减,加刺外关(双)守方针7次,头昏消失,右侧头面渐见汗出,继续针刺10次,汗出正常。

按语:汗是汗腺分泌的液体,头面一侧无汗症,又称"汗闭",是指汗腺分泌减少或不分泌汗液,导致头面少汗或完全不出汗。中医认为汗是由于人体的阳气蒸化津液渗出于体表而形成的。汗与人体的生理、病理都有着密切的关系。正常情况下,汗液起调节体温、排泄腐物、湿润皮肤等作用。中医将汗与血视为同源异流之物,并明确指出"汗为心液"。因此,观察汗对于了解阳气的盛衰、津液的盈亏以及邪正斗争的情况等有着非常重要的意义。

本案患者常有头晕头重如裹而无汗,为外感风邪,内有脾湿也。"头为诸阳之会"风邪挟湿入侵头面经络,络脉痹阻,清阳不升,发为头昏;营卫不和,腠理开合失司,闭塞不通,故而右侧头面无汗,日久气滞血瘀,筋肌失养,头面部拘胀不舒。治以祛风散寒除湿,活血通络。局部取率谷、翳风平补平泻,使针感直达病所,调和头面部气血;取风池泻法,以祛风散寒,通经活络;远取合谷,循经所治,与风池相配,增强散寒祛风活血通络之力;加刺外关和解少阳,调和营卫;足三里扶正固本,鼓邪外出,天地人选穴准确,配伍精当,手法合宜,使诸症悉除,病告痊愈。

15. 顽固性面瘫

歌曰:面瘫日久气血瘀,治当益气活血宜,局部远端同时取,配上火针效更奇。

赵某 ,女, 36 岁,工人,于 2003 年 9 月 12 日前来就诊。

主诉:左侧面瘫两月余。

病史:患者两个多月前突患面瘫,经当地医院针灸、理疗、服药、割治等多种方法治疗无明显好转,特来求治。

检查:患者口角歪向右侧,闭目眼裂增宽约 4 毫米,额纹及鼻唇沟,消失不能鼓腮吹口哨,刷牙漏水,吃饭夹食,左侧面部完全不能活动。耳后仍有压痛。舌红微暗,苔腻,脉弦。

中医诊断:重度面瘫(气虚痰瘀)。

西医诊断:周围性面神经麻痹。

治则:益气活血,祛痰通络 。

治法:普通毫针 + 火针。

取穴:内颊车、阳白、四白、地仓、翳风、太冲、合谷。

操作:内颊车 3 寸毫针斜刺,使左侧面部有轻微麻胀感。阳白、四白、地仓 、颧髎、翳风用火针快速刺激,使局部微微发红。同时针双侧太冲、合谷及丰隆。针刺每日 1 次,10 次 1 疗程。

效果:治疗 1 疗程后患者感有好转,再坚持治疗 2 疗程后,症状逐渐改善而获痊愈。

按语:顽固性面瘫是指经针刺、药物治疗 2 周以上,面部表情肌仍无明显活动迹象,患者仍表现为口角歪斜,眼裂闭合不全,露睛,迎风流泪,额纹及鼻唇沟消失,不能鼓腮吹口哨,吃饭夹食,患侧面部完全不能活动等。此类患者通常病变部位较高,病情较重,病程较长,或伴有高脂血、冠心病等基础病变,或部分患者早期治疗方法不当,局部刺激过强,查肌电图提示有神经变性。中医辨证患者多为食辛辣等,再感受风寒或风热之邪,而导致风痰阻络。

本案患者面瘫日久,已两月余,病情迁延不愈,局部经脉疲惫,气血亏虚。阳明为多气多血之经,循头面上颊络口鼻而交叉,其经循行表浅,多虚。少阳、阳明经脉交叉循行于面部,易感外邪而阻滞经脉,日久经脉失养,气血运行不畅,津液停滞而生痰瘀。四关为手阳明与足厥阴之原穴,刺之以调节全身的气血。丰隆直刺,祛痰通络。火针刺地仓、阳白等穴位,以加强对局部经脉温通作用。

针灸治疗顽固性面瘫,相对疗效较差,在治疗时首先应明确病因,究其病机,明确治疗方向。治疗时,应辨证准确,随证加减穴位,并且注意阴阳、气血的调整。因顽固性面瘫病情迁延日久,治疗就应该采取综合疗法,针灸兼施,补泻共用,同时要嘱患者做好治疗中对局部的护理工作,注意局部保暖及用眼卫生等。忌辛辣、刺激、肥甘、油腻,戒烟酒;保持心情舒畅,避免紧张、焦虑等不良情绪刺激,积极配合治疗;应加强面部功能锻炼,如皱眉、额、吹口哨、示齿等。

16. 验方三则

根据本人多年治验编拟而成,1991 年经专家审定,选入《陕西验方新编》一书,陕西省中医管理局颁发献方证书。

方一:益气理胃汤

组成:黄芪 18 克,党参 12 克,白术 12 克,干姜 9 克,厚朴 9 克,枳壳 15 克,陈皮 9 克,炙草 6 克,升麻 4.5 克,柴胡 6 克。

加减:胃痛明显者,加元胡(或香附)9 克;恶心呕吐者,以生姜易干姜,再加半夏 9 克;腹胀甚者,去炙草加乌药 9 克,广木香 6 克;食过少者,加焦三仙各 9 克。

用法:水煎服,每日 1 剂,早晚两次分服。

功效:升阳益气,健脾和胃。

主治:胃下垂(脾虚气陷)。

治验:本人用此方治疗胃下垂百余例,总有效率为98%。

医案

李某,女,38 岁,营业员,于 1993 年 7 月 28 日前来就诊。

主诉:胃脘坠胀伴疼痛嗳气 10 余年。

病史:患者于 1982 年秋季开始胃脘坠胀、嗳气、时时胀痛,饮食逐渐减少,头昏,便秘,间断用中西药治疗见效不显。1993 年 7 月 4 日做 X 线钡透检查诊为"胃下垂"重度(胃下极在两骼嵴水平线下 10 厘米),面色㿠白,舌质淡红,苔薄白,脉沉缓而弱。

中医诊断:胃缓(中气下陷,脾胃虚寒)。

西医诊断:胃下垂。

治则:升阳益气,健脾和胃。

治法:中药益气理胃汤。

操作:水煎服,每日 1 剂,早晚两次分服。

效果:服本方 10 剂后腹胀坠减轻,24 剂后食欲增加,精神好转。40 剂后腹胀、痛、嗳气等基本消失,又继服 10 剂,自觉症状消失,体重增加。1993 年 11 月 5 日钡透检查,胃位恢复正常,随访 3 年未复发。

按语:胃下垂患者多系脾胃虚寒,中气不足所致,故治疗本着"虚则补之""寒则温之"的原则,选取补中益气汤、理中汤、平胃散三方加减组合而成,并配合功能锻炼,收到了良好的效果。

方二:风寒湿痹方

组成:防风 9 克,制川乌 9 克,薏苡仁 15 克,桂枝 9 克,当归 9 克,海风藤 12 克。

加减:风盛者加秦艽 9 克,羌活 9 克;寒盛者加附子 9 克,干姜 9 克;湿盛者加苍术 10 克,木瓜 9 克;上肢为主加片姜黄 9 克,下肢为主加牛膝 9 克;腰背痛者加杜仲 9 克,寄生 9 克;血瘀者加乳没各 6 克,红花 9 克;体虚者加黄芪 15 克,熟地 12 克。

用法:开水煎服,每日1剂,早晚两次分服。

功效:祛风、散寒、除湿,舒筋活络。

主治:慢性风湿性关节炎(痹证)。

治验:本人用此方治疗慢性风湿性关节炎(痹证)数百例,总有效率为97%。

医案

余某,女,25岁,工人,于1990年11月13日前来就诊。

主诉:两膝关节冷痛,活动受限3年。

病史:患者于3年前因受凉发病,两膝关节冷痛,痛处固定,气候变化时增重,平时护膝不能离,得温则痛减,入冬后更甚,活动受限。曾用中西药治疗见效一时。

检查:脉沉弦,舌质淡,苔薄白,两膝关节无红肿,触之疼痛。化验:抗"O"试验833单位/毫升,血沉20毫米/时。

中医诊断:痹证(痛证)。

西医诊断:慢性风湿性关节炎。

治则:祛风、散寒、除湿,舒筋活络。

治法:中药风寒湿痹方。

操作:用本方加附子9克,干姜9克,开水煎服,每日1剂,早晚两次分服。

效果:患者服药3剂痛减,15剂基本不痛,共用药25剂症状完全消失,虽在阴雨之日亦不感疼痛。

按语:慢性风湿性关节炎是一种常见的运动系统疾病,属于中医痹证范畴。《素问·痹论》云:"风寒湿三气杂至,合而为痹。"由于风、寒、湿之邪偏盛不同,又有行痹(风痹)、痛痹(寒痹)和着痹(湿痹)之分,病情反复,缠绵难愈。本方由防风汤、乌头汤、薏苡仁汤三方加减组合而成,具有祛风散寒、除湿温经、活络止痛之效。

方三:乌蛇败毒汤

组成:乌蛇9克,荆芥9克,防风9克,柴胡9克,黄芩9克,赤芍

9 克,蝉蜕 9 克,白芷 6 克,黄连 6 克,甘草 6 克,当归 15 克。

加减:热盛者重用黄芩 12 克,赤芍 12 克,金银花 12 克;瘙痒不止者加苦参 12 克;便秘者加大黄 6 克,芒硝 9 克。

用法:水煎服,每日 1 剂,早晚两次分服。晚服第 1 剂后,嘱其微汗,使风热毒邪随汗外泄,次日上午可稍加避风,以后再服勿忌。

功效:散风清热,活血止痒。

主治:风热型荨麻疹,慢性湿疹。

治验:本人用此方治疗荨麻疹百余例,总有效率 95.7%。

医案

王某,男,23 岁,工人,于 1998 年 7 月 18 日前来就诊。

主诉:风疹发痒 1 月余。

病史:患者因身出风疹发痒月余,疹块高出皮肤,色红成片,伴见口干、瘦黄,重时面唇发肿。经用抗过敏药,疗效不显。

检查:患者全身散在的大片风疹块,色微红,脉弦缓稍数,舌质红,苔薄黄。

中医诊断:瘾疹(风淫血燥,营卫失和)。

西医诊断:荨麻疹。

治则:散风清热,活血止痒。

治法:服用乌蛇败毒汤。

操作:本方加苦参 12 克,金银花 12 克,黄芩、赤芍重用至 12 克,水煎服,每日 1 剂,早晚两次分服。

效果:本例患者服药 2 剂后,风疹块减少,瘙痒减轻。服药 6 剂后,症状消除,经随访未再复发。

按语:荨麻疹,俗称"风疹块"或"风疙瘩",是常见的过敏性皮肤病。其病因多为风、湿、热邪侵袭肌表,或肠胃有热,复感外邪,郁于皮肤腠理而成。本例系风热血燥,营卫失和所致,故用疏风清热、活血止痒之剂而获良效。

第五章　师徒对话

第一节　仝俐功与王素芳师徒对话

1. 针灸学对经穴的认识

王素芳(徒)：请问老师,针灸学对经穴是如何认识的?

仝俐功(师)：经穴是针灸治病的效应点,充分地应用和发挥各个经穴的功能、准确地刺入经穴的穴置,是临床取得疗效的关键。而认识经穴,掌握其经脉、功效、作用是前提。

人体周身有经穴 360 余个,按其主治病症的相关性,可将其归纳于十四经系统中,位于同一经脉的经穴,相互间具有相似或共同的作用。例如手太阴肺经的经穴都有主治肺喉病变的作用,手少阴心经的经穴都有主治心病的作用,足阳明胃经的经穴都有主治前头、口齿、咽喉病、胃肠病的作用,这些都是各经穴所具有的共性。但同时各经的每个经穴,还有自己的个性、特殊性,正如中药的药性归类一样,有解表、泻下、涌吐、利水、补益等类别,而各类别中的各味药又有自己的作用一样。解表类中,麻黄辛温解表,薄荷辛凉解表;补益类中,黄芪可以补气,九地可以补阴。经穴也是如此。如手太阳小肠经的腕骨可以退黄疸,足阳明胃经的丰隆可以治痰盛,任脉的天突可平气喘,足少阳胆经的肩井治乳痛等,这些都是经穴的个性、特殊性的具体表现。我们临床取穴,主要是在经络理论的基础上,用的是各个经穴的特殊性,是以各个经穴主治功用的特殊性,相互联系配穴处方。

仝俐功(师):你对经穴是如何理解的?

王素芳(徒):中药有专门论载药味特殊性的文献,如《药性歌括四百味》《药性赋》等,针灸经穴虽无明确的专述穴性的文献,但从针灸的歌赋内容来看,在一定的意义上,是有专门论述针灸特殊性文献的。例如《标幽赋》中:"心胀咽痛、针太冲而必除,脾冷胃寒,泻公孙而立愈,胸满腹痛刺内关,胁痛肋痛针飞虎。"《通玄指要》中:"人中除脊膂之强痛,神门去心性之呆痴,耳闭须听会而治,行间治膝肿目疾。"《玉龙赋》中:"头风鼻渊,上星可用,耳聋腮肿,听会偏高。"还有行针指要歌、马丹阳十二针、四大总穴歌、十七经验特效穴歌,郄、会、募、腧、原、络,五腧穴等都是描述穴位特殊性的,这些经穴不仅有与本经经穴共同的主治作用,还有自己独有的治疗功能,这种独特的治疗作用是各个经穴所独有的,虽与其他穴位在同一经内,但它穴不具有这一穴的独特效用。

王素芳(徒):老师,请您举例谈谈好吗?

仝俐功(师):好,例如:丰隆、足三里同是足阳明胃经的经穴,且相距不远,它们二穴除有同治咽喉、胃肠病变的作用外,还各有独特作用:丰隆有清胃热、涤痰浊、祛风湿、降逆气的独特作用,故治痰疾多用之;足三里为治脾胃要穴,有补中益气、健脾养胃、保健的独特作用,补虚多用。两穴比较,补虚用足三里,治痰用丰隆,补虚丰隆不如足三里,祛痰足三里不如丰隆。这种临床取穴处方的常理,也正是各经穴独具特殊的效用。

仝俐功(师):你对各经的五腧穴是如何认识的?

王素芳(徒):各经的五腧穴其部位都在同一经内,相距也不甚远,但各有主治:井穴治心下满,荥穴治身热,腧穴治体重节痛,经穴治气喘咳嗽,合穴治气逆而泄等,它们之间是不能相互代替的。这也说明经穴的特殊性是独有的。

王素芳(徒):老师,请您谈谈经穴的命名?

仝俐功(师):经穴的命名,也往往是与穴位主治的特性、位置、连属的脏腑相联系的,如:门、海、陵、谷、溪、池等,这些都是长期对经穴特殊性的观察和临床应用宝贵经验的结晶。

王素芳(徒):老师,请您谈谈经穴的性质好吗?

仝俐功(师):经穴的性质是由它的主治特殊性决定的,正是这种特殊性,才使我们在临床上组成千变万化的无数针灸处方,广泛地用于治疗各种疾病,如果经穴只有共性,而无特殊性,全身就无须分为360余穴,针灸处方也就无须化裁而一方统治了。科学实验证明,经穴也独具特殊性。据报道针灸足三里,有明显的影响肠胃蠕动的作用,而他穴就没有这样的功能,所以掌握经穴的特殊性在临床上是十分重要的,只有充分运用和发挥了各个经穴的特殊性,才能达到预期的治疗目的。

仝俐功(师):你对经穴的位置是怎样理解的?

王素芳(徒):经穴的位置,具有高度的精确度和一定的范围与具体点,而不是一个大概数。例如,手太阴肺经在腕部才1.5寸(同身寸)的区域里,就分布有太渊、经渠、列缺3穴,各穴相距5分许,如果没有一个精确度,就刺此成彼了。同样,手少阴心经在腕部下缘才1寸的区域里,就分布有神门、阴郄、通里3穴,如针刺部位不精确,就可能名此穴实彼穴。又如,背部尾端部的"八髎"穴,分别位于四对骶后孔中,骶后孔又是很小的,进针必须刺入孔内,才能得到良好的感应。再如,人中必须在鼻唇沟的上1/3和中1/3连接点刺入龈交,才能起到醒神急救的作用。这样的例子,在头、腹、背、胸、四肢等部都是有的。

王素芳(徒):老师,您对经穴的深浅度是怎样认识的?

仝俐功(师):经穴除了表面位置外,还有一个深浅含义,也就是说针从经穴的表面位置刺入后,在皮表下面还有一定的深浅度。阳经的经穴深,不会深到阴经里,阴经的经穴深,也不会深到阳经里。如,外关和内关,阴陵泉和阳陵泉,绝骨和三阴交等,其部位虽都是内外相对,但其深度并非两穴重合,也非一穴而有两个外显点,它们在体内还是有一定距离的,各属于不同的经脉,主治作用亦各不相同。因此,进针深度应适可而止,过则刺到它穴上去,而这又与治疗没有关系,也毫无理论根据。当前一些医者用的所谓透穴,其机理尚有待研究。

仝俐功(师):你对经穴具体位置上的范围是怎样理解的?

王素芳(徒):经穴的位置绝非针尖大一点,它在具体位置上是有一定范围的,如同靶牌的环数一样,有一环偏外,也有十环靶心。针灸的效果,总是以刺中十环靶心为好。要找到经穴中心的准确位置,就要正确的运用以同身寸法和穴位自然标志法,找寻穴位的准确位置。古人有"取五穴用一穴而必端,取三经用一经而可正"的取穴准确与否的校正经验,我们在临床上应十分重视和予以借鉴。例如,取胃经的经穴梁门,就要从梁门穴前后左右的几个相近穴位的一定分寸距离去校正,梁门旁开中线二寸,平脐上四寸处的中脘穴,上下距承满、关门各一寸处取穴,这样经过几方面的校正,所取穴的准确度就高。即便临床已久,经穴已熟练,但此种校正也是有必要的。

王素芳(徒):老师,用押手在找到的穴位位置上反复切按,就能进一步探求穴位的位置吗?

仝俐功(师):是的,用押手在找到的穴位位置上反复切按,就能进一步探求穴位的位置,"知为针者信其左",也是含有这个道理的。询问患者,切按有明显酸、胀处进针,进针后感到针下沉紧、如鱼吞钓,押手按处有一种冲动,患者有酸胀、放射等感觉,即谓之得气,也是针刺穴位位置准确的表现;如进针后像扎在豆腐中一样,是未得气之象,一方面表示病情严重,另一方面经用各种催气法后,仍得不到适宜的针感,反而疼痛感加重,可说明取穴位置不准,当以纠正。

临床上要做到取穴准确无误,百发百中,只有勤于留心、总结、比较、审量,久而久之是可以掌握的。

2. 内关穴及外关穴在临床上的运用

王素芳(徒):老师,请您谈谈内关穴及外关穴在临床上是如何运用的?

仝俐功(师):内关为手厥阴心包经的络穴,有通心调神、和胃降逆、行气止痛等功效。内关穴主要用于治疗4方面的疾病:①心痛、胸闷;②头痛、眩晕;③胃痛、呕吐;④肘臂痛。若内关与其他穴位配合,则治疗范围更广。如,与合谷、液门相配,治疗手指麻木;与神门相配,治疗失眠等。

外关为手少阳三焦经的络穴:①有通经活络、行气活血的作用,用于治疗局部和经脉循行有关的病证。如,手指腕臂疼痛、肘臂屈伸不利、肩臂痛、胁肋痛等。②有清利头目、宣通耳窍等作用,主要治疗头痛、目赤肿痛、耳鸣耳聋、咽喉肿痛等。③有疏风散热解表作用,以治疗热病汗出或恶寒发热症为其擅长。

3. 丰隆穴治疗痰证

王素芳(徒):老师,请您谈谈丰隆穴在治疗痰证方面的作用好吗?

仝俐功(师):好,《玉龙歌》:"痰多宜向丰隆寻",《医学纲目》"一切痰饮取丰隆"。丰隆为足阳明胃经的络穴,络穴可加强表里两经之间的联系,可治疗表里两经的病变,故针刺丰隆可调理脾胃,使脾能为胃行其津液,水湿得运,不能聚而为痰,故丰隆理气化痰功效显著,擅长治疗各种痰证。

4. 光明穴治疗眼疾

王素芳(徒):老师,光明穴为什么能够治疗眼疾?

仝俐功(师):光明穴能治疗眼疾,主要与其所属经脉及其特定穴属性有关。光明穴为足少阳胆经之络穴,足少阳胆经起于目外眦,而肝胆互为表里,足厥阴肝经分布内连目系,又肝开窍于目,故调肝为治疗眼疾的根本,因此,取光明穴即可肝胆同治,使眼疾得愈。

5.关于至阴穴转胎

王素芳(徒):老师,请问至阴穴为什么能够转胎?

仝俐功(师):至阴穴具有通经络、正胎位之功。至阴是足太阳膀胱经的井穴,是表里经脉交接之处,是阴阳之气相交之处,故井穴可激发经气,使表里经阴阳平衡、气血调和。而膀胱与肾相表里,足少阴肾经起于足小趾之下,肾主生殖,故刺灸至阴穴可纠正胎位不正,而转胎顺产。

6.关于"列缺""足三里"穴的应用

王素芳(徒):老师,为什么说"头项寻列缺""肚腹三里留"?

仝俐功(师):①列缺是手太阴肺经的络穴,络穴"一穴通两经",可以治疗表里两经的病症,与肺经相表里的经脉是手阳明大肠经,手阳明大肠经上头项,所以列缺可以治疗头项部病症,故云"头项寻列缺"。②足三里是足阳明胃经的合穴,五行配属是土经之土穴,同时又是胃之下合穴,"合治内腑",所以,该穴有补益脾胃的功能,故云"肚腹三里留"。

第二节　仝俐功与秦莉芳师徒对话

1.八脉交会穴在临床上的运用

秦莉芳(徒):老师,请问八脉交会穴在临床上如何运用?

仝俐功(师):八脉交会穴是指奇经八脉与十二正经的经气相交会的八个腧穴,在临床上当奇经八脉出现相关的疾病时,可取相关的八脉交会穴来治疗。如,阳蹻脉病变导致的失眠,可取申脉穴进行治疗;督脉病变出现的腰脊强痛,可选后溪进行治疗;冲脉病变出现的胸腹气逆、呕吐等病变可选公孙穴。八脉交会穴既可治疗各自所属经脉的病症,又可治疗所相通奇经八脉的病症。如,公孙通于冲脉,故既可治疗脾经病,又能治疗冲脉病;内关通于阴维脉,故既可治疗心包经病变,又可治疗阴维脉病变。

临床上也可把内关和公孙相配,用于治疗心、胸、胃的疾病;照海和列缺相配,用于治疗肺系、咽喉、胸膈疾病;足临泣和外关相配,用于治疗目锐眦、耳后、颊、颈肩部疾病;后溪和申脉相配,用于治疗目内眦、颈项、耳、肩部疾病。

2. 针灸的理、法、穴

秦莉芳(徒):老师,请您谈谈针灸的理、法、穴。

仝俐功(师):针灸处方选穴同中药处方一样,是很讲究理、法、方药(穴)的,因而,我们要像熟悉药性那样熟悉穴性和配合使用的机理,决不能头疼医头、脚疼医脚、一穴一症、杂乱无章的穴位堆集。针灸取穴处方虽不像中药方剂那样明确,有方名和具体药味组成,但它仍不失有一定的法度,有一定的规律,针灸取穴处方的原则也是要治病求本的。在《针灸甲乙经》《针灸大成》《针灸聚英》《标幽赋》《玉龙赋》《百症赋》《肘后歌》等针灸著作中,都有许多精于理、法、方、药、穴,疗效卓著的针灸处方范例。那种不讲针灸治疗理论,随意选取几穴即配伍成方,不仅是把针灸治疗简单庸俗化了,而且也难以取得好的疗效。有些临床上一病众穴,用具多,费时长,患者受了痛苦,而疗效多不理想;也有些医者缺乏对经穴和经络理论的融会贯通,取穴面窄,反反复复总是那几穴,似乎针灸取穴方法不过如此,效果也是很不好的。

仝俐功(师):关于针灸临床处方取穴,你是如何理解的?

秦莉芳(徒):中药处方配伍有君、臣、佐、使之分,针灸临床处方取穴,也是有主有次,相辅相成,其配伍也是极其复杂奥妙的。虽其总法不外乎局部、邻近、远端循经取穴配伍三种方法,但人身360余穴,依理据证妙得相配,是可以演化出难以计数且疗效卓著的针灸处方的。

秦莉芳(徒):老师,请您举例谈谈好吗?

仝俐功(师):好,痹证的针灸取穴处方,临床上对痹证周身筋骨疼痛的治疗,针灸处方不可能周身上下都取穴行针施治,而是要在辨证求本的指导下取穴组方。根据"八会穴"的功用,取筋的会穴"阳陵泉"、骨的会穴"大杼"为主,配以通上达下的手阳明经合穴"曲池",再加上病变部位之穴,即可成舒筋活络、通治周身筋骨痛之方。又痹证有风、寒、湿、热之别,在前方的基础上,偏于风者,"以治风先治血,血行风自灭",配以血海、膈俞;偏于湿者,多由中土不运,水湿停留,清阳重滞不能布于四肢所致,故运脾以为治湿之本,配以商丘、足三里,以达运脾化湿之效;如寒偏盛者,"诸寒收引,皆属于肾",配以灸关元、肾俞,益火之源,振奋阳气,而驱寒邪;如热偏盛者,肢多红肿热痛,配以曲池和诸阳经之会的大椎穴,以清热止痛。如此配伍方式,与症贴切,取穴少,疗效高,主次分明,变化灵活,各有风格。

秦莉芳(徒):老师,请您再举例谈谈黄疸的针灸取穴吧。

仝俐功(师):黄疸的针灸取穴配方,主要在肝胆脾胃,因其所忌,湿邪有偏热、偏寒,而症有阳黄、阴黄之别。阳黄是由湿热蕴结熏蒸,使胆液失循、外溢而发黄,是湿热之故,因而取用足少阳、阳明及足太、厥二阴经穴和配背俞组方,以清泄胆热为主,兼以疏肝、胆表里经气,泻脾胃湿热,从小便而蠲除。故取穴胆俞、阳陵泉、阴陵泉、内庭、太冲等;阴黄是以脾胃虚弱,中阳不运,湿邪内阻,胆液为湿所遏而致,是中阳虚弱之故,所以取用任、督经穴、背俞和配以足太阴、阳明经穴组方,以疏通阳气,传运中阳为主,兼利小便,导湿下行,以奏退黄除瘅之功,因而取穴至阳、脾俞、胆俞、中脘、足三里、三阴交等。此虽同为一病,但证不同,所以法亦不同,取穴处方亦各有异,但无僵滞于对症取穴之义。

仝俐功(师):请你举例谈谈妇科常见病痛经的取穴处方。

秦莉芳(徒):痛经即妇女行经前后小腹疼痛之症,其因为行经之时,受寒、饮冷或七情郁结,以致血瘀停滞胞中,经脉受阻,不通而痛；也可因素体虚弱，气血不足，以致血海空虚，经脉失养，拘挛而痛。此症虽同为冲任失调，但前者为实，后者为虚，治法、处方、取穴也就迥然有别。痛经实证，行以通调冲任，行瘀止痛；虚证则以补血补气，温调冲任。实证取穴处方，用中极以通调冲任脉气，地机以调脾脏而行血气，配以治痛经的经验特效穴次髎，三穴合用而奏通经止痛的功效。虚证取穴处方则用命门、肾俞、大赫灸之，以益肾壮阳，关元温补下元而理冲任，足三里补脾胃而益气血，使气血充足，冲任调和，则经痛自止。此证虚实不同，所以取穴配方补泻分明。一以通调化瘀，一以补养气血，二者都没有以小腹局部的痛经取穴处方，而是在细求病因、在整体辨证的基础上治病求本，使瘀通、气血足，不治痛而痛自止。由此可见，针灸取穴处方是十分精妙的，寓意也是很深远的，其组成各有法度，决不可模棱两可、含糊不清，而是泾渭分明、原则性很强的。

秦莉芳（徒）：老师，请您就这个问题再做一个简要小结好吗？

仝俐功（师）：好，例如扁鹊以维会（中极）治尸厥；王焘用大敦治七疝偏坠；徐文伯以三阴交、合谷下死胎；还有治小儿百日咳，用天突与筋缩配方；中脘、丰隆配方治痰饮；心俞、肾俞配方治梦遗等。从这些用之应验的针灸良方可以看出，在整体观和辨证论治的精神指导下，针灸临床的取穴配方是各种各样的，可一穴为一方，也可二穴或众穴相互配伍而成一方，他们相须相施疗效更彰。针灸取穴处方的组合，是有机的整体，是由一定的生理、病理功能决定的，是遵循中医基本理论的。所以针灸临床时，只以局部症状取穴，再随意撮合几个相关的穴位，这样对针灸处方的认识是错误的，也是违背针灸处方原则的，这种缺乏整体观念指导的辨证论治，是不能达到治病求本目的的。

3. 杂病效验穴位歌

秦莉芳（徒）：老师，请您说说杂病效验穴位歌吧。

仝俐功（师）：好，本歌系我在继承前贤的基础上，结合几十年临床实践体验写成,我背诵一下。

肚腹三里留,腰背委中求;头项寻后溪,面口合谷收。

胸胁内关应,小腹三阴交;疼痛觅阿是,急救刺水沟。

素髎善升压,涌泉降压优;气病取膻中,血证膈俞酬。

痰多丰隆刺,遗尿关元灸;咳喘列缺穴,心衰内关救。

诸虚灸气海,诸虫百虫窝;癫痫腰奇先,定神镇狂痫。

咽痛刺少商,发热大椎谋;溺水针会阴,厥脱百会髎。

暴喑针哑门,脱肛长强优;至阴矫胎位,崩漏隐白灸。

耳聋耳鸣响,听宫翳风纠;鼻渊与鼻衄,迎香上星留。

脏器如下垂,百会带脉收;泻痢久不愈,天枢神阙灸。

肘尖灸瘰疬,遗精志室求;疝气太冲刺,眼疾睛明侯。

肢末肿麻疾,八邪八风搜;欲解便秘愁,大敦与水沟。

4.入耳中的经脉分布情况

秦莉芳(徒):老师,请问入耳中的经脉都有哪些?是如何循行的?

仝俐功(师):入耳中的经脉有3条,为手少阳三焦经、手太阳小肠经、足少阳胆经。

手少阳三焦经……其支者,从耳后入耳中,出走耳前,过客主人,交颊,至目锐眦后。

手太阳小肠经……其支者,从缺盆循颈上颊,至目锐眦,却入耳中。

足少阳胆经……其支者,从耳后入耳中,走出耳前,至目锐眦后。

5.针刺间隔时间

秦莉芳(徒):老师,请您谈谈您对针刺间隔时间的看法。

仝俐功(师):针灸是通过经络的作用而调整人体机能的,因此,每次针灸后,经络自身就会产生一定的整复作用,所以非特殊病,不必每日进行针灸,以充分发挥经络自身整复功能和保持穴位的灵敏度。因为每天不停地刺激经穴,会像长期服药产生抗药性一样,针灸临床也会产生抗针性,所以,应隔日针灸一次为宜,每次疗程后,还要有适当的休息时间,然后再进行下一个疗程。

另外,针灸临床时要聚精会神,"目无外视,手如握兔,心无内慕,如待贵宾",这些工作态度也当见之于行,以取得患者的信任和配合,对取得和提高疗效大有益处。

6.针刺承泣、人迎、睛明的注意事项

秦莉芳(徒):老师,请问针刺承泣、人迎、睛明应该注意些什么?

仝俐功(师):针刺承泣穴时,以左手拇指向上轻推固定眼球,右手持针紧靠眶缘缓慢直刺 $0.5 \sim 1$ 寸,不宜提插和大幅度捻转,以防刺破血管引起血肿。出针时稍加按压,以防出血,禁灸。

针刺人迎穴,要避开颈总动脉,直刺 $0.3 \sim 0.8$ 寸。

针刺睛明穴时要嘱患者闭目,左手向外推眼球固定,右手缓慢进针,直刺 $0.5 \sim 1$ 寸。遇阻力时不宜强行进针,应改变进针方向或退针,不提插捻转,出针后按压针孔片刻,以防出血,禁灸。

第三节　仝俐功与李霞师徒对话

1.针刺的量学要素判断标准

李霞(徒):老师,请问在临床中针刺的量学要素判断标准是什么?

仝俐功(师):在临床中常用的针刺手法是提插法、捻转法,判断它们针刺的量学要素标准有轻、中、重度刺激之分。当捻转的角度小于90度,频率小于60次/分时,刺激量为轻度;当捻转角度在 $90 \sim 180$ 度,频率在 $60 \sim 90$ 次/分时,刺激量为中度;当捻转角度大于180度,频率大于90次/分以上时,刺激量为重度。

当提插的幅度小于 0.3cm,频率小于60次/分时,刺激量为轻度;当提插的幅度在 $0.3 \sim 0.5\text{cm}$,频率在 $60 \sim 90$ 次/分时,刺激量

为中度;当提插的幅度大于0.5cm,频率大于90次／分时,刺激量为重度。

2.关于针刺的补泻手法

李霞(徒):老师,请您谈谈针刺的补泻手法。

仝俐功(师):"补虚泻实"是针灸治疗的总则。补法在于顺其气,或将气向内推送,使正气有所补益;泻法则是逆其气,折其病势,将气向外引申,使邪气有所散逸。

(1)迎随补泻法:迎随意指逆顺,是补泻法的总则。《灵枢·终始》指出:"泻者迎之,补者随之",这就是说,泻实要用逆其经气的方法,补虚要用顺其经气的方法。另外,应分转针迎随及提插迎随。①转针迎随:男子左转为泻,右转为补;女子右转为泻,左转为补。我市已故老中医郑建先在其行针补泻手法中曾提出:"左手三阳足三阴,补法大指内转针,左手三阴足三阳,补法大指向外闯(捻),(右侧与泻法相反)。"这里所说的转针方向以医者的右手为标准。如医者右手拇食二指持针,大指向前食指向后转即是转针向右向上,针下反应也就向右向上。反之,就是向左向下了。②提插迎随:这是以针刺得气后,针尖逆经行提法为"迎"(泻);针尖顺经行按法为"随"(补)。

(2)徐疾补泻法:徐,就是慢的意思。疾,就是快的意思。使用补法先在浅部候气,得气后,将针缓慢地向内推入到一定的深度,退针时疾速退至皮下。用泻法时,进针要快,一次就进到应刺的深度候气,待气至后,引气外出,出针时要慢慢地分层而退,也就是进针慢出针快,急按其穴为补;反之,进针快出针慢,缓按其穴为泻。

(3)提插补泻法:《医学入门》提出:"凡提插,急提慢按如冰冷,泻也;慢提紧按火烧身,补也。"临床操作,在得气的基础上,将针反复重插轻提为补;相反,反复重提轻插为泻。

(4)捻转补泻法:《标幽赋》说:"逆夺右而泻凉,随济左而补暖。"这里已将捻转区分左右。左转是指捻针时大指向前,食指向后转为补;右转是指捻针时食指向前,大指向后转为泻。只是从用力轻重和速度快慢来区分"左"为主还是"右"为主,而不是指单方向的连续捻转。例如,大指向前用力重速度快,食指向后转用力轻速度慢,为补,反之为泻。

(5)呼吸补泻法:这是当患者吸气时进针、转针,呼气时出针,为泻法;相反,当呼气时进针、转针,吸气时出针,为补法。此法适用于胸腹部之经穴。

3.暴暗症的针刺治疗

李霞(徒):老师,请您谈谈暴暗症的取穴及手法。

仝俐功(师):暴暗症,也称暴哑失音。本症的临床表现大多为突然失音或声嘶失语等。多年来,通过临床实践,采用针刺治疗本病,疗效很满意。

暴暗症的取穴及手法:

天突:在胸骨切迹正中上0.5寸凹陷处。先直刺进针0.2~0.3寸后,改向下横刺,沿胸骨柄后缘、气管前缘刺入,深约1~1.5寸。

通里:在腕横纹内尺侧上1寸。直刺,深0.5~1寸。

合谷:在第1、第2掌骨的中点、稍偏食指。直刺,针0.5~1寸,以不穿透掌心为度。

太冲:在第1、第2趾缝上1.5~2寸处。斜刺,深1~1.5寸,可透涌泉。

针刺手法:取一般的毫针,用泻法,留针约10分钟,在留针的过程中不断捻动,当有胀感时,即鼓励患者跟随术者练习发音,先由"一""二"等单音开始,快者3~5分钟,慢者约10分钟,发音即可由小至大恢复正常。

仝俐功(师):你认为暴暗症的致病因素是什么?

李霞(徒):本症多从忧恚(精神刺激)而起,病变在肺、心、肝等经,火郁于内,感邪于外,随致不语。《灵枢·忧恚无言》说:"人之卒然忧恚而无言者,何道之塞? 何气出行? 使音不彰,愿闻其方。少师答曰：……喉咙者气之所以上下者也，会厌者，音声之户也，口唇者音声之扇也，舌者音声之机也……人卒然无声者，寒热客与厌，则厌不能发，发不能下至其开合不至故无音"。张志聪释曰："肺主声，心主言，肝主语……夫忧则伤肺，肺伤则无声矣。恚怒伤肝，肝伤则语言不清矣"。而祖国医学的内伤七情，外感六淫是很多疾病的原因。本病的产生除了七情内因之外，外感六淫亦为本病的重要原因。由于各种因素造成脏腑经络气机失常，窍道闭塞不通而致本病。

李霞（徒）：老师，暴喑症为何要选"天突、通里、合谷、太冲穴"呀？

仝俐功（师）：根据本症多从忧恚（精神刺激）而起，病变在肺、心、肝等经，按照中医理论，结合穴位特性及个人实践，而选取有关经穴。

（1）天突：属于任脉，也是任脉和阴维脉的会穴。会穴不仅能治本经病，且可主其交会经脉之病。如《灵枢·忧恚无言》关于针刺治疗卒然失音症就有"取之天突其厌乃发也"。张景岳释为："天突为阴维任脉之会，取之能治暴喑。"根据古今文献记载，天突确是治疗咽喉病的要穴。《针灸聚英》载有天突主治"喑不能言"。而上海《针灸学》更推其能"宣肺调气，清咽开音"和"暴喑（嘶哑）"，故首先选用本穴。

（2）通里：属于心经，手少阴心经"起于心中……从心系上挟咽"。通里为心经之络穴，有开窍利咽、调心气，是主治暴喑之要穴。如马丹阳《十二穴主治杂病歌》上有"通里腕侧后……欲言声不出……暴喑面无容"。

（3）合谷：属于大肠经。手阳明大肠经"其支者，从缺盆上颈贯颊，入下齿中。"合谷为大肠经的原穴，原穴是脏腑之气输注于经络之穴位，故"五脏之病，皆取其原"。合谷有清热泻火，通窍利咽之用，是主治面口（包括喉咙）病之总穴"面口合谷收"。《铜人腧穴图经》说可治"喑不能言"。

（4）太冲：属于肝经。足厥阴肝经"起于大趾丛毛之际……，循喉咙之后"。太冲为肝经之原穴，有开郁结、通经络、利关窍及平肝清热、活血之效，可治肝火上冲之喉痹证等，是专治暴喑的辅助穴。

数穴相合，通过针刺治疗，调整了脏腑经络之气，所谓"为针之道，气调而止"，心肝肺等经，经气疏通，自奏哑消音复之效。

4. 关于火针

李霞（徒）：老师，请您谈谈火针在临床上的应用。

仝俐功（师）：火针古称"燔针、烧针、白针、武针"，直至明清时期的一些主要书籍才统一称为"火针"。火针可治疗内、外、妇、儿、皮肤、五官科等多种疾患。火针疗法具有针和灸的双重作用，既有针的刺激又有微热刺激，可温通经脉、调和气血、补益正气，并且具有以热引热，引气和发散之功。故不仅用于治疗痛证、寒证、虚证，也可治疗如带状疱疹、痛风等热证。

5. 关于面痛（三叉神经痛）的原因及治疗原则

李霞（徒）：老师，请您谈谈面痛（三叉神经痛）的原因及治疗原则。

仝俐功（师）：面痛一证，相当于西医的三叉神经痛，是一种原因未明的神经科疾病。其特点是三叉神经分布区域内，出现阵发性反复发作的剧烈疼痛。中医认为本病系由感受外邪、风寒或风热邪气袭于面部，使经气阻滞，血行不畅或因肝胃之火上冲，循阳明经脉上扰面部所致。治疗是以头面部取穴，按发病原因远端配穴，针用泻法，风寒加灸。无论风热外袭或肝胆郁热上冲而致的面痛，均可取而泻之，无不效应。依照"痛证多实""痛则不通""通则不痛""盛则泻之""邪盛则虚之"的原则，采用辨证准确，取穴得当，手法适宜，则相得益彰。

6. 关于小儿肌性斜颈的针刺治疗

李霞（徒）：老师，请您谈谈小儿肌性斜颈的针刺治疗。

仝俐功（师）：小儿肌性斜颈是以头向患侧倾斜、前倾，颜面旋向健侧为特点。其主要病理是患侧胸锁乳突肌发生纤维性挛缩,起初可见纤维细胞增生和肌纤维变性,最终为结缔组织所代替,其病因尚未完全肯定,目前多认为与分娩时受伤或胎位不正有关。个人认为该患者属肝风内动型,治则以镇肝熄风、通经活络为主,针刺以取足少阴肾经,足厥阴肝经,手足少阳经为主,方中太溪有"滋水涵木"之功,太冲以泻肝火,风池、风府不但有近治作用,可通经活络,而且可熄风解痉,配合局部推揉及拿捏等手法,能舒筋活血,改善局部血液供给,缓解肌肉痉挛,伸展扳拉患侧胸锁乳突肌,能改善和恢复颈部活动功能。针刺、推拿相结合,使病情恢复。

第四节　仝俐功与李金涛师徒对话

1. 火针的面部应用

李金涛（徒）:老师,请问面部能用火针吗?

仝俐功（师）:高武在《针灸聚英》中云:"人身之处皆可行针,面上忌之。"我认为面部可用火针,头面部善用火针可不留瘢。对面瘫、面风、重症肌无力等面部疾患,可用细火针在病变局部点刺2~3针,深1~2分,间隔1~2日治疗1次。火针尤其对上述病症中患者同时感面部发紧者治疗效果好。

2. 耳针疗法的临床应用

李金涛（徒）:老师,请您谈谈耳针疗法。

仝俐功（师）:耳穴在外耳的分布如倒立的胎儿,最早由法国人提出。根据文献记载和临床实践,耳不是单独的、孤立的器官,而是与经络、脏腑有密切的内在联系。人体内脏或躯干有病时,在耳壳一定部位上出现反应之压痛点、敏感点、局部变色、变形等。这些反映部位就是用耳针治病的刺激点,故称耳穴。耳穴止痛效果较好,临床可广泛用于各种疾病。应用耳穴治疗时应注意消毒,预防耳部感染。

（1）耳穴常用于治疗的疾病：

李金涛（徒）：老师，请您谈谈耳穴常用于治疗哪些疾病？

仝俐功（师）：耳穴常用于治疗：①疼痛性疾病：如头痛、神经性疼痛和各种扭挫伤等。②炎症性病症：如急性眼结膜炎、中耳炎、牙周炎、咽喉炎、扁桃体炎、腮腺炎、气管炎、肠炎、盆腔炎、风湿性关节炎、面神经炎、末梢神经炎等。③功能紊乱性疾病：如眩晕症、心律不齐、高血压、多汗症、胃肠神经症、月经不调、遗尿、神经衰弱、癔症等。④过敏及变态反应性疾病：如过敏性鼻炎、哮喘、过敏性结肠炎、荨麻疹等。⑤内分泌代谢紊乱性疾病：如甲状腺功能亢进或低下、更年期综合征等。⑥传染病：如菌痢、疟疾、扁平疣等。⑦其他：还可用在针刺麻醉、催产、预防感冒、晕车、晕船、预防和治疗输血、输液反应、戒烟、戒毒、减肥、美容等。

（2）应用耳针治疗戒断综合征：

李金涛（徒）：老师，请您谈谈如何用耳针治疗戒断综合征？

仝俐功（师）：耳部常规消毒后，取肺、口、内鼻、神门、皮质下、交感，每次选 3～5 穴，用毫针强刺激，或用按压法，两耳交替使用。特别在有吸烟欲望时及时按压，能起到抑制的作用。

3. 关于手针疗法

李金涛（徒）：老师，请您谈谈手针疗法。

仝俐功（师）：手针疗法就是在手上扎针治病，是祖国医学的宝贵遗产。取穴多在指关节或掌指关节赤白肉际处。它疗效高，见效快。对某些病能起到立竿见影的效果；取穴少，一般每次只取 1～2 穴；取穴准确与否，同疗效有很大关系；左侧病痛取右手穴，右侧病痛取左手穴，二侧病痛者二手皆取；捻针同时让患者活动或按摩患处，如：针刺腰腿痛点，在捻针的同时让患者做弯腰活动；刺眼痛点时可按摩眼部；针刺至症状缓解后不能马上拔针，须继续行针 1～3 分钟或留针 1～5 分钟再拔针，以巩固疗效；对慢性病可配合其他疗法。如慢性腰腿痛可配大肠俞、肾俞、殷门等穴;操作时强刺激、大幅度捻转。为加强针感及防止捻转时针被拔出或穿通皮肤,可于针尖部外面指压;孕妇一般不针,体弱及心脏病患者慎针;晕针处理同针刺疗法。

4. 蟒针在临床上的应用

李金涛(徒):老师,请您谈谈蟒针。

仝俐功(师):蟒针是在古代"九针"的基础上发展起来的。《黄帝内经》早有圆针、锋针、铍针等九种针具记载,蟒针就是九针中最后两种针的结合(长针和大针)。在《灵枢·热病》中有"偏枯,身偏不用而痛,言不变,志不乱,病在分腠之间,巨针取之,益其不足,损其有余,乃可复也"的记载。所提及的巨针就是九针中的长针和大针,后来形成蟒针。蟒针详细记载的专著《蟒针赋》见于清朝末年。现代辽宁王实古教授编写有《蟒针疗法》一书。蟒针治疗方法与毫针不同,蟒针沿经络运针,多采取平刺,毫针多是针刺穴位,直刺为多。蟒针刺为通穴,一针多穴,因为蟒针粗而长,平刺而通穴,故此具有针具刺激强、得气快、手法复杂多变的特点,可以上下纵横刺、分流对峙刺、接针搭桥刺,可以直捣,可以弧形,随症变化,据证而选。

5. 面瘫的病因病机

李金涛(徒):老师,请您谈谈面瘫的病因病机。

仝俐功(师):面瘫的确切病因,目前尚不明了,现代医学认为本病的发生往往与风湿、病毒感染、中耳乳突炎或面神经本身的炎症有关,进而引起乳突孔组织水肿,使面神经受压或损害。也有人认为与遗传及免疫有关。但在临床上,有些病例,既找不到肯定的病因,也缺乏充分的佐证。祖国医学认为本病的发生,是由外邪侵入与机体的机能状态相互作用所致。如《金匮要略·中风历节病脉证并治》说:"寸口脉浮而紧,紧则为寒,浮则为虚,虚寒相搏邪在皮肤。浮者血虚,络脉空虚,贼邪不泻,或左或右,邪气反缓,正气即急,正气引邪,歪僻不遂。"《诸病源候论·风口候》说:"风邪入于足阳明,手太阳之经,遇寒则筋急引颊,故使歪僻。"《医林改错》记载:"若壮盛之人,无半身不遂,忽然口眼歪斜,乃受风邪阻滞经络症。"从以上经文所述,其外因为风、寒、湿、热之邪;其内因为气血之虚弱。正气亏耗,脉络空虚,气虚卫外不固,外邪乘虚而入,侵袭面部筋脉,以致气血阻滞,肌肉纵缓不收而成面瘫。

6. 面瘫的证型及口眼歪斜后遗症的形成原因

李金涛(徒):老师,请您谈谈面瘫的证型。

仝俐功(师):面瘫由于病因不同,临床证型各异,一般有以下3个证型。

(1)寒邪偏盛证:由于"寒性凝滞",气血运行不畅,故口眼歪斜前2~7天,多见耳后疼或偏头痛,口眼歪斜后疼痛更加明显,这是发病的初期。病程日久,则易形成寒凝血瘀证,故久病可见面肌僵硬,或见联动运动,甚则面肌抽动。舌苔薄白,脉早期多见浮弦或浮紧,晚期可见平脉。

(2)风热夹湿证:"热则弛缓",故口眼歪斜后,症见面部肌肉松弛,额纹平坦光亮,上眼睑、上唇下垂(皆属松弛之象),眼睑浮肿,"盛则伤阴",故病久可见口干,阴伤则筋失濡,故病久可见面肌轻微瞬动,脉浮缓或濡数。

(3)风证:由于感受寒邪不重,寒邪也未化热,故口眼歪斜前多无不适。发病后或见面肌拘紧,但无疼痛(耳后、偏头)及面肌松弛之症,脉多见浮缓。

仝俐功(师):你对口眼歪斜后遗症的形成原因是如何认识的?

李金涛(徒):口眼歪斜后遗症的形成原因,上述3证,风证最轻,故不会留后遗症。寒邪化热证病情极重,但由于热则弛缓,症见松弛,故此证虽未治疗,而不会出现面肌抽动的后遗症。所以,出现后遗症的只有寒邪偏盛证。因为"寒性收引",寒证治宜温散、温通。假若医者不辨证施治,无论何种性质的面瘫,一律采用一种方法,如此寒邪不得消散,寒邪不除,焉有不出现面肌抽动,联动运动,人中沟反而歪向病侧以及面肌僵硬、畏寒喜暖等后遗症。

第五节　仝俐功与李宝纪师徒对话

1.关于面肌痉挛

李宝纪(徒):老师,请您讲讲面肌痉挛。

仝俐功(师):面肌痉挛属于中医学"面风""筋惕肉瞤症"范畴,早期治疗疗效较好,一部分可治愈,病久者难以治愈。现代医学将本病分为原发性和继发性两种,原发性病因不明,继发性病因明确,目前可以查到的病因有:面神经受到轻微压迫和刺激,如发生小脑、桥脑角、蛛网膜炎、肿瘤、血管畸形或小脑前下动脉分支异位、硬化压迫等,有的患者继发于周围性面神经麻痹或损伤之后。面肌痉挛可因受寒、过度疲劳、精神紧张、情绪激动等因素而加重。像面肌痉挛这样的以局部组织兴奋为特点的疾病,治疗时远端取穴效果优于近端局部取穴。远端穴位可据辨证辨经取穴,当患侧肌肉组织处于兴奋状态,不宜再行针刺加强刺激。故发病后患侧未经任何针刺治疗者,则不施以任何针刺,仅远取健侧巨髎穴熄风止痉。但若患侧已行针刺,除取健侧巨髎外,还需用吊针在肌肉痉挛处(患侧巨髎穴)浅刺0.1寸,轻微刺激患侧,通过吊针的重力作用,使痉挛的肌肉处于疲劳状态,促使紧张的肌肉放松,抑制其兴奋、引邪外出。

2.关于不射精症

李宝纪(徒):老师,请您给我们讲讲不射精症。

仝俐功(师):本病中医学记载较少,祖国医学有"阳强不泄"的认识。肾气盛,精气满,鼓动有力,才能密泄司职,故本病与肾虚开合失司有关。又本病多致患者情志不遂、肝气郁结,津液气血输布不利,也与本病有密切关系。治疗上,本着调益肾气、养肝疏肝的原则,主取足少阴肾、足厥阴肝二经之穴,配伍培元阳、调精宫之任脉穴。中医辨证:肾气不足、命门火衰、阴虚火旺、湿热阻滞、精滞不通共 5 型。治疗方法:

(1)选穴:主穴取肾俞(双)、关元、中极、次髎(双)、曲泉(双)、三阴交(双)。配穴取命门、秩边(双)、太溪(双)。

(2)针刺分两组,每组取穴 2~4 个,每日 1 组,交替针刺,随证增减穴位,施行补泻手法。命门火衰者多用补法,或平补平泻。阴虚火旺者补泻兼施。湿热阻滞者以泻为主,平补平泻。兼有无精子症者加刺命门。伴有前列腺炎者加刺秩边(针秩边穴时宜深至 3寸,务使针感达到阴茎)、曲泉。留针 20~30 分钟,每日或间日 1 次,10 次为 1 疗程,疗程间隔 5~7 天。

3. 关于中风的早期针灸治疗

李宝纪(徒):老师,请您谈谈中风的早期针灸治疗。

仝俐功(师):中风早期针灸治疗的含义是:

①及时有效的内科抢救,以挽救患者的生命;②患者渡过生命危重时刻后 2~3 天,即应开始针灸治疗和给患者做被动肢体运动。但目前在针灸门诊和病房接受治疗的中风患者,绝大多数是经过一个或多个医院较长时间的内科药物治疗,效果不明显时才转入针灸治疗的,也就是说针灸治疗以后遗症为主,患者主要表现为肢体功能障碍。因为许多患者已贻误了最宝贵的康复时机,所以,尽管我们尽了很大努力,但收效甚微,能真正痊愈出院的很少。没有早期治疗的实践,也就难以系统地观察、全面地了解病情变化,难以从早期就进行更有效的治疗和功能康复,难以建立一套真正有效的针灸治疗为主、较为理想的综合治疗方案,临床运用针灸治疗中风也就只能停留在一个较低的水平。我们认为针灸康复科如能配备必要的设备,应该有能力承担中风患者的早期抢救治疗任务,并同时进行以针灸为主的综合康复治疗。可以先初步建立急性脑血管疾病所包括的四科疾病(脑出血、蛛网膜下腔出血、脑血栓形成、脑栓塞)

抢救治疗模式,并对工作人员进行必要的急救培训,这样,急诊的中风患者就可直接转针灸治疗。

4.关于不同性质的针感及适应证

李宝纪(徒):老师,请您谈谈不同性质的针感及适应证。

仝俐功(师):不同性质的针感及其适应证:由于每种疾病性质与个体情况的不同,对于针刺感觉体会性质的要求也应有所区别。个人临床体会认为:针感的性质是多样的,一般针感有酸、麻、胀、痛、触电感、抽搐感、虫行、凉感、热感等几种,这些不同性质的针感各有其适应证:

(1)酸胀感:在临床上是一种最多见的针感,并且经常混合出现。柔和的酸胀感,适用于治疗虚证(气虚、血虚、阴虚)、慢性病及体质虚弱的患者,运用这种针感治疗虚证,患者在针后常常感到舒服。

(2)麻、触电感:这种针感比较强烈,适用于治疗实证、急性病以及体质壮实的患者。例如,针刺秩边穴出现触电感应到足,治疗干性坐骨神经痛和癔症性瘫痪是很适宜的。又如,针刺秩边穴针感到小腹,用于治疗肾绞痛、闭经的实证也是适宜的。此外,用于麻痹、瘫痪、痉挛者也是相宜的针感。

(3)热感:适用于寒证,包括风湿证、风寒证以及虚寒证。如临床上治疗寒湿痹证、寒湿腹泻、面神经麻痹后遗症的风寒证,以及麻痹和肌肉萎缩等病。

(4)凉感:适用于治疗热证,包括风热证、火热证、毒热证、燥热证等。如治疗外感风热的感冒、咳嗽咽喉痛;风火胃火牙痛;肝郁化火的高血压;火热症的偏头痛等。

(5)抽搐感:适用于治疗内脏下垂病,如胃下垂、子宫下垂、脱肛等病。

因此,在针刺时必须根据病情的性质、病程的久暂、病者的体质强弱、个体对针刺的敏感程度,给予适当的针刺感应,是使针刺手法取得治病效果的实质。

5. 乳癖的针灸治疗

李宝纪(徒):老师,请您谈谈乳癖的针灸治疗。

全俐功(师):乳癖表现为单侧或双侧乳房发生单个或多个大小不等的肿块,胀痛或压痛,表面光滑,边界清楚,推之可动,增长缓慢,质地坚韧或呈囊性感。分型:

(1)肝郁气滞:兼见乳房胀痛结块,生气后加重,伴头晕胸闷,少腹胀痛,月经不调,情志抑郁,心烦易怒,舌苔薄黄,脉弦。

(2)痰浊凝结:兼见眩晕,恶心,胸闷脘痞,食少便溏,呕吐痰涎,苔腻,脉滑。

(3)肝肾阴虚:兼见午后潮热,头晕耳鸣,失眠多梦,腰背酸痛,舌淡,脉细数。

针灸治疗:①取穴:屋翳、压痛点或结块处、膻中、内关、合谷、足三里。②辨证加减:肝郁气滞加期门、太冲;痰浊凝结加丰隆、中脘;肝肾阴虚加三阴交。③操作:毫针刺,虚补实泻,压痛点或结块处斜刺。

6. 针灸治疗腱鞘囊肿

李宝纪(徒):老师,请您谈谈临床上采用哪些方法治疗腱鞘囊肿?

全俐功(师):临床上治疗腱鞘囊肿主要采用毫针针刺、火针、三棱针、艾灸等方法。

(1)毫针刺法:囊肿局部常规消毒,医生左手固定囊肿,右手持较粗的毫针在囊肿的正中刺入1针,周围刺入2~4针,针尖均刺向囊肿的中心,以刺破囊壁为度,留针30分钟后出针,出针时摇大针孔,并用力挤压囊肿,使囊内的黏稠状物尽量排出,然后常规消毒并加压包扎3~5日。可配合温针灸法或艾条温和灸法。

(2)火针刺法:在囊肿局部常规消毒,医生左手掐持囊肿,右手持火针对准囊肿高点迅速刺入,将表层囊壁刺破,并快速拔针,同时左手用力挤压囊肿,尽量使囊内的黏稠状物全部排出,然后常规消毒并加压包扎3~5日。大部分囊肿1次即可治愈,如未痊愈,1周后可再行治疗1次。

(3)三棱针刺法:暴露患处皮肤,取阿是穴,在囊肿局部常规消毒,医者左手掐持囊肿,右手持三棱针对准囊肿高点处迅速刺入,并向四周深刺,务必刺破囊壁,但勿透过囊的下层,然后快速出针,双手合力挤压囊肿,使囊内的胶状黏液全部排出,局部擦净,常规消毒后加压包扎3~5日。如囊肿再起,1周后再行治疗。

第六节　仝俐功与侯强师徒对话

1. 针灸治疗牙痛的临床辨证

侯强(徒):老师,请问针灸治疗牙痛应如何进行辨证?

仝俐功(师):牙痛是口腔疾病中的常见症状,大多是因阳明腑热偏盛,感受风热之邪,引动经络之火,火邪循经上炎;或肾阴不足,虚火上冲,灼烁于齿而牙痛。因手阳明之脉入下齿中,足阳明之脉入上齿中;肾主骨,齿为骨之余。故取位于牙关部的颊车、下关,二穴同属足阳明经,能清泻阳明经之火,舒调局部气血,合谷为手阳明经之原穴,针之可调阳明经气,泻阳明经之热,如属上牙痛者加内庭;如属肾阴亏虚,虚火上炎所致加太溪,因太溪为足少阴肾经之原穴,能滋养肾阴,喻其"壮水之主,以制阳光"而疗虚火,诸穴相配,可清热泻火,滋阴降火而止痛。歌曰:牙痛阳明腑实热,肾阴虚火灼齿中,颊车下关疏气血,合谷内庭实火通。

临床主要根据牙痛部位、疼痛程度、全身兼证等进行辨证。

首先辨经络:痛在下齿者为手阳明经病症;痛在上齿者为足阳明经病症。

其次辨虚实:起病较急,疼痛剧烈,齿龈肿胀者属实证;起病较缓,隐隐作痛,牙龈萎缩者属虚证。

最后辨兼证:起病急,兼齿痛龈肿,脉浮数者为风火牙痛;牙痛剧烈,兼齿龈红肿或出脓血,舌红,苔黄燥,脉弦数者为胃火牙痛,起病缓慢,隐隐作痛,牙龈微红肿,或牙龈萎缩,舌红,少苔,脉细数者为虚火牙痛。

2. 咽喉肿痛的治疗

侯强(徒):老师,请您谈谈咽喉肿痛的治疗。

全俐功(师):咽喉肿痛是咽喉疾患中的常见症状,属于"喉痹、乳蛾"的范畴,相当于现代医学的急、慢性咽喉炎,急、慢性扁桃体炎。咽为胃系所属,与胃相近,喉为肺系所属,与肺相通,风热邪毒从口鼻而入,侵犯肺系,咽喉首先受之,或过食辛热,引动胃火,灼津成痰,痰火蕴结,搏结于喉,或热邪伤阴,阴津不能上承咽喉,虚火上炎,而致咽喉肿痛。

(1)实火咽痛取少商、列缺、合谷、曲池、鱼际。

操作:少商点刺放血,其余穴位均用泻法,每日1次。留针30分钟。

(2)虚火咽痛取太溪、照海、鱼际。

操作:太溪、照海均用补法,鱼际用平补平泻法。每日1次,每次留针20~30分钟。

同时,嘱患者勿食辛辣刺激的食物,少食油腻、煎炸之品,不吸烟,保持口腔清洁卫生。

3. 秩边穴在临床上的运用

侯强(徒):老师,请您谈谈秩边穴在临床上的运用。

全俐功(师):秩边穴是足太阳膀胱经的俞穴,位于第四骶椎棘突下各旁开3寸陷者中,俯卧取之于胞肓之下,骶管裂孔外3寸。我们根据《灵枢》《针灸甲乙经》《铜人经》等书对秩边穴功能的记载,经过20多年的实践运用,认为该穴具有"疏通经络,调理下焦"的作用,不仅能治大小便不利、痔疮、腰骶痛、下肢痿痹、不育症、阳痿、脱肛、痛经、经闭、湿热带下等内妇科疾病,且在配合手法治疗的前提下,尤效于坐骨神经痛、尿道炎、不射精、早泄、产后尿潴留、前列腺肥大、慢性前列腺炎及骨折或术后出现尿闭。

实践证明,秩边穴深刺 2.5～4.5 寸后,控制针感是个关键。我们采取针芒指向法和押手辅助法及暗示法等,使针感直达病所,来提高针刺的疗效,具体针法是:

针垂直或以 75～85 度角刺入秩边穴 3～4 寸时,其酸麻胀痛感往往沿患者膀胱经,或膀、胆两经下行至脚趾。可治疗下肢瘫痪、坐骨神经痛等证。

针体在腰俞与秩边垂线的平面,针尖向着腰俞(即肛门深层)以 60～75 度角刺入 2～3 寸时,则肛门部有收缩、抽胀或便意。可治疗便秘、脱肛、痔疮等。

在第四骶椎与秩边垂线的平面上,针芒指向前阴部,以 70～75 度角刺入 4 寸左右,则可产生尿意、勃起或子宫收缩感。可治疗泌尿生殖系统疾患。在第三骶棘与秩边垂线的平面上,向着少腹部以 45 度角刺入 3.5～4.5 寸时,针感可放散到少腹部。可治疗不孕症、妇科附件疾病与少腹痛等。

若在腰阳关或十七椎下与秩边垂线的平面上,以 45 度角刺入 3 寸左右,则产生感传向腰部放射,可治疗腰脊疾患。

另外,垂直刺入过深,有时也会产生足三阴经的感传,能够治疗下肢相应的疾病。

4. 关于阳痿的针灸治疗

侯强(徒):老师,请您谈谈阳痿的针灸治疗。

仝俐功(师):阳痿,古称阴痿,早在《灵枢·邪气脏腑病形》中就有载:"肾脉大甚为阴痿",张隐庵氏注曰:"阴痿者,阴器痿而不举。"本病多与遗精相伴出现,一般由肾阳不温,肾关不约,精气亏虚,阴损及阳,阳损及阴,导致阴阳两虚,精伤肾虚,命门火衰,宗筋失其濡养所致。故治疗以补肾益气填精,助火温阳,培元固本。方中气海、关元壮元阳补肾气,曲骨穴针达 2 寸,施以提插补法,当时患者即有阴茎勃起现象者,则效果更好。肾俞、命门、志室、次髎助火济阴,固摄精气。更有百会升提一身之阳气,足三里为全身的强壮穴,提神益气,三阴交健脾益肾。诸穴相伍,共奏奇效。我曾治疗过一个患者,针灸1疗程后,患者的阳痿证大有好转,后经治疗3个疗程,诸症悉除,性功能恢复正常,其妻怀孕育子。本人治疗此病不下百例,仅举其典型1例。

5. 女性绝经前后诸证的辨兼证及配穴施治?

侯强(徒):老师,请您讲讲绝经前后诸证如何辨兼证? 如何配穴施治?

全俐功(师):辨兼证有助于证候辨证,进而指导配穴治疗。兼头晕耳鸣、失眠多梦、心烦易怒、潮热汗出、五心烦热、腰膝酸软或皮肤感觉异常、口干便结、尿少色黄、舌红、苔少、脉数者为肾阴虚,可配伍照海、阴谷;兼面色晦暗、精神萎靡、形寒肢冷、纳差、腹胀、大便溏薄或面浮肿胀、尿意频数,甚或小便失禁、舌淡、苔薄、脉沉细无力者为肾阳虚,可配关元、命门;兼头晕目眩、心烦易怒、潮热汗出、腰膝酸软、经来量多或淋沥漏下、舌质红、脉弦细而数者为肝阳上亢,可配风池、太冲;兼形体肥胖、胸闷痰多、脘腹胀满、恶心呕吐、食少、浮肿便溏、苔腻、脉滑者为痰气郁结,可配中脘、丰隆。

6. 对专业学生的寄语

侯强(徒):老师,请您对针灸专业学生讲几句话。

全俐功(师):好! 针灸临床是一门学识经验都很高深的学问,针灸临床除了要全面掌握中医基本理论和辨证施治规律外,还必须在熟悉经络学说的基础上,进一步研究经穴的意义、特性及它对经络、脏腑、气血营卫的各种影响,了解每一个经穴的详细位置和主治作用,熟记单用、合用的方法、步骤。同时对于针灸补泻手法和进针深浅的运用都要准确无误,了然自如。在辨证精确的基础上,正确取穴组方,才能获得满意的效果。

针灸疗法与药物疗法殊途同归,但又自成体系,特色鲜明,它不仅有着完整、系统、独特的理论,而且有着严格精密的科学操作方法。

希望你们进一步深钻精研,刻苦学习钻研经典名著,并应用于针灸临床中,不断继承、发展、创新,并且要始终秉承一颗仁爱之心,凭着高尚的医德和高超的医术,为广大患者解除病痛,为祖国医学事业的繁荣、发展做出你们最大的贡献。